Essere

un'infermiera

di

sala operatoria

La guida completa

SILVIA REALI

Indice dei contenuti

Capitolo 1

Introduzione al ruolo dell'infermiera di sala operatoria

Genesi dell'infermiera di sala operatoria

Esploriamo lo sviluppo storico della professione di infermiera di sala operatoria. Dai primi interventi chirurgici ai moderni progressi tecnologici, questa professione ha subito una trasformazione significativa.
Sviluppo storico della professione infermieristica in sala operatoria.

La storia dell'infermiera di sala operatoria risale a secoli fa, quando le prime procedure chirurgiche venivano eseguite in condizioni molto diverse da quelle attuali. Le prime cure chirurgiche venivano spesso eseguite in ambienti rudimentali e mancavano gli standard di pulizia e sicurezza che oggi sono considerati essenziali.

- **Antichità e Medioevo**: in questi periodi, le procedure chirurgiche erano spesso eseguite da barbieri, guaritori e religiosi. L'assistenza e l'igiene post-operatoria erano limitate, il che portava a un alto tasso di infezioni e complicazioni. Le infermiere non esistevano come professione separata in sala operatoria in questo periodo.

- **XIX secolo**: con i progressi della medicina e l'emergere dell'asepsi e dell'antisepsi, il ruolo dell'infermiera di sala operatoria iniziò ad evolversi. Florence Nightingale svolse un ruolo chiave nel migliorare le pratiche igieniche e nell'organizzare l'assistenza infermieristica, gettando le basi della moderna professione infermieristica.

- **Inizio del XX secolo**: con l'aumento della complessità della chirurgia, gli infermieri iniziarono a svolgere un ruolo più attivo in sala operatoria. Erano responsabili della preparazione dei pazienti, della sterilizzazione degli strumenti e dell'assistenza ai chirurghi durante le procedure.

- **Metà del XX secolo**: lo sviluppo dell'anestesia moderna e delle tecniche chirurgiche avanzate ha portato a una crescente domanda di infermieri specializzati in sala operatoria. Furono istituiti programmi di formazione specifici per preparare gli infermieri a lavorare in questo settore altamente specializzato.

• **Fine del 20° e inizio del 21° secolo**: i progressi tecnologici come la laparoscopia, la robotica chirurgica e l'imaging medico avanzato hanno trasformato il modo in cui vengono eseguite le procedure chirurgiche. Gli infermieri di sala operatoria devono ora padroneggiare l'uso di queste tecnologie, garantendo al contempo la sicurezza del paziente.

• **Oggi e oltre**: la professione di infermiere di sala operatoria continua ad evolversi con i progressi medici e tecnologici. Gli infermieri svolgono un ruolo essenziale nella preparazione delle operazioni, nel coordinamento dell'équipe chirurgica, nella gestione delle attrezzature e nel garantire la sicurezza del paziente. Sono anche coinvolti nella ricerca, nella formazione e nell'aggiornamento.

In sintesi, lo sviluppo storico della professione infermieristica in sala operatoria riflette i progressi della chirurgia, degli standard igienici e della tecnologia medica. Da semplici assistenti in passato, gli infermieri di sala operatoria sono diventati professionisti altamente specializzati, essenziali per la sicurezza e il successo delle procedure chirurgiche moderne.

L'evoluzione del ruolo dell'infermiera di sala operatoria è stata strettamente legata alle scoperte mediche che hanno trasformato le pratiche chirurgiche e l'assistenza ai pazienti nel corso del tempo. I progressi medici non solo hanno migliorato la sicurezza delle procedure chirurgiche, ma hanno anche creato nuove responsabilità e opportunità per gli infermieri di sala operatoria. Ecco come le scoperte mediche hanno influenzato il ruolo dell'infermiera di sala operatoria:

Antisepsi e asepsi: le scoperte dell'antisepsi e dell'asepsi da parte di pionieri come Joseph Lister hanno avuto un impatto importante sull'assistenza chirurgica. L'introduzione di pratiche per ridurre le infezioni post-operatorie ha richiesto la partecipazione attiva degli infermieri per preparare e mantenere un ambiente sterile in sala operatoria. Gli infermieri divennero responsabili della sterilizzazione degli strumenti, della preparazione dei teli chirurgici e dell'attuazione di misure igieniche rigorose.

Anestesia moderna: L'introduzione dell'anestesia generale e locale ha reso possibili interventi più complessi e prolungati. Gli infermieri di sala operatoria hanno dovuto adattarsi per monitorare attentamente i pazienti sotto anestesia, gestire i potenziali effetti collaterali e collaborare con gli anestesisti per mantenere la stabilità del paziente durante l'intervento.

Tecnologia medica avanzata: le scoperte nella tecnologia medica, come l'imaging medico avanzato, la robotica chirurgica e i dispositivi miniaturizzati, hanno rivoluzionato il modo in cui vengono eseguite le procedure chirurgiche. Gli infermieri di sala operatoria hanno dovuto sviluppare competenze per gestire e monitorare queste tecnologie, oltre che per risolvere rapidamente potenziali problemi tecnici.

Chirurgia minimamente invasiva: lo sviluppo di tecniche chirurgiche minimamente invasive, come la laparoscopia, ha ridotto le dimensioni delle incisioni necessarie per alcuni interventi, con conseguente recupero più rapido per i pazienti. Gli infermieri hanno dovuto imparare a gestire le specificità di queste procedure, tra cui assistere i chirurghi con strumenti specializzati e monitorare i pazienti per eventuali complicazioni.

Medicina personalizzata e genomica: l'emergere della medicina personalizzata e della genomica ha portato a interventi più mirati, basati sulle caratteristiche genetiche dei pazienti. Gli infermieri di sala operatoria svolgono un ruolo cruciale nella raccolta e nella gestione delle informazioni rilevanti per adattare l'assistenza alle esigenze specifiche di ciascun paziente.

In breve, le scoperte mediche hanno influenzato notevolmente il ruolo dell'infermiere di sala operatoria, trasformandolo da semplice assistente in un professionista altamente specializzato e versatile. Gli infermieri devono costantemente adattarsi e acquisire nuove competenze per soddisfare le mutevoli esigenze della chirurgia moderna e garantire la sicurezza e il benessere dei pazienti durante tutto il processo chirurgico.

L'infermiera di sala operatoria: un legame essenziale

Gli infermieri di sala operatoria svolgono un ruolo essenziale nell'équipe chirurgica, fornendo funzioni e contributi specifici che contribuiscono direttamente alla sicurezza del paziente, al coordinamento efficiente e al successo generale della procedura chirurgica. La loro presenza e competenza sono fondamentali in ogni fase del processo chirurgico. Ecco come gli infermieri di sala operatoria contribuiscono al team chirurgico:

1. Preparazione della sala operatoria: gli infermieri di sala operatoria sono responsabili della preparazione completa della sala operatoria prima di ogni intervento. Ciò include il controllo e la sterilizzazione di strumenti e attrezzature, la preparazione del campo operatorio sterile e l'allestimento di tutte le attrezzature necessarie.

2. Accogliere e preparare i pazienti: Gli infermieri accolgono i pazienti in sala operatoria, verificano la loro identità e le informazioni mediche e li preparano all'intervento. Si assicurano che il paziente comprenda l'imminente procedura, rispondono a qualsiasi domanda e fugano qualsiasi preoccupazione.

3. Assistenza durante l'intervento: durante l'intervento, gli infermieri della sala operatoria sono in prima linea nell'assistere i chirurghi. Forniscono gli strumenti e le forniture necessarie, coordinano i membri del team e anticipano le potenziali esigenze del chirurgo. Inoltre, monitorano costantemente i segni vitali del paziente e lo stato dell'anestesia.

4. Gestione degli strumenti e delle attrezzature: Gli infermieri sono responsabili della gestione degli strumenti sterili durante l'intervento. Consegnano gli strumenti al chirurgo in base alle sue esigenze, monitorano il loro utilizzo e li consegnano in modo sicuro per evitare il rischio di contaminazione.

5. Documentazione e tenuta dei registri: gli infermieri di sala operatoria documentano meticolosamente tutte le fasi dell'intervento, compresi i dettagli degli strumenti utilizzati, le azioni eseguite e le quantità di liquidi somministrati. Questi registri sono essenziali per garantire la tracciabilità e la continuità delle cure.

6. Prevenzione delle infezioni : Gli infermieri di sala operatoria applicano rigorosamente i protocolli di asepsi e antisepsi per ridurre al minimo il rischio di infezioni nosocomiali. Controllano la sterilità dell'ambiente e degli strumenti e si assicurano che tutti i membri del team seguano le migliori pratiche igieniche.

7. Comunicazione e coordinamento: gli infermieri di sala operatoria svolgono un ruolo chiave nella comunicazione all'interno del team chirurgico. Facilitano la trasmissione delle informazioni tra i chirurghi, gli anestesisti e gli altri membri del team per garantire una collaborazione senza intoppi.

8. Assistenza post-operatoria immediata: dopo l'intervento, gli infermieri seguono da vicino il paziente durante la fase di recupero, valutando i segni vitali, gestendo il dolore e anticipando eventuali effetti collaterali dell'anestesia. Inoltre, preparano il paziente per il trasferimento all'unità di cura appropriata.

In breve, gli infermieri di sala operatoria apportano competenze specialistiche e capacità critiche al team chirurgico, contribuendo a garantire un'assistenza di alta qualità e un'esperienza chirurgica sicura per i pazienti. Il loro impegno, la loro diligenza e il loro coordinamento sono essenziali per garantire il successo di ogni procedura chirurgica.

L'impatto degli infermieri di sala operatoria sui risultati dell'intervento e sul recupero del paziente è significativo e sfaccettato. La loro presenza e il loro ruolo essenziale all'interno dell'équipe chirurgica hanno un impatto positivo sulla sicurezza del paziente, sul coordinamento delle cure e sul successo generale dell'operazione. Ecco come gli infermieri di sala operatoria influenzano i risultati chirurgici e il recupero dei pazienti:

1. Sicurezza del paziente: Gli infermieri di sala operatoria svolgono un ruolo cruciale nella prevenzione delle infezioni, nella gestione dei rischi e nel monitoraggio continuo dei segni vitali del paziente durante l'intervento. La loro vigilanza aiuta a ridurre le complicazioni intraoperatorie, a minimizzare gli errori e a garantire la sicurezza generale del paziente.

2. Preparazione adeguata: gli infermieri di sala operatoria assicurano una preparazione completa della sala, degli strumenti e delle attrezzature prima di ogni intervento. Una preparazione adeguata aiuta a ridurre i ritardi, gli errori e le interruzioni durante l'intervento, ottimizzando il flusso di lavoro e migliorando i risultati.

3. **Coordinamento del team:** gli infermieri di sala operatoria agiscono come membri chiave del team chirurgico, facilitando la comunicazione e il coordinamento tra chirurghi, anestesisti, tecnici e altri professionisti sanitari. Un coordinamento efficace consente una migliore distribuzione dei compiti, un processo decisionale rapido e una gestione più fluida dell'intervento.

4. **Prevenire le complicazioni:** grazie al loro attento monitoraggio e alla loro esperienza, gli infermieri di sala operatoria sono in grado di rilevare precocemente i segni di potenziali complicazioni durante l'intervento. Ciò consente un intervento precoce e l'adozione di misure per evitare o ridurre al minimo le complicazioni post-operatorie.

5. **Gestione del dolore e del comfort:** gli infermieri di sala operatoria sono coinvolti nella gestione del dolore del paziente fin dai primi momenti post-operatori. Somministrano analgesici appropriati e utilizzano tecniche non farmacologiche per garantire il comfort del paziente, che può contribuire a un recupero più rapido e meno doloroso.

6. **Monitoraggio post-operatorio:** dopo l'intervento, gli infermieri continuano a monitorare i segni vitali del paziente, i livelli di dolore e le reazioni all'anestesia. La loro vigilanza consente di rilevare rapidamente qualsiasi cambiamento nelle condizioni del paziente e di intervenire in modo appropriato.

7. **Educazione del paziente:** Gli infermieri di sala operatoria forniscono informazioni importanti ai pazienti e alle loro famiglie sulle cure post-operatorie, le restrizioni, i farmaci e i segni di complicazioni. Un'educazione adeguata promuove un recupero di successo, incoraggiando la compliance e la gestione proattiva della salute.

In sintesi, gli infermieri di sala operatoria svolgono un ruolo essenziale nel garantire la sicurezza, il coordinamento e la qualità dell'assistenza durante le procedure chirurgiche. Il loro contributo ha un impatto diretto sui risultati chirurgici e sul recupero del paziente, minimizzando i rischi, migliorando la gestione delle complicanze e promuovendo un recupero ottimale.

Le basi dell'istruzione e della formazione

Diventare infermiera di sala operatoria richiede una rigorosa formazione accademica e continua per acquisire le competenze e le conoscenze specialistiche necessarie per lavorare efficacemente come parte del team chirurgico. Questa formazione prepara gli infermieri ad assumere responsabilità cruciali in sala operatoria e a fornire un'assistenza di alta qualità ai pazienti durante le procedure chirurgiche. Ecco un'esplorazione dettagliata della formazione necessaria per diventare Infermiera di sala operatoria:
Formazione accademica :

- **Diploma in Infermieristica (ASN) o Laurea in Scienze Infermieristiche (BSN):** Il primo passo consiste nel completare una laurea in infermieristica, di solito un ASN che richiede circa due o tre anni per essere completato, oppure un BSN che richiede circa quattro anni per essere completato. Questi programmi forniscono le basi della pratica infermieristica, comprese le competenze cliniche di base e la conoscenza delle scienze mediche.

- **Licenza in infermieristica:** dopo aver completato il programma di formazione in infermieristica, gli studenti devono sostenere l'esame nazionale per ottenere la licenza in infermieristica. Questa licenza è un requisito fondamentale per esercitare la professione di infermiera.

Formazione specializzata in sala operatoria:
- **Programma di formazione in sala operatoria:** una volta conseguita la laurea in infermieristica, gli infermieri interessati alla sala operatoria possono seguire un programma di formazione specialistica in sala operatoria. Questi programmi, che possono variare per durata e intensità, trattano argomenti come l'asepsi, la sterilizzazione, le tecniche chirurgiche, la gestione degli strumenti e l'etica della sala operatoria.

18

- **Pratica clinica in sala operatoria:** la formazione in sala operatoria comprende tipicamente delle pratiche cliniche supervisionate in cui gli infermieri hanno l'opportunità di applicare le loro competenze in un ambiente reale di sala operatoria. Imparano a lavorare con l'équipe chirurgica, a gestire gli strumenti, a partecipare alle procedure chirurgiche e a fornire assistenza post-operatoria.

Formazione continua :
- **Certificazioni di specialità:** Molti infermieri di sala operatoria scelgono di conseguire certificazioni speciali per migliorare le loro competenze. Ad esempio, la certificazione Infermiera Certificata di Sala Operatoria (CNOR) è ampiamente riconosciuta e attesta la competenza in questo campo.

- **Programmi di formazione continua:** gli infermieri di sala operatoria devono partecipare a regolari programmi di formazione continua per tenersi aggiornati sui progressi medici, sulle nuove tecniche chirurgiche e sui protocolli di sicurezza. Ciò può includere corsi online, conferenze, workshop e seminari.

- **Formazione avanzata:** alcuni infermieri scelgono di seguire una formazione avanzata, come un Master of Science in Nursing (MSN) con una specializzazione in sala operatoria. Questa formazione può aprire opportunità di leadership, ricerca o insegnamento nel settore.

In sintesi, diventare infermiere di sala operatoria comporta una solida formazione accademica in campo infermieristico, seguita da una formazione specialistica in sala operatoria e da una formazione continua per mantenere le competenze e le conoscenze necessarie a fornire un'assistenza di qualità durante le procedure chirurgiche. La combinazione di questi elementi forma un professionista altamente qualificato e competente all'interno del team chirurgico.

Gli infermieri di sala operatoria hanno l'opportunità di conseguire diverse specializzazioni e certificazioni per approfondire le loro capacità, rafforzare le loro competenze e ampliare le opportunità di carriera. Queste specializzazioni e certificazioni consentono di distinguersi come esperti in aree specifiche della sala operatoria.

Ecco una panoramica di alcune delle specializzazioni e certificazioni disponibili per gli infermieri di sala operatoria:

1. Certificazione di Infermiera di Sala Operatoria (CNOR): Il CNOR è una delle certificazioni più riconosciute per gli infermieri di sala operatoria. Attesta le competenze e le conoscenze in materia di infermiera chirurgica, asepsi, sicurezza del paziente e gestione del rischio. La certificazione CNOR viene rilasciata dall'Associazione degli infermieri registrati periOperatori (AORN).

2. Certificazione di Tecnologo Chirurgico Certificato (CST): Sebbene questa certificazione sia generalmente destinata ai tecnici chirurgici, anche alcuni infermieri di sala operatoria scelgono di ottenerla. Il CST riconosce l'esperienza nella preparazione e nella gestione degli strumenti chirurgici, nell'assistenza al chirurgo e nel mantenimento dell'asepsi.

3. Certificato in Infermiera Anestesista (CRNA): sebbene distinti dagli infermieri di sala operatoria, gli infermieri anestesisti sono spesso presenti in sala operatoria per somministrare e monitorare l'anestesia. Sono altamente specializzati e forniscono assistenza anestetica prima, durante e dopo gli interventi chirurgici.

4. Specializzazione in chirurgia cardiovascolare: gli infermieri di sala operatoria possono scegliere di specializzarsi in chirurgia cardiovascolare, che comporta la partecipazione a procedure cardiache e vascolari complesse. Questa specializzazione richiede competenze avanzate in emodinamica, circolazione extracorporea e gestione delle anomalie cardiache.

5. Specializzazione in neurochirurgia: gli infermieri di sala operatoria specializzati in neurochirurgia lavorano a fianco dei neurochirurghi per assistere le operazioni sul sistema nervoso centrale e periferico. Questa specializzazione richiede una conoscenza approfondita dell'anatomia e delle procedure neurochirurgiche.

6. Specializzazione in chirurgia ortopedica: gli Infermieri specializzati in chirurgia ortopedica si occupano di chirurgia ossea, articolare e dei tessuti molli. Devono avere una conoscenza approfondita della fissazione ortopedica, della manipolazione degli arti e della gestione degli impianti.

7. Specializzazione in chirurgia plastica e ricostruttiva: gli infermieri di sala operatoria specializzati in chirurgia plastica e ricostruttiva assistono nelle procedure volte a ripristinare la forma e la funzione dei tessuti del corpo. Questa specializzazione richiede competenze particolari per lavorare con innesti di pelle, impianti e suture complesse.

8. Specializzazione in chirurgia bariatrica: gli infermieri specializzati in chirurgia bariatrica assistono nelle procedure di perdita di peso come il bypass gastrico o il bendaggio gastrico. Questa specializzazione richiede una conoscenza approfondita della gestione dei pazienti obesi e delle complicazioni associate.

Queste specializzazioni e certificazioni sono progettate per soddisfare le esigenze specifiche degli infermieri di sala operatoria e offrono opportunità di avanzamento di carriera, maggiore riconoscimento e la possibilità di contribuire ad aree specialistiche della chirurgia. Gli infermieri di sala operatoria possono scegliere la specializzazione più adatta ai loro interessi e obiettivi di carriera.

Ambiente di lavoro e cultura professionale

Le dinamiche del lavoro di squadra in sala operatoria sono essenziali per garantire un intervento chirurgico sicuro, efficace e di successo. Essendo un luogo complesso in cui diversi professionisti sanitari lavorano insieme per fornire assistenza al paziente, la sala operatoria richiede un coordinamento fluido, una comunicazione chiara e una fiducia reciproca. Ecco come funzionano le dinamiche di squadra in sala operatoria:

Collaborazione interprofessionale: la sala operatoria riunisce un team multidisciplinare che comprende chirurghi, infermieri, anestesisti, tecnici chirurgici e altri professionisti sanitari specializzati. Ogni membro del team apporta capacità e competenze uniche e la collaborazione interprofessionale è fondamentale per la cura complessiva del paziente.

Ruoli e responsabilità definiti: ogni membro del team ha ruoli e responsabilità specifici e chiaramente definiti. I chirurghi guidano la procedura, gli infermieri della sala operatoria assistono, monitorano e gestiscono l'ambiente sterile, gli anestesisti sono responsabili dell'anestetizzazione del paziente e i tecnici chirurgici forniscono supporto tecnico. Una solida comprensione dei ruoli reciproci favorisce un coordinamento efficace.

Comunicazione aperta e trasparente: La comunicazione è la chiave del successo delle dinamiche di squadra in sala operatoria. I membri del team devono scambiarsi informazioni in modo aperto e trasparente. Questo include la comunicazione pre-operatoria sulla strategia chirurgica, le esigenze specifiche del paziente e le considerazioni importanti, nonché la comunicazione continua durante l'intervento per condividere gli aggiornamenti e risolvere i problemi.

Processo decisionale collaborativo: le decisioni in sala operatoria sono spesso prese in tempo reale e possono richiedere il contributo di diversi membri del team. Il processo decisionale collaborativo consente di valutare rapidamente le opzioni, di risolvere i problemi e di adattare le situazioni in evoluzione per garantire il miglior esito per il paziente.

Gestire le emergenze e le complicazioni: in caso di emergenza o di complicazione durante l'intervento chirurgico, il team deve agire rapidamente e in modo coordinato per stabilizzare il paziente. Ogni membro del team ha un ruolo specifico da svolgere nella gestione di queste situazioni, che richiede una formazione adeguata e una preparazione continua.

Cultura della sicurezza: una cultura della sicurezza è fondamentale in sala operatoria. I membri del team devono sentirsi a proprio agio nel segnalare potenziali errori, fare domande ed esprimere preoccupazioni senza temere ritorsioni. Questa cultura della sicurezza incoraggia l'apprendimento continuo e il miglioramento delle pratiche.

Formazione e simulazione continue: le sessioni di formazione e simulazione continue sono essenziali per rafforzare le dinamiche di squadra. I membri del team possono esercitarsi insieme in scenari simulati per sviluppare le loro capacità comunicative, decisionali e di gestione delle emergenze.

In breve, le dinamiche del lavoro di squadra in sala operatoria si basano sulla collaborazione, la comunicazione e il coordinamento tra diversi professionisti sanitari. Un'interazione armoniosa e rispettosa tra i membri del team è fondamentale per garantire la sicurezza del paziente, la qualità dell'assistenza e il successo delle procedure chirurgiche.

Adattarsi alle routine e agli standard dell'ambiente chirurgico è un'abilità essenziale per gli infermieri di sala operatoria. Lavorare in una sala operatoria richiede una comprensione approfondita dei protocolli, delle procedure e degli standard specifici di questo ambiente altamente specializzato. Ecco come gli infermieri di sala operatoria si adattano alle routine e agli standard di questo ambiente unico:

1. Conoscenza dei protocolli: gli infermieri di sala operatoria devono conoscere i rigidi protocolli di igiene, asepsi e sicurezza del paziente. Devono seguire i passaggi precisi per la preparazione della sala, la sterilizzazione degli strumenti, il posizionamento dei teli chirurgici e altri processi per garantire un ambiente sicuro e sterile.

2. Aderenza agli standard di asepsi: l'asepsi è fondamentale in sala operatoria per ridurre al minimo il rischio di infezioni nosocomiali. Gli infermieri devono attenersi a standard rigorosi di asepsi, che possono comportare l'uso di indumenti sterili, il lavaggio accurato delle mani e l'uso appropriato di guanti e maschere.

3. Cooperazione nelle routine di squadra: ogni sala operatoria ha le proprie routine e processi di squadra. Gli infermieri di sala operatoria devono collaborare efficacemente con i chirurghi, gli anestesisti, i tecnici e gli altri membri del team per garantire un coordinamento fluido e un'esecuzione accurata delle fasi chirurgiche.

4. Adattamento a procedure specifiche: ogni tipo di intervento chirurgico può avere requisiti specifici in termini di preparazione, strumenti e tecniche. Gli infermieri di sala operatoria devono adattarsi rapidamente ai requisiti di ogni procedura, anticipando le esigenze del chirurgo e fornendo gli strumenti e le attrezzature adeguate.

5. Gestione delle emergenze: in sala operatoria possono verificarsi situazioni di emergenza, che richiedono un rapido adattamento e una risposta coordinata. Gli infermieri devono essere preparati ad affrontare situazioni come emorragia, reazione allergica o improvviso deterioramento delle condizioni del paziente.

6. Linee guida e normative di monitoraggio: Le sale operatorie devono rispettare le severe norme di sicurezza, sterilizzazione e documentazione. Gli infermieri di sala operatoria devono seguire queste linee guida e garantire che tutte le procedure siano eseguite in conformità agli standard stabiliti.

7. Gestione dello stress e della pressione: l'ambiente chirurgico può essere stressante ed esigente. Gli infermieri devono essere in grado di gestire lo stress, prendere decisioni rapide e mantenere la concentrazione per lunghi periodi di tempo.

8. Formazione continua: l'adattamento ai continui cambiamenti della chirurgia moderna richiede una formazione continua. Gli infermieri di sala operatoria devono tenersi aggiornati sulle nuove tecniche, tecnologie e best practice per garantire un'assistenza di alta qualità.
In breve, l'adattamento alle routine e agli standard dell'ambiente chirurgico è essenziale per gli infermieri di sala operatoria. Devono padroneggiare i protocolli asettici, collaborare efficacemente con l'équipe chirurgica, adattarsi alle esigenze specifiche di ogni procedura e mantenere elevati standard di sicurezza e qualità dell'assistenza.

Sfide e opportunità nel ruolo di infermiera di sala operatoria

Gestire lo stress e le emozioni associate alle situazioni chirurgiche è un'abilità cruciale per gli infermieri di sala operatoria. Lavorare in un ambiente in cui si eseguono procedure mediche complesse richiede la capacità di rimanere calmi, concentrati ed emotivamente resistenti. Ecco come gli infermieri di sala operatoria gestiscono lo stress e le emozioni associate al loro lavoro:

1. Preparazione mentale: prima di entrare in sala operatoria, gli infermieri si preparano mentalmente concentrandosi sui compiti da svolgere, ricordando le loro competenze e concentrandosi sul loro ruolo cruciale nel team chirurgico. Una preparazione

24

mentale adeguata può ridurre l'ansia e aumentare la fiducia in se stessi.

2. Tecniche di rilassamento: le tecniche di rilassamento come la respirazione profonda, la meditazione e la visualizzazione possono aiutare gli infermieri a ridurre lo stress e a mantenere la calma durante le situazioni chirurgiche stressanti.

3. Gestione del tempo: una gestione efficace del tempo può ridurre lo stress in sala operatoria. Gli infermieri devono essere organizzati e avere una chiara comprensione degli orari e delle procedure, per evitare inutili ritardi ed emergenze.

4. Comunicazione aperta: parlare apertamente dei sentimenti con i colleghi può aiutare ad alleviare lo stress e a ottenere un sostegno emotivo. Gli infermieri di sala operatoria spesso formano legami forti con i membri del team, creando un ambiente di sostegno reciproco.

5. Controllo ambientale: Gli infermieri possono controllare alcuni aspetti del loro ambiente per ridurre lo stress, come la musica di sottofondo rilassante o il mantenimento di una temperatura confortevole in sala operatoria.

6. Cura di sé: prendersi cura della propria salute fisica ed emotiva è essenziale per gestire lo stress. Una dieta equilibrata, l'esercizio fisico regolare e un sonno sufficiente possono aiutare a costruire la resilienza emotiva.

7. Accettare l'imperfezione: le situazioni in sala operatoria possono essere imprevedibili e a volte le cose non vanno come previsto. Gli infermieri devono imparare ad accettare l'imperfezione e a gestire le sfide con flessibilità e adattabilità.

8. Supporto professionale: gli infermieri possono cercare un supporto professionale, come la consulenza o la terapia, per affrontare in modo efficace lo stress e le emozioni legate al lavoro.

9. Debriefing post-operatorio: dopo un intervento chirurgico stressante o carico di emozioni, può essere utile che il team tenga un debriefing per discutere le emozioni e le sfide incontrate. Questo può aiutare a scaricare la tensione emotiva e a promuovere un senso di chiusura.

Gestire lo stress e le emozioni in sala operatoria è un'abilità che si impara con il tempo e l'esperienza. Gli infermieri sviluppano strategie personali per affrontare lo stress e mantenere l'equilibrio emotivo, fornendo al contempo un'assistenza di alta qualità al paziente durante l'intervento.

Gli infermieri di sala operatoria hanno un'ampia gamma di opportunità di avanzamento di carriera e di sviluppo professionale che consentono loro di ampliare le proprie competenze, di assumere maggiori responsabilità e di esplorare nuove aree specialistiche. Alcune delle opportunità di avanzamento di carriera e di sviluppo professionale per gli infermieri di sala operatoria includono:

1. **Caposquadra di sala operatoria:** gli infermieri esperti possono passare al ruolo di caposquadra, dove supervisionano e coordinano le attività in sala operatoria. Sono responsabili della pianificazione dei programmi, della gestione delle risorse e della garanzia della qualità dell'assistenza.

2. **Infermiere di prima assistenza chirurgica:** con un'ulteriore formazione, gli infermieri possono diventare infermieri di prima assistenza chirurgica (SFAN). In questo ruolo, lavorano a stretto contatto con i chirurghi per fornire assistenza pratica durante le procedure chirurgiche.

3. **Manager di sala operatoria:** gli infermieri con una vasta esperienza possono passare al ruolo di manager di sala operatoria. Sono responsabili della gestione complessiva delle operazioni di sala operatoria, compresa la pianificazione delle risorse, la definizione del budget e il miglioramento dei processi.

4. **Formatore o educatore di sala operatoria:** alcuni infermieri scelgono di condividere la loro esperienza diventando formatori o educatori di sala operatoria. Possono formare nuovi infermieri, organizzare workshop di formazione continua e contribuire all'apprendimento professionale di altri.

5. **Specializzazione nell'assistenza anestetica:** gli infermieri possono specializzarsi ulteriormente diventando infermieri anestesisti (RN). Sono responsabili della somministrazione

dell'anestesia e del monitoraggio dei pazienti durante gli interventi chirurgici.

6. Ricerca clinica: alcuni infermieri scelgono di impegnarsi nella ricerca clinica in sala operatoria, aiutando a sviluppare e implementare protocolli di ricerca per migliorare la pratica chirurgica e i risultati dei pazienti.

7. Gestione della qualità e della sicurezza: gli infermieri possono svolgere un ruolo importante nel migliorare la qualità e la sicurezza dell'assistenza in sala operatoria. Possono partecipare a iniziative di miglioramento continuo, analizzare i dati e implementare le migliori pratiche.

8. Insegnamento e formazione: alcuni infermieri scelgono di diventare insegnanti di assistenza infermieristica o chirurgica nelle scuole di formazione. Condividono la loro esperienza con la prossima generazione di infermieri di sala operatoria.

9. Consulenza o consigli: gli infermieri esperti possono lavorare come consulenti o consiglieri indipendenti per aziende farmaceutiche, aziende di dispositivi medici o organizzazioni sanitarie, condividendo la loro esperienza in sala operatoria.

10. Sviluppare una carriera specialistica: gli Infermieri possono scegliere di specializzarsi in aree specifiche della chirurgia, come la chirurgia cardiovascolare, la neurochirurgia, la chirurgia ortopedica, la chirurgia plastica, ecc. Questa competenza può aprire opportunità uniche e gratificanti.

In breve, gli infermieri di sala operatoria hanno molte opportunità di avanzamento di carriera e di sviluppo professionale che consentono loro di progredire, specializzarsi e avere un impatto significativo sull'assistenza chirurgica e sulla sicurezza dei pazienti. Queste opportunità riflettono la diversità di competenze e interessi all'interno della professione infermieristica in sala operatoria.

Etica e valori professionali

I principi etici fondamentali svolgono un ruolo essenziale nel contesto chirurgico, dove gli infermieri di sala operatoria devono affrontare decisioni complesse che hanno un impatto diretto sulla vita e sulla salute dei pazienti. Il rispetto di questi principi etici è fondamentale per garantire un'assistenza di alta qualità, la sicurezza del paziente e il mantenimento dell'integrità professionale. Ecco alcuni dei principi etici fondamentali che guidano gli infermieri di sala operatoria:

1. **Autonomia del paziente:** Il rispetto dell'autonomia del paziente è un principio etico fondamentale. Gli infermieri devono informare i pazienti sulle loro condizioni, sulle opzioni di trattamento e sui rischi associati, in modo che possano prendere decisioni informate e acconsentire alle procedure chirurgiche. Ciò richiede una comunicazione aperta e onesta.

2. **Prendersi cura:** gli infermieri di sala operatoria hanno la responsabilità etica di mantenere il benessere e il comfort del paziente in ogni momento. Ciò include l'adozione di misure per alleviare il dolore, ridurre l'ansia e rispettare la dignità del paziente durante le procedure chirurgiche.

3. **Non-maleficenza:** il principio di non-maleficenza richiede che gli infermieri di sala operatoria adottino misure per evitare di causare danni inutili o evitabili ai pazienti. Ciò include l'implementazione di pratiche di sicurezza, la prevenzione delle infezioni e la gestione proattiva delle potenziali complicazioni.

4. **Beneficio per il paziente:** Gli infermieri devono agire nel migliore interesse del paziente, assicurandosi che le decisioni prese e le azioni intraprese abbiano come obiettivo primario il benessere del paziente. Ciò può comportare la messa in discussione delle decisioni che non sono nell'interesse del paziente.

5. **Giustizia:** la giustizia richiede che gli infermieri di sala operatoria trattino tutti i pazienti allo stesso modo, senza discriminazioni o pregiudizi. Ciò include un accesso equo alle cure chirurgiche e una distribuzione equa delle risorse.

6. **Riservatezza:** gli infermieri devono rispettare la riservatezza delle informazioni mediche dei pazienti, compresi i dettagli delle loro condizioni di salute e della loro storia medica. Questo aiuta a costruire la fiducia tra il paziente e il team di cura.

7. Integrità professionale: gli infermieri di sala operatoria devono mantenere elevati standard di integrità professionale. Ciò include l'onestà, la trasparenza, la conformità alle norme e ai regolamenti e il riconoscimento e la gestione di potenziali conflitti di interesse.

8. Rispetto della privacy: oltre alla riservatezza, gli infermieri devono rispettare la privacy dei pazienti, fornendo un'assistenza rispettosa e preservando la loro dignità durante le procedure chirurgiche.

9. Responsabilità: gli infermieri di sala operatoria sono responsabili delle loro azioni e decisioni. Devono essere pronti a rispondere delle loro scelte e ad assumersi la responsabilità delle conseguenze delle loro azioni.

10. Formazione continua e sviluppo professionale: gli infermieri di sala operatoria hanno l'obbligo etico di continuare la loro formazione continua e lo sviluppo professionale, per mantenere le loro competenze aggiornate e garantire un'assistenza di alta qualità.

In breve, i principi etici fondamentali guidano gli infermieri di sala operatoria nel prendere decisioni complesse e delicate. Rispettando questi principi, gli infermieri contribuiscono a migliorare l'assistenza chirurgica, a garantire la sicurezza del paziente e a mantenere la fiducia del pubblico nella professione infermieristica.

Il rispetto della riservatezza, del consenso informato e dei diritti del paziente è un aspetto essenziale della pratica infermieristica in sala operatoria. Questi principi etici e legali mirano a proteggere la dignità, la privacy e la scelta dei pazienti durante il processo chirurgico. Ecco come gli infermieri di sala operatoria si sforzano di rispettare questi elementi cruciali:

1. Mantenere la riservatezza: gli infermieri di sala operatoria sono tenuti a mantenere la riservatezza delle informazioni mediche dei pazienti. Ciò significa che non devono divulgare i dettagli della condizione medica del paziente, la sua storia clinica o qualsiasi altra informazione personale a terzi non autorizzati. La riservatezza è essenziale per stabilire la fiducia tra il paziente e l'équipe sanitaria, oltre che per rispettare gli standard legali ed etici.

2. Consenso informato: gli infermieri di sala operatoria svolgono un ruolo cruciale nel processo di consenso informato. Devono assicurarsi che il paziente comprenda appieno i dettagli della procedura chirurgica, compresi i rischi, i benefici e le possibili alternative. Gli infermieri possono aiutare a chiarire le informazioni, rispondere alle domande del paziente e facilitare la comunicazione tra il paziente e il chirurgo. Il consenso informato assicura che il paziente prenda una decisione informata e volontaria sul suo trattamento.

3. Rispetto dei diritti dei pazienti: Gli infermieri di sala operatoria devono rispettare i diritti fondamentali dei pazienti, come il diritto alla dignità, alla privacy, all'autonomia e al rispetto. Ciò significa trattare ogni paziente con compassione, rispettando le sue preferenze culturali e religiose e tenendo conto delle sue esigenze individuali durante la procedura chirurgica.

4. Comunicazione empatica: gli infermieri di sala operatoria devono comunicare in modo empatico con i pazienti e le loro famiglie. Possono essere presenti per rassicurare e sostenere emotivamente i pazienti prima dell'intervento, affrontando le loro preoccupazioni e fornendo uno spazio sicuro per esprimere le loro emozioni.

5. Privacy: in sala operatoria, gli infermieri devono adottare misure per proteggere la privacy del paziente durante i preparativi e le procedure. Ciò può includere il panneggio appropriato del paziente e la riduzione al minimo delle conversazioni personali irrilevanti.

6. Inclusione delle direttive anticipate: Gli infermieri devono assicurarsi che le direttive anticipate del paziente, come i desideri di fine vita o le preferenze mediche, siano rispettate durante la procedura chirurgica. Ciò può comportare la collaborazione con l'équipe chirurgica per garantire che le scelte del paziente siano rispettate.

7. Protezione delle informazioni mediche: gli infermieri devono assicurarsi che le cartelle cliniche e le informazioni sensibili dei pazienti siano conservate in modo sicuro e siano accessibili solo alle persone autorizzate. Questo aiuta a prevenire le violazioni della riservatezza e della privacy.

In breve, il rispetto della riservatezza, del consenso informato e dei diritti del paziente sono al centro della pratica etica degli infermieri di sala operatoria. Questi principi assicurano che i pazienti siano trattati con dignità, rispetto e integrità durante il loro percorso chirurgico e rafforzano la fiducia tra i pazienti, le famiglie e il team di cura.

Le aspettative per i futuri infermieri di sala operatoria in termini di conoscenze e competenze sono elevate a causa della natura complessa e specializzata di questo settore. Gli infermieri di sala operatoria svolgono un ruolo cruciale nel fornire ai pazienti un'assistenza chirurgica sicura e di alta qualità. Di seguito sono elencate le principali conoscenze e competenze attese per i futuri infermieri di sala operatoria:

1. Conoscenza approfondita dell'anatomia e della fisiologia: i futuri infermieri di sala operatoria devono avere una solida conoscenza dell'anatomia e della fisiologia del corpo umano. Ciò consente di comprendere le strutture anatomiche, le funzioni fisiologiche e le implicazioni per le procedure chirurgiche.

2. Padronanza delle tecniche di sterilizzazione e asepsi: gli infermieri di sala operatoria devono essere esperti nelle tecniche di sterilizzazione, disinfezione e asepsi per mantenere un ambiente sterile e prevenire le infezioni nosocomiali.

3. Competenze tecniche e strumentali: gli infermieri devono essere competenti nella gestione e manutenzione degli strumenti chirurgici, delle attrezzature e delle tecnologie utilizzate in sala operatoria.

4. Conoscenza delle procedure chirurgiche: devono avere una conoscenza approfondita delle diverse procedure chirurgiche, delle fasi coinvolte, degli strumenti necessari e dei ruoli specifici di ciascun membro dell'équipe chirurgica.

5. Capacità di comunicazione e coordinamento: i futuri infermieri di sala operatoria devono essere eccellenti comunicatori e coordinatori. Devono essere in grado di lavorare efficacemente con i membri del team, di trasmettere le informazioni in modo chiaro e accurato e di mantenere una comunicazione aperta durante le procedure.

6. Gestione delle emergenze: gli infermieri di sala operatoria devono essere preparati a gestire le emergenze e le complicazioni che possono insorgere durante l'intervento.

7. Etica e rispetto dei diritti dei pazienti: I futuri infermieri devono essere consapevoli dei principi etici relativi alla riservatezza, al consenso informato, alla dignità del paziente e al rispetto dei suoi diritti.

8. Adattabilità e resilienza: lavorare in sala operatoria può essere imprevedibile e impegnativo. Gli infermieri devono essere in grado di adattarsi ai cambiamenti, gestire lo stress e rimanere calmi sotto pressione.

9. Formazione continua e aggiornamento delle competenze: le aspettative degli infermieri di sala operatoria stanno cambiando con i progressi medici e tecnologici. I futuri infermieri devono impegnarsi nella formazione continua ed essere pronti ad acquisire nuove competenze per mantenersi aggiornati.

In breve, i futuri infermieri di sala operatoria devono possedere una solida base di conoscenze mediche, competenze tecniche avanzate e le qualità umane essenziali per fornire un'assistenza di alta qualità in un ambiente chirurgico. La combinazione di queste conoscenze e competenze li preparerà ad avere successo in quest'area esigente e gratificante della pratica infermieristica.

Capitolo 2

Preparazione prima dell'intervento

Pianificazione e coordinamento della giornata chirurgica

La programmazione delle operazioni e la gestione del calendario chirurgico sono responsabilità fondamentali per gli infermieri di sala operatoria. Questi compiti richiedono un'attenta pianificazione, un coordinamento efficace e una comunicazione trasparente per garantire che le procedure chirurgiche si svolgano senza intoppi e che le risorse siano utilizzate al meglio. Ecco come gli infermieri gestiscono questi aspetti critici:

Stabilire l'ordine delle operazioni :
- **Coordinamento con l'équipe medica: gli** infermieri di sala operatoria collaborano con i chirurghi, gli anestesisti, gli specializzandi e altri membri dell'équipe medica per stabilire l'ordine delle operazioni. Questo coordinamento assicura che ogni operazione sia pianificata in base alla disponibilità del team e alle risorse necessarie.

- **Definizione delle priorità dei casi: a seconda della** complessità della procedura, delle condizioni del paziente e di altri fattori, gli infermieri valutano la priorità dei casi chirurgici. I casi di emergenza e i pazienti a rischio più elevato possono essere programmati per primi.

- **Ottimizzazione delle risorse:** l'ordine delle operazioni viene stabilito anche tenendo conto della durata stimata di ogni intervento, della disponibilità di sale operatorie, del personale necessario e delle attrezzature specializzate.

- **Pianificare i cambi di personale: gli** infermieri devono tenere conto dei cambi di personale e dei periodi di pausa quando stabiliscono l'ordine delle operazioni. Questo assicura che il team rimanga energico e concentrato per tutta la giornata.

Gestione del calendario chirurgico :
- **Pianificazione a lungo termine:** gli infermieri di sala operatoria partecipano alla pianificazione a lungo termine del calendario chirurgico, tenendo conto delle richieste di interventi elettivi, delle risorse disponibili e delle esigenze dei pazienti.

- **Prenotazione delle sale operatorie: si** coordinano con i responsabili delle sale operatorie per prenotare le sale operatorie in base all'ordine delle operazioni e alle fasce orarie disponibili.

- **Comunicazione con i pazienti: Gli** infermieri di sala operatoria possono svolgere un ruolo nella comunicazione con i pazienti, per organizzare le date dell'intervento, spiegare i preparativi preoperatori e rispondere alle domande.

- **Adattamento in tempo reale:** durante il giorno, gli infermieri monitorano il progresso delle operazioni, reagiscono alle emergenze e alle modifiche impreviste del programma e garantiscono una gestione agile del calendario chirurgico.

- **Ridurre i ritardi: una** gestione efficace del programma chirurgico aiuta a minimizzare i ritardi, il che è fondamentale per ottimizzare l'uso del tempo in sala operatoria e ridurre l'impatto sui pazienti e sul personale.

- **Documentazione precisa:** gli infermieri di sala operatoria registrano in modo dettagliato le procedure eseguite, gli orari di inizio e fine, i team coinvolti e qualsiasi evento significativo.

La programmazione delle operazioni e la gestione del calendario chirurgico richiedono una pianificazione strategica, una comunicazione trasparente e la capacità di adattarsi ai cambiamenti in tempo reale. Gli infermieri di sala operatoria svolgono un ruolo centrale in questi aspetti critici, per garantire un flusso di lavoro efficiente, un uso ottimale delle risorse e un'assistenza di alta qualità ai pazienti.

La comunicazione con l'équipe medica è di importanza cruciale per gli infermieri di sala operatoria, in quanto garantisce una transizione fluida tra le diverse fasi di un'operazione chirurgica. Una comunicazione chiara, aperta ed efficace aiuta a garantire la sicurezza del paziente, il coordinamento dei compiti e il regolare svolgimento della procedura. Ecco come gli infermieri di sala operatoria gestiscono la comunicazione con l'équipe medica:

1. Briefing pre-operatorio: prima dell'inizio di ogni operazione, l'équipe medica, che comprende chirurghi, anestesisti, infermieri e tecnici, si riunisce per un briefing pre-operatorio. Durante questo incontro, vengono chiariti i ruoli e le responsabilità di ciascun membro dell'équipe, si discutono i dettagli della procedura e si affrontano eventuali dubbi o domande. In questo modo si assicura che tutti i membri del team abbiano una comprensione comune di ciò che deve essere fatto.

2. Trasmissione di informazioni essenziali: gli infermieri di sala operatoria sono responsabili della trasmissione di informazioni essenziali tra i membri dell'équipe medica. Queste possono includere i dettagli sulle condizioni del paziente, l'anamnesi, le allergie, i risultati degli esami preoperatori e altre informazioni rilevanti.

3. Rapporti sullo stato: durante l'intervento chirurgico, gli infermieri possono fornire regolarmente rapporti sullo stato all'équipe medica, indicando i passi raggiunti, i passi successivi previsti e gli eventi importanti che si sono verificati durante la procedura. Questi aggiornamenti aiutano a mantenere una comprensione in tempo reale della situazione.

4. Comunicazione non verbale: oltre alla comunicazione verbale, gli infermieri di sala operatoria utilizzano anche segnali e gesti codificati per facilitare la comunicazione in un ambiente in cui il rumore ambientale può essere elevato e la sterilità deve essere mantenuta.

5. Gestione delle emergenze: in caso di complicazioni o emergenze durante la procedura, gli infermieri di sala operatoria lavorano a stretto contatto con i membri dell'équipe medica per prendere decisioni rapide ed efficaci per stabilizzare il paziente.

6. Comunicazione con i pazienti: L'infermiera può anche svolgere un ruolo nella comunicazione con i pazienti, rispondendo alle loro domande, rassicurandoli e spiegando le fasi della procedura in modo comprensibile.

7. Debriefing post-operatorio: dopo l'intervento, l'équipe medica partecipa a un debriefing post-operatorio per discutere l'andamento della procedura, condividere le osservazioni e le lezioni apprese e identificare le opportunità di miglioramento.

La comunicazione trasparente e collaborativa tra gli infermieri e i membri dell'équipe medica promuove un ambiente di lavoro sicuro, riduce gli errori e i rischi e contribuisce a un'assistenza chirurgica di alta qualità. È un aspetto essenziale della pratica della sala operatoria che rafforza il coordinamento, la fiducia reciproca e l'efficienza dell'équipe medica.

Preparare le strutture e l'ambiente

La preparazione della sala operatoria è una fase cruciale del processo chirurgico e gli infermieri di sala operatoria svolgono un ruolo fondamentale in questo compito. Una preparazione attenta e metodica della sala operatoria assicura un ambiente sterile, sicuro e ben organizzato per le procedure chirurgiche. Ecco come gli infermieri di sala operatoria preparano la sala operatoria:

1. Disinfezione e asepsi :
- Gli infermieri di sala operatoria seguono rigorosi protocolli di disinfezione e asepsi per prevenire le infezioni nosocomiali e mantenere un ambiente sterile. Puliscono e disinfettano accuratamente tutte le superfici della sala operatoria, compresi i tavoli operatori, le attrezzature, gli strumenti e i carrelli.

- Le superfici e le attrezzature che devono rimanere sterili sono coperte con lenzuola sterili o teli chirurgici, che vengono disposti con cura per evitare la contaminazione.

2. Preparazione degli strumenti e dei materiali:
- Gli infermieri di sala operatoria controllano e preparano tutti gli strumenti, gli attrezzi chirurgici e le attrezzature mediche necessarie per l'intervento. Si assicurano che tutto sia sterile, funzioni correttamente e sia accessibile al team chirurgico.

- Gli strumenti sterili vengono posizionati sui tavoli degli strumenti pre-preparati nell'ordine richiesto per la procedura. Ogni strumento viene controllato rispetto all'elenco preoperatorio per evitare errori.

3. Preparazione di soluzioni e prodotti:

- Gli infermieri di sala operatoria preparano le soluzioni antisettiche, i farmaci e i prodotti necessari per la procedura. Si assicurano che i farmaci siano etichettati correttamente e preparati in conformità ai protocolli di sicurezza.

4. Controllo dell'attrezzatura :

- Prima dell'inizio della procedura, gli infermieri della sala operatoria controllano che tutte le attrezzature, come i monitor, le luci operatorie, gli aspiratori, le macchine per l'anestesia, eccetera, funzionino correttamente e siano pronte per essere utilizzate.

5. Preparazione del paziente :

- Gli infermieri di sala operatoria preparano il paziente posizionando teli sterili sull'area operatoria e posizionando il paziente in base ai requisiti della procedura chirurgica. Si assicurano inoltre che il paziente sia identificato correttamente e che siano disponibili tutte le informazioni mediche necessarie.

6. Controllo di squadra :

- Prima dell'arrivo del paziente, l'équipe chirurgica, che comprende infermieri, chirurghi e anestesisti, esegue un controllo finale di tutto, compresa la sterilità, la disposizione degli strumenti e delle attrezzature e i dettagli della procedura.

La preparazione meticolosa della sala operatoria assicura un ambiente sicuro, sterile e ben organizzato per le procedure chirurgiche. Gli infermieri di sala operatoria assicurano che tutti gli elementi necessari siano al loro posto, che i protocolli di sicurezza siano seguiti e che il team sia pronto a fornire ai pazienti un'assistenza chirurgica di alta qualità.

Verificare la disponibilità e la funzionalità delle attrezzature mediche è un passo essenziale per preparare la sala operatoria e garantire la sicurezza del paziente durante l'intervento. Gli infermieri di sala operatoria svolgono un ruolo centrale in questo compito, che mira a garantire che tutte le attrezzature necessarie siano operative e pronte all'uso. Ecco come gli infermieri eseguono questo controllo critico:

1. Ispezione preoperatoria :
   * Prima che il paziente arrivi in sala operatoria, gli infermieri effettuano un'ispezione completa della sala e delle attrezzature. Controllano che tutti gli apparecchi, i monitor, gli strumenti chirurgici, le luci operatorie, le macchine per l'anestesia e altre attrezzature siano presenti e correttamente installate.

2. Controllo delle calibrazioni e delle impostazioni :
   * Gli infermieri si assicurano che le apparecchiature necessarie siano calibrate e impostate secondo le specifiche richieste. Ciò può includere il controllo dell'accuratezza dei monitor, dei sistemi di pressione, delle temperature, delle portate e di altri parametri vitali.

3. Test di funzionamento:
   * Ogni pezzo dell'apparecchiatura viene testato per assicurarsi che funzioni correttamente. Gli infermieri verificano che tutti i pulsanti, i comandi e i display siano operativi e rispondano ai comandi. Vengono testati anche i dispositivi di sicurezza e di arresto di emergenza.

4. Preparazione dei materiali di consumo :
   * Gli infermieri si assicurano che tutti i materiali di consumo necessari, come le forniture per infusione, le siringhe, i farmaci, le soluzioni antisettiche, i lenzuoli sterili, eccetera, siano disponibili e pronti all'uso.

5. Comunicazione con il team:
   * Se vengono identificati problemi o preoccupazioni sull'attrezzatura, gli infermieri informano immediatamente gli altri membri dell'équipe chirurgica, compresi i chirurghi e gli anestesisti. In questo modo, i potenziali problemi possono essere risolti rapidamente prima dell'inizio della procedura.

6. Documentazione :
   * Tutte le fasi della verifica dell'apparecchiatura sono accuratamente documentate. Questo include i risultati dei test, le correzioni effettuate in caso di problemi e qualsiasi altra informazione rilevante.

7. Formazione continua :
   • Gli infermieri di sala operatoria partecipano a una formazione continua per tenersi aggiornati sugli ultimi progressi tecnologici, sulle nuove procedure di utilizzo delle apparecchiature e sulle migliori pratiche di sicurezza dei dispositivi medici.

Controllare la disponibilità e la funzionalità delle attrezzature mediche è un passo fondamentale per garantire la sicurezza del paziente e il regolare svolgimento delle procedure chirurgiche. Gli infermieri di sala operatoria svolgono un ruolo essenziale in questo compito, assicurandosi che tutte le attrezzature necessarie siano in perfetto stato di funzionamento e pronte per essere utilizzate per fornire un'assistenza di alta qualità.

Preparare il paziente all'intervento

La valutazione preoperatoria è una fase cruciale nella preparazione del paziente all'intervento. Gli infermieri di sala operatoria svolgono un ruolo essenziale in questa valutazione, raccogliendo le informazioni mediche pertinenti per garantire la sicurezza del paziente durante l'intervento. Ecco come gli infermieri conducono una valutazione preoperatoria completa:

1. Anamnesi medica:
   • Gli infermieri della sala operatoria intervistano il paziente per raccogliere informazioni dettagliate sulla sua storia medica. Questo include l'anamnesi di malattie, condizioni mediche preesistenti, interventi chirurgici precedenti, ricoveri, allergie, trattamenti medici precedenti e risultati di esami medici precedenti.

2. Controllo delle allergie:
   • Gli infermieri si assicurano che vengano identificate tutte le allergie del paziente, sia che si tratti di allergie ai farmaci, che di allergie alimentari o di altre allergie. Queste informazioni sono fondamentali per evitare reazioni allergiche durante la procedura e per garantire che i farmaci e i prodotti utilizzati siano sicuri per il paziente.

3. Revisione dei farmaci:
   • Gli infermieri esaminano attentamente l'elenco dei farmaci che il paziente assume regolarmente. Questo include

farmaci con prescrizione, farmaci da banco, integratori e rimedi erboristici. Questa valutazione è importante per evitare interazioni farmacologiche e per adattare i farmaci come necessario durante e dopo l'intervento.

4. Valutazione dei fattori di rischio:
   - Gli infermieri di sala operatoria identificano i potenziali fattori di rischio associati al paziente, come l'ipertensione, il diabete, i problemi cardiaci, il fumo, ecc. Questi fattori vengono presi in considerazione per pianificare misure di monitoraggio e trattamento adeguate durante e dopo l'intervento.

5. Valutazione delle funzioni vitali:
   - Gli infermieri monitorano i segni vitali del paziente, tra cui la frequenza cardiaca, la pressione sanguigna, la temperatura e la saturazione di ossigeno. Questa valutazione viene utilizzata per rilevare eventuali cambiamenti significativi nelle condizioni del paziente.

6. Preparazione del paziente :
   - A seconda dei risultati della valutazione preoperatoria, gli infermieri possono adottare misure per ottimizzare le condizioni del paziente prima dell'intervento. Ciò può includere la gestione dei farmaci, la correzione degli squilibri elettrolitici, la stabilizzazione della pressione sanguigna, ecc.

7. Comunicazione con l'équipe medica:
   - I risultati della valutazione preoperatoria vengono comunicati all'équipe chirurgica, compresi i chirurghi, gli anestesisti e gli altri professionisti sanitari coinvolti. Queste informazioni aiutano a prendere decisioni informate sullo svolgimento dell'intervento.

La valutazione pre-operatoria consente agli infermieri di sala operatoria di raccogliere informazioni essenziali per garantire la sicurezza del paziente durante la procedura chirurgica. Una valutazione approfondita e accurata contribuisce a personalizzare l'assistenza al paziente, a prevenire le complicazioni e a ottimizzare i risultati chirurgici.

La preparazione fisica del paziente prima dell'intervento chirurgico è un passo fondamentale per garantire il successo della procedura e minimizzare i rischi potenziali. Gli infermieri di sala operatoria svolgono un ruolo essenziale in questa preparazione, assicurando che il paziente segua i protocolli appropriati per garantire un ambiente sterile e sicuro. Ecco come gli infermieri gestiscono la preparazione fisica del paziente:

1. Digiuno preoperatorio :
   • Gli infermieri di sala operatoria forniscono al paziente istruzioni specifiche sul digiuno pre-operatorio, compreso il periodo di tempo in cui il paziente deve astenersi dal mangiare e dal bere. Il digiuno è essenziale per ridurre il rischio di rigurgito e di aspirazione durante l'anestesia.

2. Preparazione della pelle e igiene del corpo:
   • L'infermiera spiega al paziente come preparare la pelle in modo adeguato, generalmente utilizzando prodotti antisettici. Una pelle pulita e disinfettata riduce il rischio di infezione post-operatoria. Al paziente può essere chiesto di fare una doccia o di pulire l'area operatoria con un prodotto disinfettante specifico.

3. Medicazione per l'intervento chirurgico :
   • Prima di entrare in sala operatoria, il paziente viene vestito con indumenti chirurgici sterili. Gli infermieri assistono il paziente in questo processo per garantire che tutte le aree esposte siano coperte da teli sterili. Questo aiuta a mantenere un ambiente sterile durante la procedura.

4. Rimozione di gioielli e oggetti personali:
   • Gli infermieri consigliano ai pazienti di rimuovere tutti i gioielli, i piercing e gli oggetti personali prima dell'intervento. Questo riduce il rischio di contaminazione ed evita l'interferenza con le apparecchiature mediche.

5. Risposte alle domande del paziente:
   • L'infermiera risponde alle domande e alle preoccupazioni del paziente sulla preparazione fisica e sull'imminente procedura. Si assicurano che il paziente comprenda le istruzioni e sia mentalmente pronto per la procedura.

6. Comunicazione con l'anestesista e l'équipe chirurgica:
   - Gli infermieri comunicano i dettagli della preparazione fisica del paziente all'anestesista e all'équipe chirurgica. Queste informazioni vengono prese in considerazione quando si pianifica l'anestesia e la procedura.

Un'adeguata preparazione fisica del paziente è essenziale per garantire un ambiente sterile, sicuro e ben organizzato in sala operatoria. Gli infermieri di sala operatoria guidano il paziente attraverso queste fasi critiche, assicurando che i protocolli siano seguiti, che il paziente sia a suo agio e che siano prese tutte le misure necessarie per un intervento sicuro e di successo.

Procedure di anestesia e sedazione

La preparazione dell'attrezzatura anestetica e l'assistenza all'anestesista sono aspetti cruciali della preparazione di una sala operatoria per l'intervento. Gli infermieri di sala operatoria svolgono un ruolo essenziale in questi compiti, lavorando a stretto contatto con l'anestesista per garantire la sicurezza e il comfort del paziente durante l'intervento. Ecco come gli infermieri si occupano della preparazione dell'attrezzatura anestetica e dell'assistenza all'anestesista:

1. Preparazione dell'attrezzatura anestetica :
   - Gli infermieri di sala operatoria collaborano con l'anestesista per preparare l'attrezzatura anestetica necessaria per la procedura. Questo include farmaci anestetici, tubi endotracheali, cateteri endovenosi, monitor dei segni vitali, maschere facciali, tubi e altre attrezzature correlate.

2. Controllo e calibrazione delle apparecchiature:
   - Gli Infermieri si assicurano che tutte le apparecchiature anestetiche siano controllate, calibrate e pronte per l'uso. Controllano l'accuratezza di monitor, dispositivi di ventilazione, macchine per l'anestesia e pompe di infusione.

3. Assistenza all'anestesista :
   - Durante la somministrazione dell'anestesia, gli infermieri assistono l'anestesista monitorando attentamente il

paziente, aiutandolo a posizionarsi in modo appropriato e fornendo gli strumenti e le attrezzature necessarie.

4. Preparazione del sito di iniezione e infusione:
   - Gli infermieri preparano il sito di iniezione per i farmaci anestetici e inseriscono i cateteri endovenosi per garantire l'accesso ai farmaci e ai fluidi endovenosi durante la procedura.

5. Supporto psicologico per il paziente:
   - Gli infermieri forniscono un supporto psicologico ai pazienti, spiegando il processo anestetico, rispondendo alle domande e aiutandoli a rilassarsi prima dell'intervento.

6. Comunicazione con l'équipe chirurgica:
   - Gli infermieri comunicano regolarmente con l'équipe chirurgica, compresi i chirurghi, per assicurarsi che il paziente sia pronto per l'operazione e che tutti gli aspetti relativi all'anestesia siano presi in considerazione.

7. Documentazione precisa:
   - Gli infermieri di sala operatoria documentano accuratamente ogni dettaglio della preparazione dell'attrezzatura anestetica, dei farmaci somministrati e del monitoraggio del paziente durante la procedura.

L'assistenza all'anestesista e la preparazione dell'attrezzatura anestetica sono essenziali per garantire la sicurezza del paziente durante l'intervento chirurgico. Gli infermieri di sala operatoria svolgono un ruolo chiave nel garantire che tutti gli aspetti dell'anestesia siano attentamente pianificati, eseguiti e monitorati per fornire un'assistenza sicura e di alta qualità.

Il monitoraggio dei segni vitali durante l'induzione dell'anestesia è un passo fondamentale per garantire la sicurezza del paziente e monitorare la risposta agli agenti anestetici. Gli infermieri di sala operatoria svolgono un ruolo essenziale in questo monitoraggio continuo, per rilevare qualsiasi cambiamento potenzialmente pericoloso e agire rapidamente, se necessario. Ecco come gli infermieri monitorano i segni vitali durante l'induzione dell'anestesia:

1. Monitoraggio continuo :
   - Gli infermieri monitorano costantemente i segni vitali del paziente durante l'induzione dell'anestesia. Ciò include la frequenza cardiaca, la pressione sanguigna, la frequenza respiratoria, la saturazione di ossigeno, la temperatura corporea e altri parametri importanti.

2. Utilizzo di monitor:
   - Gli infermieri utilizzano monitor medici avanzati per monitorare i segni vitali del paziente in tempo reale. Questi monitor forniscono dati accurati e continui per aiutare a rilevare rapidamente qualsiasi cambiamento anomalo.

3. Reazione all'anestesia :
   - Gli infermieri monitorano la risposta del paziente alla somministrazione dell'anestetico, compresi i cambiamenti della frequenza cardiaca, della pressione sanguigna e della saturazione di ossigeno.

4. Risposta agli interventi:
   - Se i segni vitali del paziente mostrano cambiamenti significativi o inaspettati, gli infermieri reagiscono immediatamente adottando misure per stabilizzare il paziente. Ciò può includere la regolazione della ventilazione, la somministrazione di farmaci, l'aumento dell'apporto di ossigeno o altri interventi necessari.

5. Comunicazione con l'anestesista :
   - Gli infermieri di sala operatoria sono in costante comunicazione con l'anestesista per condividere le informazioni sul monitoraggio dei segni vitali e per discutere qualsiasi preoccupazione o necessità di intervento.

6. Documentazione precisa:
   - Tutti i dati relativi al monitoraggio dei segni vitali sono accuratamente documentati. Questo include i valori di base, le variazioni osservate, gli interventi intrapresi e la risposta del paziente.

7. Monitoraggio post-induzione :
   - Il monitoraggio dei segni vitali continua dopo l'induzione dell'anestesia, per garantire che il paziente rimanga stabile durante la procedura chirurgica.

Il monitoraggio continuo dei segni vitali durante l'induzione dell'anestesia è essenziale per garantire la sicurezza e il benessere del paziente durante l'intera procedura chirurgica. Gli infermieri di sala operatoria svolgono un ruolo critico nel monitorare attentamente i segni vitali, identificando i cambiamenti anomali e prendendo le misure appropriate per mantenere la stabilità del paziente e garantire un'assistenza di alta qualità.

Verifica dei documenti e del consenso informato

Il controllo delle cartelle cliniche, dei consensi informati e dei protocolli chirurgici è una fase essenziale della preparazione all'intervento. Gli infermieri della sala operatoria svolgono un ruolo chiave in questo controllo, per garantire che tutte le informazioni necessarie siano corrette, che il paziente sia ben informato e che vengano seguiti i protocolli di sicurezza. Ecco come lo fanno:

1. Controllo delle cartelle cliniche:
   - Gli infermieri di sala operatoria esaminano attentamente la cartella clinica del paziente per assicurarsi che tutte le informazioni mediche pertinenti siano corrette e aggiornate. Ciò include l'anamnesi, i risultati degli esami, le allergie, i farmaci assunti, le note di consultazione e qualsiasi altra informazione rilevante.

2. Verifica del consenso informato:
   - Gli infermieri confermano che il paziente ha firmato il consenso informato per la procedura chirurgica. Si assicurano che il consenso sia completo, datato e firmato in conformità ai requisiti legali ed etici.

3. Conformità ai protocolli chirurgici:
   - Gli infermieri di sala operatoria assicurano che vengano seguiti i protocolli chirurgici specifici per la procedura. Questi possono includere la preparazione specifica del paziente, le fasi pre-operatorie necessarie, i protocolli di sterilizzazione e asepsi e altre linee guida specifiche.

4. Comunicazione con l'équipe chirurgica:
   • Se vengono identificate discrepanze o incongruenze nelle cartelle cliniche, nei consensi informati o nei protocolli chirurgici, gli infermieri informano immediatamente il team chirurgico, compresi i chirurghi e gli anestesisti. Questo permette di risolvere qualsiasi problema prima dell'inizio della procedura.

5. Controllo finale della squadra:
   • Prima dell'inizio dell'operazione, l'équipe chirurgica, che comprende infermieri, chirurghi e anestesisti, esegue un controllo finale di tutto, comprese le cartelle cliniche, i consensi informati e i protocolli chirurgici.

6. Documentazione precisa:
   • Tutte le fasi dell'audit sono accuratamente documentate. Questo include i controlli effettuati, i risultati, le azioni intraprese e le comunicazioni con il team chirurgico.

Il controllo rigoroso delle cartelle cliniche, dei consensi informati e dei protocolli chirurgici è essenziale per garantire la sicurezza del paziente, la conformità alle normative e il regolare svolgimento della procedura chirurgica. Gli infermieri di sala operatoria svolgono un ruolo cruciale nel garantire che tutte le informazioni siano corrette, che il paziente sia ben informato e che i protocolli di sicurezza siano rigorosamente seguiti.

La prevenzione degli errori medici e dei problemi di comunicazione è di importanza cruciale in sala operatoria, per garantire la sicurezza del paziente e la qualità dell'assistenza chirurgica. Gli infermieri di sala operatoria svolgono un ruolo essenziale nell'implementazione di protocolli e pratiche per ridurre al minimo gli errori e migliorare la comunicazione all'interno del team chirurgico. Ecco come gli infermieri aiutano a prevenire gli errori medici e a migliorare la comunicazione:

1. Controllo incrociato delle informazioni :
   • Gli infermieri di sala operatoria eseguono rigorosi controlli incrociati per garantire che le informazioni sul paziente, le procedure pianificate e i farmaci somministrati siano corretti. Confermano i dettagli critici con il team chirurgico per evitare errori.

2. Utilizzo di liste di controllo:
   * Gli infermieri seguono liste di controllo specifiche per ogni fase della procedura chirurgica, dalla preparazione alla chiusura. Queste liste aiutano a garantire che vengano completati tutti i compiti necessari e che non venga omesso nulla.

3. Comunicazione aperta e trasparente:
   * Gli infermieri incoraggiano una comunicazione aperta e trasparente all'interno del team chirurgico. Condividono le informazioni rilevanti, fanno domande ed esprimono preoccupazioni per evitare malintesi.

4. Utilizzo di strumenti di comunicazione efficaci:
   * Gli infermieri utilizzano strumenti di comunicazione come lavagne, sistemi e-mail e radiografie per tenersi in contatto con i membri del team chirurgico e scambiare informazioni importanti in tempo reale.

5. Chiarimento degli ordini medici:
   * Se qualcosa sembra ambiguo o impreciso negli ordini medici, gli infermieri chiedono chiarimenti all'anestesista o al chirurgo per evitare qualsiasi confusione.

6. Utilizzando il metodo SBAR :
   * Gli infermieri utilizzano spesso il metodo SBAR (Situazione, Contesto, Valutazione, Raccomandazione) per strutturare le comunicazioni importanti con il team chirurgico, fornendo informazioni chiare e concise.

7. Formazione sulla comunicazione:
   * Gli infermieri partecipano a corsi di formazione sulla comunicazione interprofessionale per migliorare le loro capacità comunicative e imparare a lavorare efficacemente in team.

8. Analisi degli errori e degli incidenti:
   * Gli infermieri partecipano alle analisi degli errori e degli incidenti che si verificano in sala operatoria. Ciò consente di identificare le cause principali e di mettere in atto misure preventive per evitare che si ripetano.

La prevenzione degli errori medici e dei problemi di comunicazione si basa su una cultura della sicurezza, una comunicazione aperta e una vigilanza costante. Gli infermieri di sala operatoria svolgono un ruolo chiave, essendo sostenitori della sicurezza del paziente, monitorando i processi, segnalando i problemi e contribuendo al miglioramento continuo delle pratiche chirurgiche.

Gestire le emergenze e gli eventi imprevisti

La preparazione agli scenari di emergenza è una parte essenziale del ruolo dell'infermiera di sala operatoria. Sebbene le procedure chirurgiche siano meticolosamente pianificate, le emergenze possono verificarsi in qualsiasi momento. Gli infermieri devono essere preparati a reagire in modo rapido ed efficace per garantire la sicurezza del paziente e il miglior risultato possibile. Ecco come gli infermieri si preparano a scenari di emergenza come l'arresto cardiaco e l'emorragia eccessiva:

1. Formazione per il supporto vitale avanzato:
   • Gli infermieri di sala operatoria sono addestrati alla rianimazione avanzata, comprese le tecniche di rianimazione cardiopolmonare (RCP), l'uso dei defibrillatori e altre competenze necessarie per gestire l'arresto cardiaco.

2. Protocolli di emergenza stabiliti:
   • Gli infermieri conoscono i protocolli di emergenza stabiliti per i diversi scenari, come l'arresto cardiaco, l'emorragia eccessiva, l'anafilassi, ecc. Conoscono le fasi da seguire e i ruoli specifici di ciascun membro del team.

3. Preparare l'equipaggiamento di emergenza:
   • Gli infermieri si assicurano che le attrezzature di emergenza, come i carrelli di rianimazione, i kit di intubazione, i dispositivi di tamponamento delle emorragie e i farmaci di emergenza, siano pronti all'uso e facilmente accessibili quando necessario.

4. Comunicazione veloce:
   • In caso di scenario di emergenza, gli infermieri comunicano rapidamente con l'équipe chirurgica, compresi chirurghi, anestesisti e altri professionisti della salute, per coordinare le azioni e gli interventi.

5. Gestione dello stress :
   - Gli infermieri sono addestrati a gestire lo stress nelle situazioni di emergenza. Mantengono la calma, prendono decisioni informate e lavorano in squadra per risolvere il problema.

6. Simulazione di emergenza:
   - Gli infermieri partecipano regolarmente a sessioni di simulazione di emergenza per esercitarsi a gestire scenari critici. Questo li aiuta a mantenere le loro competenze e a migliorare la loro reattività in caso di crisi.

7. Monitoraggio e analisi:
   - Dopo una situazione di emergenza, gli infermieri partecipano a un'analisi dettagliata per valutare la risposta del team, identificare i punti di forza e le aree di miglioramento e apportare modifiche ai protocolli, se necessario.

La preparazione agli scenari di emergenza è essenziale per garantire una risposta rapida ed efficace in caso di complicazioni impreviste durante l'intervento. Gli infermieri di sala operatoria sono membri chiave del team sanitario e svolgono un ruolo fondamentale nella gestione delle situazioni di emergenza, garantendo la sicurezza e il benessere del paziente.

La disponibilità di risorse e protocolli per rispondere a situazioni critiche è un aspetto cruciale della preparazione in sala operatoria. Gli infermieri devono assicurarsi che tutti i materiali, le attrezzature e i protocolli necessari siano pronti per essere utilizzati in caso di necessità, al fine di garantire la sicurezza e il benessere del paziente. Ecco come gli infermieri si assicurano che le risorse e i protocolli siano disponibili per rispondere alle situazioni critiche:

1. Controllo preoperatorio :
   - Gli infermieri effettuano un controllo approfondito di tutte le attrezzature, gli strumenti e le risorse necessarie prima dell'inizio di ogni intervento. Questo include carrelli di emergenza, farmaci di emergenza, dispositivi di rianimazione, kit di intubazione e altre attrezzature specifiche per la procedura.

2. Mantenere l'inventario:
   - Gli infermieri gestiscono l'inventario delle risorse e delle attrezzature di emergenza per garantire che siano costantemente disponibili, in quantità adeguate e in conformità con gli standard di sicurezza.

3. Formazione continua :
   - Gli infermieri ricevono una formazione continua sull'uso corretto delle attrezzature e dei protocolli di emergenza. Questo assicura che siano competenti e sicuri di reagire rapidamente ed efficacemente in situazioni critiche.

4. Revisione regolare dei protocolli:
   - Gli infermieri partecipano a revisioni regolari dei protocolli di emergenza con il team chirurgico. Queste revisioni consentono di aggiornare i protocolli in linea con le migliori pratiche attuali e le nuove scoperte mediche.

5. Simulazione di scenari critici:
   - Gli infermieri partecipano a simulazioni di scenari critici in cui vengono riprodotte realisticamente le situazioni di emergenza. Ciò consente loro di mettere in pratica i protocolli di emergenza e di identificare le aree di miglioramento.

6. Comunicazione con i fornitori:
   - Gli infermieri mantengono i contatti con i fornitori per garantire che le attrezzature e le risorse di emergenza siano disponibili in quantità sufficienti e soddisfino gli standard di qualità.

7. Documentazione precisa:
   - Tutti gli audit, la formazione e gli aggiornamenti delle risorse e dei protocolli sono accuratamente documentati. Ciò consente di seguire i progressi, di mantenere registri accurati e di garantire la conformità.

La disponibilità di risorse e protocolli per rispondere alle situazioni critiche è essenziale per garantire la sicurezza del paziente in sala operatoria. Gli infermieri di sala operatoria svolgono un ruolo essenziale nel garantire che le attrezzature di emergenza siano pronte per l'uso e che i protocolli appropriati siano in atto per rispondere efficacemente quando necessario.

Assistenza e supporto al paziente

Confortare i pazienti e spiegare loro il processo chirurgico sono aspetti fondamentali del ruolo degli infermieri in sala operatoria. Prima dell'intervento, i pazienti possono provare ansia, stress e incertezza. Gli infermieri svolgono un ruolo chiave nel dissipare queste preoccupazioni e nell'aiutare i pazienti a capire cosa li aspetta. Ecco come gli infermieri confortano i pazienti e spiegano il processo chirurgico:

1. Creare un ambiente rassicurante :
   • Gli infermieri stabiliscono un legame di fiducia con il paziente creando un ambiente caldo e rassicurante. Utilizzano le capacità di comunicazione empatica per dimostrare che sono presenti per sostenere il paziente durante tutto il processo.

2. Ascolto attivo:
   • Gli infermieri ascoltano attentamente le preoccupazioni, le domande e le emozioni del paziente. Offrono al paziente uno spazio sicuro per esprimere le proprie paure e preoccupazioni.

3. Spiegazione del processo chirurgico:
   • Gli Infermieri spiegano la procedura chirurgica in termini semplici e comprensibili. Descrivono le fasi, i ruoli di ciascun membro dell'équipe chirurgica e gli obiettivi dell'intervento.

4. Risposte alle domande:
   • Gli infermieri rispondono in modo dettagliato alle domande dei pazienti sull'intervento, sull'anestesia, sulla durata della procedura, sui rischi potenziali e sul processo di recupero.

5. Utilizzo di ausili visivi:
   • A volte gli infermieri utilizzano ausili visivi come diagrammi, video esplicativi o opuscoli per aiutare i pazienti a comprendere meglio la procedura.

6. Preparazione emotiva :
   • Gli infermieri aiutano il paziente a prepararsi emotivamente, parlando degli aspetti fisici ed emotivi dell'intervento. Discutono delle emozioni normali che il

paziente può provare e offrono strategie per affrontare l'ansia.

7. Supporto :
   - Gli infermieri rimangono al fianco del paziente durante tutto il processo pre-operatorio, fornendo un supporto costante e incoraggiante.

8. Coordinamento con l'équipe chirurgica:
   - Gli infermieri comunicano le preoccupazioni e le esigenze del paziente all'équipe chirurgica, per garantire che il paziente riceva il supporto e le informazioni necessarie.

La rassicurazione e la spiegazione del processo chirurgico svolgono un ruolo essenziale nella preparazione mentale ed emotiva del paziente. Gli infermieri di sala operatoria sono operatori di supporto preziosi che aiutano i pazienti a sentirsi sicuri, informati e pronti per l'intervento.

La preparazione emotiva e mentale all'intervento chirurgico è un passo importante per i pazienti prima dell'operazione. Il personale infermieristico di sala operatoria svolge un ruolo chiave nell'aiutare i pazienti ad affrontare l'ansia, a gestire le emozioni e a prepararsi mentalmente all'intervento. Ecco come gli infermieri aiutano i pazienti a prepararsi emotivamente e mentalmente all'intervento:

1. Convalida delle emozioni :
   - Gli infermieri convalidano le emozioni del paziente, riconoscendo e normalizzando i sentimenti di ansia, paura o incertezza. Mostrano empatia e offrono al paziente uno spazio per esprimere le proprie preoccupazioni.

2. Informazione ed educazione :
   - Gli infermieri forniscono informazioni precise sulla procedura chirurgica, le fasi coinvolte, i rischi e i benefici. Aiutano il paziente a capire cosa aspettarsi, il che può ridurre l'incertezza e l'ansia.

3. Tecniche di rilassamento :
   - Gli infermieri insegnano ai pazienti tecniche di rilassamento come la respirazione profonda, la visualizzazione positiva e

la meditazione. Queste tecniche aiutano ad alleviare l'ansia e a promuovere il rilassamento.

4. Gestione dello stress :
   • Gli infermieri offrono consigli sulla gestione dello stress, compresi consigli sulla gestione del tempo, esercizi di rilassamento e attività che promuovono il benessere.

5. Preparazione fisica :
   • Gli infermieri aiutano il paziente a prepararsi fisicamente, spiegando le misure pre-operatorie, come il digiuno e l'igiene personale, che sono essenziali per la sicurezza durante l'intervento.

6. Discussione delle preoccupazioni:
   • Le infermiere ascoltano le preoccupazioni specifiche del paziente in merito all'intervento, ai rischi, al recupero, ecc. Rispondono alle domande in modo esauriente per fugare ogni preoccupazione.

7. Supporto emotivo :
   • Gli infermieri forniscono un supporto emotivo costante, incoraggiando il paziente, offrendo parole rassicuranti ed essendo presenti per soddisfare i bisogni psicologici.

8. Lavorare con il team di assistenza:
   • Gli infermieri collaborano con psicologi, assistenti sociali o altri professionisti della salute mentale per fornire un supporto completo ai pazienti con esigenze emotive specifiche.

La preparazione emotiva e mentale all'intervento chirurgico può aiutare a ridurre l'ansia, a migliorare la tolleranza al dolore e a promuovere un recupero più rapido. Gli infermieri di sala operatoria sono membri essenziali dell'équipe sanitaria e offrono un supporto prezioso per aiutare i pazienti ad affrontare l'intervento con fiducia e serenità.

Comunicazione interdisciplinare

Il coordinamento con l'équipe chirurgica, composta da chirurghi, anestesisti, infermieri e assistenti di sala operatoria, è essenziale per garantire che le procedure chirurgiche si svolgano in modo fluido e sicuro. Gli infermieri di sala operatoria svolgono un ruolo chiave in questo coordinamento, facilitando la comunicazione e assicurando che ogni membro del team lavori in modo armonioso e coordinato. Ecco come gli infermieri si coordinano con i vari membri del team chirurgico:

1. Chirurghi :
   - Gli infermieri di sala operatoria lavorano a stretto contatto con i chirurghi, fornendo supporto logistico, preparando la sala operatoria con gli strumenti e le attrezzature necessarie e anticipando le esigenze specifiche del chirurgo durante l'intervento.

2. Anestesisti :
   - Gli infermieri lavorano a stretto contatto con gli anestesisti per preparare il paziente all'anestesia, monitorare i segni vitali durante l'induzione e garantire la sicurezza del paziente durante la procedura.

3. Infermiera e assistente di sala operatoria:
   - Gli infermieri di sala operatoria lavorano in squadra con altri infermieri e assistenti di sala operatoria per preparare la sala operatoria, assicurare il flusso di lavoro durante l'intervento, fornire ai chirurghi gli strumenti necessari e monitorare costantemente le esigenze del paziente.

4. Comunicazione continua:
   - Gli infermieri facilitano la comunicazione continua tra i membri dell'équipe chirurgica, trasmettendo le informazioni importanti, le preoccupazioni e condividendo gli aggiornamenti sulle condizioni del paziente.

5. Gestione delle emergenze :
   - In caso di emergenza o complicazione durante l'intervento, gli infermieri si coordinano con l'équipe chirurgica per intraprendere un'azione rapida e appropriata per garantire la sicurezza del paziente.

6. Rispetto dei ruoli e delle responsabilità:
   - Gli infermieri di sala operatoria rispettano i ruoli e le responsabilità di ogni membro dell'équipe chirurgica, contribuendo a un ambiente di lavoro collaborativo e armonioso.

7. Revisione postoperatoria :
   • Dopo l'intervento, gli infermieri si coordinano con l'équipe per garantire che il paziente sia stabile, trasferito in sicurezza e che le procedure post-operatorie siano in atto.

Un coordinamento efficace con l'équipe chirurgica è essenziale per garantire un'assistenza chirurgica di alta qualità e la sicurezza del paziente. L'infermiera di sala operatoria svolge un ruolo centrale nel facilitare la comunicazione, anticipare le esigenze e garantire che ogni membro dell'équipe lavori insieme per ottenere il miglior risultato possibile per il paziente.

Uno scambio di informazioni efficace è la pietra miliare di un intervento sicuro e senza intoppi in sala operatoria. Gli infermieri svolgono un ruolo essenziale nella trasmissione fluida e accurata delle informazioni tra i membri del team chirurgico, per garantire un coordinamento ottimale e ridurre al minimo i rischi. Ecco come gli infermieri facilitano lo scambio di informazioni per garantire un intervento chirurgico sicuro e senza intoppi:

1. Briefing preoperatorio :
   • Prima dell'inizio dell'intervento, l'infermiera organizza un briefing pre-operatorio durante il quale i membri dell'équipe chirurgica discutono i dettagli della procedura, le allergie del paziente, i rischi potenziali e qualsiasi altra informazione rilevante.

2. Utilizzando il metodo SBAR :
   • Gli infermieri utilizzano spesso il metodo SBAR (Situazione, Contesto, Valutazione, Raccomandazione) per strutturare le comunicazioni importanti. Questo assicura che le informazioni siano trasmesse in modo chiaro e conciso.

3. Comunicazione verbale:
   • Gli infermieri comunicano verbalmente con i chirurghi, gli anestesisti, gli infermieri e gli assistenti di sala operatoria durante l'intervento per condividere gli aggiornamenti sulle condizioni del paziente, sull'avanzamento della procedura e sulle esigenze specifiche.

4. Utilizzo di strumenti di comunicazione:
   • Gli infermieri utilizzano strumenti di comunicazione come lavagne, sistemi e-mail e radio per trasmettere informazioni importanti in tempo reale.

5. Modifiche al piano di assistenza:
   • Se è necessario apportare modifiche al piano di cura o alla procedura chirurgica, gli infermieri comunicano rapidamente questi cambiamenti al team per garantire che tutti siano informati e d'accordo.

6. Rapporto di trasferimento :
   • Al termine dell'intervento, gli infermieri preparano un rapporto di trasferimento dettagliato per l'assistenza post-operatoria. Trasmettono le informazioni sull'intervento, i farmaci somministrati, le reazioni del paziente e qualsiasi altra informazione rilevante.

7. Debriefing post-operatorio:
   • Dopo l'intervento, gli infermieri organizzano un debriefing post-operatorio per discutere gli eventi durante l'intervento, identificare i punti positivi e le aree di miglioramento e condividere le lezioni apprese.

8. Conformità ai protocolli di riservatezza:
   • Gli infermieri si assicurano che le informazioni condivise siano conformi ai protocolli di riservatezza e di protezione dei dati dei pazienti.

Uno scambio di informazioni chiaro, completo e tempestivo è essenziale per la sicurezza del paziente e il successo dell'intervento. Gli infermieri di sala operatoria sono dei facilitatori della comunicazione che assicurano che ogni membro dell'équipe chirurgica sia informato e coinvolto, contribuendo a un processo decisionale informato e a un coordinamento efficace delle cure.

Preparazione personale e benessere

La gestione dello stress e dell'ansia prima dell'intervento chirurgico è un aspetto cruciale del ruolo dell'infermiera di sala operatoria. I pazienti possono provare una serie di emozioni negative prima dell'intervento, tra cui ansia, paura e incertezza. L'infermiera svolge un ruolo fondamentale nell'aiutare i pazienti a gestire queste emozioni per promuovere uno stato mentale positivo e contribuire a risultati chirurgici ottimali. Ecco come gli infermieri gestiscono lo stress e l'ansia dei pazienti prima dell'intervento:

1. Comunicazione empatica:
   • Gli infermieri ascoltano attivamente le preoccupazioni e le paure dei pazienti con empatia. Dimostrano di comprendere le emozioni del paziente e gli offrono uno spazio per esprimersi.

2. Educazione e informazione :
   • Gli infermieri forniscono informazioni dettagliate sulla procedura chirurgica, le fasi, i rischi, i benefici e il processo di recupero. Una chiara comprensione può ridurre l'ansia associata all'ignoto.

3. Tecniche di rilassamento :
   • Gli infermieri insegnano ai pazienti tecniche di rilassamento come la respirazione profonda, la visualizzazione e la meditazione per aiutare a calmare la mente e ridurre lo stress.

4. Gestione delle aspettative:
   • Gli infermieri discutono con i pazienti le aspettative realistiche sull'intervento e sul periodo post-operatorio, il che può aiutare a ridurre l'eccessiva apprensione.

5. Incoraggiamento a fare domande:
   • Gli infermieri incoraggiano i pazienti a fare domande e a esprimere le loro preoccupazioni. Questo permette ai pazienti di sentirsi meglio informati e di avere un maggiore controllo.

6. Supporto emotivo :
   • Gli infermieri offrono un supporto emotivo fornendo incoraggiamento, rassicurazione ed essendo presenti per i bisogni emotivi dei pazienti.

7. Distrazione :
   • Gli infermieri possono utilizzare tecniche di distrazione, come la musica rilassante o una conversazione leggera, per aiutare i pazienti a rilassarsi prima dell'intervento.

8. Collaborazione con i professionisti della salute mentale:
   • Gli infermieri collaborano con psicologi o assistenti sociali per offrire un ulteriore supporto psicologico ai pazienti con alti livelli di stress o ansia.

La gestione dello stress e dell'ansia prima dell'intervento chirurgico è una parte essenziale dell'assistenza preoperatoria. Gli infermieri di sala operatoria svolgono un ruolo chiave nel fornire supporto emotivo, informazioni chiare e strategie per aiutare i pazienti ad affrontare l'intervento con maggiore calma e fiducia, il che può avere un impatto positivo sulla loro esperienza complessiva e sul recupero.

Le tecniche di autocura sono essenziali per gli infermieri di sala operatoria per mantenere la concentrazione, la vigilanza e il benessere durante le procedure chirurgiche più impegnative. Lavorare in un ambiente stressante ed esigente può avere un impatto sulle prestazioni e sulla salute mentale. Ecco come gli infermieri utilizzano le tecniche di autocura per mantenere la concentrazione e la vigilanza:

1. Gestione dello stress :
   • Gli infermieri utilizzano tecniche di gestione dello stress come la meditazione, lo yoga, la respirazione profonda e il rilassamento muscolare per ridurre lo stress e promuovere la chiarezza mentale.

2. Pausa e recupero :
   • Gli infermieri fanno regolarmente delle pause per riposare e ricaricare le batterie. Una breve pausa può aiutare a mantenere la concentrazione durante la giornata.

3. Una dieta equilibrata:
   • Una dieta sana ed equilibrata fornisce agli infermieri l'energia necessaria per rimanere vigili. Evitare pasti abbondanti prima dell'intervento può anche prevenire la sonnolenza.

4. Idratazione adeguata:
   - Bere acqua a sufficienza durante la giornata può aiutare a prevenire la disidratazione, che può influire sulla concentrazione e sulle prestazioni.

5. Qualità del sonno :
   - Gli infermieri si sforzano di dormire in modo adeguato e di qualità per mantenere la vigilanza durante le lunghe ore di lavoro in sala operatoria.

6. Esercizio fisico :
   - L'esercizio fisico regolare aiuta a migliorare la circolazione sanguigna, ad aumentare i livelli di energia e a stimolare la concentrazione.

7. Gestione del tempo :
   - Pianificare e organizzare i compiti in modo efficace può ridurre lo stress e aiutare gli infermieri a concentrarsi sulle loro responsabilità.

8. Utilizzo di musica rilassante:
   - Ascoltare musica rilassante durante le pause o i momenti di relax può aiutare a ridurre lo stress e a favorire la concentrazione.

9. Supporto sociale :
   - Il sostegno e l'interazione positiva con i colleghi possono aiutare a mantenere il morale e a ridurre lo stress.

10. Sviluppo professionale :
Partecipare a sessioni di formazione e apprendimento continuo può aiutare gli infermieri a sentirsi più competenti e sicuri del proprio ruolo, il che può ridurre lo stress e migliorare la concentrazione.

Adottando le tecniche di autocura, gli infermieri di sala operatoria sono meglio equipaggiati per mantenere la concentrazione, la vigilanza e il benessere mentre forniscono un'assistenza di alta qualità ai pazienti. Queste pratiche promuovono anche la resilienza e aiutano a prevenire il burnout.

Capitolo 3

Tecniche di sterilizzazione e asepsi

L'importanza della sterilizzazione e dell'asepsi in sala operatoria

L'importanza della sterilizzazione e dell'asepsi in sala operatoria non può essere sopravvalutata. Queste pratiche sono essenziali per prevenire le infezioni nosocomiali, ridurre le complicazioni post-operatorie e garantire la sicurezza del paziente durante e dopo l'intervento. Gli infermieri di sala operatoria svolgono un ruolo fondamentale nell'implementare e mantenere elevati standard di sterilizzazione e asepsi. Ecco perché queste misure sono così cruciali:

1. Prevenzione delle infezioni :
   - La sterilizzazione e l'asepsi sono le pietre miliari della prevenzione delle infezioni associate all'assistenza sanitaria (HAI). Ridurre al minimo la presenza di microrganismi patogeni nell'ambiente chirurgico riduce notevolmente il rischio di infezione nei pazienti resi vulnerabili dall'intervento.

2. Minimizzazione delle complicazioni post-operatorie:
   - Le infezioni post-operatorie possono portare a gravi complicazioni, ritardare il recupero e prolungare la degenza in ospedale. Mantenendo rigorose pratiche di sterilizzazione e asepsi, gli infermieri contribuiscono a minimizzare questi rischi.

3. Garantire la sicurezza del paziente:
   - Le infezioni legate alla scarsa sterilizzazione o alla mancanza di asepsi possono essere pericolose per la vita. Gli infermieri hanno la responsabilità di creare un ambiente chirurgico sicuro, seguendo protocolli rigorosi.

4. Conformità agli standard normativi:
   - Gli ospedali e le cliniche sono soggetti a severe norme di controllo delle infezioni. Gli infermieri di sala operatoria devono soddisfare questi standard per rispettare i requisiti legali ed etici.

5. Promuovere la fiducia del paziente:
   - I pazienti si aspettano di ricevere un'assistenza sicura e di alta qualità. L'attuazione efficace della sterilizzazione e

dell'asepsi rafforza la fiducia dei pazienti nel sistema sanitario e nell'équipe chirurgica.

6. Migliori risultati chirurgici:
   - Riducendo le infezioni e le complicazioni, gli infermieri di sala operatoria contribuiscono a migliorare i risultati complessivi degli interventi chirurgici, con conseguente recupero più rapido e degenze ospedaliere più brevi.

7. Preservare l'efficacia degli antibiotici:
   - L'uso eccessivo di antibiotici può portare alla resistenza ai farmaci. La sterilizzazione e l'asepsi riducono la necessità di terapia antibiotica post-operatoria, contribuendo a preservare l'efficacia degli antibiotici.

In breve, la sterilizzazione e l'asepsi sono pilastri fondamentali della sicurezza e della qualità dell'assistenza in sala operatoria. Gli infermieri di sala operatoria svolgono un ruolo fondamentale nel garantire il mantenimento di questi standard elevati in ogni momento, contribuendo direttamente alla sicurezza, alla salute e al recupero dei pazienti.

Gli infermieri di sala operatoria svolgono un ruolo critico nella prevenzione delle infezioni nosocomiali, note anche come infezioni associate all'assistenza sanitaria (HAI). Il loro impegno a seguire pratiche rigorose di controllo delle infezioni è essenziale per garantire la sicurezza e la guarigione del paziente. Ecco come gli infermieri svolgono un ruolo chiave nella prevenzione delle infezioni nosocomiali in sala operatoria:

1. Applicazione dei protocolli di sterilizzazione e asepsi:
   - Gli Infermieri sono responsabili della rigorosa attuazione dei protocolli di sterilizzazione e asepsi per evitare la contaminazione microbica durante l'intervento. Si assicurano che tutti gli strumenti, le attrezzature e l'ambiente siano adeguatamente sterilizzati per evitare l'introduzione di agenti patogeni.

2. Monitoraggio delle procedure igieniche:
   - Gli infermieri controllano costantemente le procedure igieniche, assicurandosi che tutti i membri dell'équipe chirurgica indossino un abbigliamento adeguato, si lavino

correttamente le mani e utilizzino i dispositivi di protezione individuale (DPI) in conformità agli standard.

3. Prevenzione della contaminazione incrociata :
   • Gli infermieri assicurano che le superfici, gli strumenti e le forniture siano conservati in aree sterili ed evitano la contaminazione incrociata tra i pazienti. Inoltre, supervisionano il corretto posizionamento di teli sterili per isolare l'area operatoria.

4. Gestione dei dispositivi medici:
   • Gli infermieri gestiscono correttamente i dispositivi medici, come cateteri e drenaggi, per ridurre al minimo il rischio di infezione. Si assicurano che i dispositivi siano inseriti e maneggiati secondo le migliori prassi.

5. Monitoraggio del paziente:
   • Gli infermieri monitorano costantemente i segni vitali e le condizioni generali del paziente durante l'intervento, consentendo loro di rilevare precocemente qualsiasi segno di potenziale infezione.

6. Prevenzione delle complicazioni post-operatorie:
   • Gli infermieri monitorano attentamente i pazienti dopo l'intervento, assicurandosi che le medicazioni siano mantenute pulite e asciutte e osservando i segni di infezione. La diagnosi precoce e l'intervento rapido possono prevenire le complicazioni post-operatorie.

7. Educazione del paziente :
   • Gli infermieri istruiscono i pazienti sulle misure igieniche post-operatorie e sui segni di infezione a cui prestare attenzione dopo la dimissione dall'ospedale.

8. Comunicazione interdisciplinare :
   • Gli infermieri lavorano a stretto contatto con altri membri dell'équipe di cura, come i chirurghi, gli anestesisti e gli infermieri di terapia intensiva, per condividere informazioni importanti sulle condizioni del paziente e sulla gestione delle infezioni.

Il ruolo degli infermieri di sala operatoria nella prevenzione delle infezioni nosocomiali è fondamentale per garantire la sicurezza e la qualità delle cure. La loro vigilanza, la loro esperienza e il loro impegno a seguire le migliori pratiche di controllo delle infezioni sono fondamentali per ridurre al minimo i rischi e contribuire a risultati positivi per i pazienti.

Le infezioni post-operatorie hanno conseguenze gravi e potenzialmente fatali per i pazienti. Queste infezioni si verificano dopo un intervento chirurgico e possono essere associate a complicazioni che influiscono sul recupero del paziente. Gli infermieri di sala operatoria svolgono un ruolo cruciale nella prevenzione di queste infezioni, per ridurre al minimo le conseguenze dannose. Ecco alcune delle conseguenze delle infezioni post-operatorie per i pazienti:

1. Degenza ospedaliera prolungata:
   • Le infezioni post-operatorie possono comportare una degenza ospedaliera più lunga. I pazienti devono sottoporsi a un'osservazione e a un trattamento supplementari, che possono ritardare il recupero e aumentare i costi sanitari.

2. Aumento del dolore e del disagio:
   • Le infezioni possono causare un aumento del dolore e del disagio per i pazienti già indeboliti dall'intervento chirurgico. Questo può compromettere la loro qualità di vita durante il periodo di recupero.

3. Recupero ritardato:
   • Le infezioni spesso ritardano il processo di guarigione. I pazienti possono avere bisogno di più tempo per recuperare e riacquistare le forze dopo un'infezione post-operatoria.

4. Complicazioni aggiuntive :
   • Le infezioni possono portare ad altre complicazioni mediche, come ascessi, setticemia (infezioni del sangue) o infezioni degli organi interni, che possono peggiorare le condizioni del paziente.

5. Aumento del rischio di riospedalizzazione:
   • I pazienti con un'infezione post-operatoria hanno maggiori probabilità di essere riammessi in ospedale per ulteriori trattamenti, con un carico emotivo e finanziario per loro e le loro famiglie.

6. Impatto sulla qualità di vita a lungo termine:
   • Le infezioni post-operatorie gravi possono avere un impatto duraturo sulla qualità di vita dei pazienti, influenzando la loro capacità di funzionare normalmente e di riprendere le attività quotidiane.

7. Aumento dei costi sanitari:
   • I trattamenti aggiuntivi necessari per curare le infezioni post-operatorie comportano costi sanitari aggiuntivi per i pazienti e i sistemi sanitari.

8. Rischio di mortalità :
   • Nei casi più gravi, le infezioni post-operatorie possono aumentare il rischio di morte, soprattutto nei pazienti già indeboliti dall'intervento.

Gli infermieri di sala operatoria svolgono un ruolo importante nella prevenzione delle infezioni post-operatorie, assicurando che l'ambiente sia adeguatamente sterilizzato, che vengano seguiti i protocolli igienici, che i segni vitali siano costantemente monitorati e che vengano attuate misure preventive. Riducendo al minimo il rischio di infezione, gli infermieri contribuiscono direttamente alla sicurezza, al recupero e alla qualità dell'assistenza ai pazienti chirurgici.

Principi fondamentali della sterilizzazione

Comprendere i diversi tipi di sterilizzazione è essenziale per gli infermieri di sala operatoria, per garantire la sicurezza del paziente e la prevenzione delle infezioni. Ogni metodo di sterilizzazione mira a eliminare o uccidere i microrganismi patogeni presenti sugli strumenti chirurgici, sulle attrezzature e sulle superfici. Ecco una panoramica dei diversi tipi di sterilizzazione che gli infermieri devono conoscere:

1. Sterilizzazione a vapore (autoclave) :
   • La sterilizzazione a vapore è uno dei metodi più comuni utilizzati nelle sale operatorie. Utilizza il calore umido sotto forma di vapore saturo per distruggere i microrganismi. Gli infermieri devono seguire protocolli precisi per caricare, far funzionare e scaricare correttamente le autoclavi.

2. Sterilizzazione a gas (ossido di etilene) :
   - Il gas ossido di etilene viene utilizzato per sterilizzare materiali sensibili al calore e all'umidità, come strumenti elettronici o materiali plastici. Gli infermieri devono essere consapevoli dei protocolli di manipolazione, degassificazione e ventilazione associati a questo metodo.

3. Sterilizzazione mediante radiazioni (raggi gamma, raggi X) :
   - Le radiazioni ionizzanti, come i raggi gamma e i raggi X, vengono utilizzate per distruggere i microrganismi danneggiando il loro DNA. Questo metodo è spesso utilizzato per sterilizzare materiali medici sensibili al calore e all'umidità.

4. Sterilizzazione chimica :
   - Alcune sostanze chimiche, come la glutaraldeide, possono essere utilizzate per la sterilizzazione a freddo di determinati strumenti e apparecchiature. Gli infermieri devono seguire protocolli specifici per diluire correttamente le sostanze chimiche e garantire una sterilizzazione efficace.

5. Sterilizzazione per filtrazione:
   - La sterilizzazione per filtrazione utilizza filtri speciali per eliminare i microrganismi dai liquidi o dai gas. Può essere utilizzata per sterilizzare soluzioni mediche o gas respiratori.

6. Sterilizzazione al plasma :
   - La sterilizzazione al plasma utilizza un gas ionizzato per distruggere i microrganismi. È un metodo delicato che può essere utilizzato per materiali sensibili al calore e all'umidità.

7. Sterilizzazione a calore secco:
   - La sterilizzazione a calore secco utilizza l'aria calda per distruggere i microrganismi. È meno comune della sterilizzazione a vapore, ma può essere utilizzata per alcuni tipi di materiale.

Gli infermieri di sala operatoria devono comprendere i benefici, i limiti e i protocolli associati a ciascun metodo di sterilizzazione. Hanno la responsabilità di assicurare che gli strumenti, le attrezzature e le superfici siano sterilizzati correttamente prima di ogni intervento chirurgico, per prevenire le infezioni nosocomiali e garantire la sicurezza del paziente.

La convalida e il monitoraggio dei cicli di sterilizzazione sono elementi essenziali del ruolo dell'infermiera di sala operatoria nel garantire l'efficacia delle procedure di sterilizzazione. Lo scopo di queste attività è verificare che i metodi di sterilizzazione utilizzati abbiano raggiunto gli obiettivi di distruzione dei microrganismi patogeni e di mantenimento di elevati standard di sicurezza del paziente. Ecco come gli infermieri convalidano e monitorano i cicli di sterilizzazione:

1. Controllo dei parametri :
   • Gli infermieri controllano regolarmente i parametri di sterilizzazione, come la temperatura, la pressione, il tempo e l'umidità, per assicurarsi che siano conformi agli standard stabiliti dai produttori di apparecchiature e ai protocolli della struttura.

2. Uso di indicatori biologici :
   • Gli infermieri utilizzano indicatori biologici, come le spore batteriche, per valutare l'efficacia della sterilizzazione. Queste spore vengono inserite in carichi di controllo e testate dopo il ciclo di sterilizzazione per confermare che i microrganismi sono stati distrutti.

3. Controlli chimici :
   • Gli infermieri utilizzano gli indicatori chimici per monitorare i cicli di sterilizzazione. Gli indicatori chimici cambiano colore in base all'esposizione a condizioni specifiche, aiutando a confermare che i cicli sono stati eseguiti correttamente.

4. Convalida iniziale :
   • Prima di utilizzare un nuovo metodo di sterilizzazione o un'apparecchiatura, gli infermieri eseguono una convalida iniziale per garantire che i parametri di sterilizzazione specificati dal produttore siano raggiunti e che l'efficacia sia provata.

5. Prove di carico :
   • Gli Infermieri effettuano test di carico inserendo carichi di controllo nei cicli di sterilizzazione. Questi carichi di

controllo contengono articoli specifici e vengono analizzati per verificare l'efficacia della sterilizzazione.

6. Documentazione precisa:
   - Gli infermieri documentano attentamente i dettagli di ogni ciclo di sterilizzazione, compresi i parametri, gli indicatori utilizzati e i risultati dei test. Una documentazione accurata è essenziale per monitorare e garantire la conformità agli standard di sterilizzazione.

7. Formazione continua :
   - Gli infermieri si sottopongono a una formazione continua per tenersi aggiornati sulle più recenti pratiche e tecniche di sterilizzazione, aiutandoli a mantenere la loro esperienza in questo settore critico.

La convalida e il monitoraggio dei cicli di sterilizzazione sono passi essenziali per garantire la sicurezza del paziente in sala operatoria. Gli infermieri di sala operatoria svolgono un ruolo chiave nel garantire la corretta sterilizzazione di strumenti e attrezzature, che contribuisce direttamente alla prevenzione delle infezioni nosocomiali e alla sicurezza del paziente.

Preparazione e confezionamento di materiali sterili

Le tecniche di confezionamento svolgono un ruolo cruciale nel mantenere l'integrità della sterilità degli strumenti e delle apparecchiature chirurgiche dopo la sterilizzazione. La manipolazione o l'uso improprio dei materiali di confezionamento possono compromettere la sterilità e aumentare il rischio di infezioni post-operatorie. Gli infermieri di sala operatoria devono padroneggiare diverse tecniche di confezionamento per garantire che gli articoli rimangano sterili fino al loro utilizzo. Queste includono

1. Utilizzo di materiali di imballaggio appropriati:
   - Gli infermieri devono selezionare i materiali di imballaggio appropriati in base al tipo di strumenti e apparecchiature da sterilizzare. L'imballaggio deve essere resistente al calore, all'umidità e alla perforazione per evitare la contaminazione.

2. Tecnica della doppia busta:
   • Il confezionamento a doppio involucro consiste nell'avvolgere gli strumenti in un primo strato di imballaggio, per poi inserirli in un secondo strato. Questo crea un'ulteriore barriera contro la contaminazione.

3. Tecnica di piegatura appropriata:
   • Gli infermieri devono imparare le tecniche di piegatura appropriate per evitare pieghe o sacche d'aria nella confezione, che potrebbero diventare un rifugio per i microrganismi.

4. Uso di indicatori chimici :
   • Gli infermieri possono inserire indicatori chimici all'interno della confezione per verificare visivamente se la sterilizzazione è stata raggiunta. Questo permette di identificare rapidamente qualsiasi confezione che possa essere stata compromessa durante il processo.

5. Uso di nastri indicatori :
   • I nastri indicatori autoadesivi cambiano colore quando vengono raggiunti i parametri di sterilizzazione richiesti. Forniscono una conferma visiva che gli strumenti sono stati sterilizzati correttamente.

6. Conformità ai protocolli di manipolazione:
   • Gli infermieri devono seguire protocolli rigorosi quando maneggiano articoli sterili confezionati. Ciò include regole su dove gli articoli possono essere aperti e come devono essere maneggiati per evitare la contaminazione.

7. Marcatura ed etichettatura :
   • Le confezioni devono essere chiaramente contrassegnate ed etichettate con informazioni quali la data di sterilizzazione, il contenuto e il nome dell'operatore. Questo facilita la tracciabilità e la rapida identificazione del contenuto.

8. Stoccaggio adeguato:
   • Le confezioni imballate devono essere conservate in un ambiente pulito e asciutto per evitare qualsiasi rischio di contaminazione prima dell'uso.

La padronanza delle tecniche di confezionamento è essenziale per mantenere l'integrità sterile degli strumenti e delle attrezzature in sala operatoria. Gli infermieri svolgono un ruolo cruciale in questo processo, assicurando che gli strumenti siano confezionati, manipolati e conservati correttamente, il che contribuisce direttamente alla prevenzione delle infezioni nosocomiali e alla sicurezza del paziente.

L'uso di barriere protettive e dispositivi di sicurezza è una pratica essenziale in sala operatoria per ridurre al minimo i rischi di contaminazione incrociata, esposizione a fluidi corporei e incidenti con strumenti taglienti. Gli infermieri di sala operatoria svolgono un ruolo centrale nell'implementazione e nell'utilizzo di queste misure di protezione, per garantire la sicurezza dei pazienti, dell'equipe chirurgica e di loro stessi. Ecco alcuni esempi di utilizzo di barriere protettive e dispositivi di sicurezza:

1. Guanti sterili :
   • Gli infermieri di sala operatoria indossano guanti sterili per evitare il contatto diretto con superfici, strumenti e pazienti, riducendo così il rischio di contaminazione incrociata. I guanti devono essere cambiati regolarmente e correttamente in base alle esigenze della procedura.

2. Camici e maschere :
   • Vengono indossati camici e maschere sterili per evitare la contaminazione degli strumenti e dell'ambiente da parte di capelli, particelle di pelle e goccioline respiratorie. Questo aiuta anche a prevenire la trasmissione di agenti patogeni dall'équipe chirurgica al paziente.

3. Occhiali di protezione e schermi facciali:
   • Per ridurre al minimo il rischio di esposizione a schizzi di fluidi corporei, gli infermieri possono indossare occhiali protettivi o schermi facciali durante le procedure potenzialmente rischiose.

4. Utilizzo di teli sterili:
   • I teli sterili sono coperte speciali in tessuto sterile che vengono utilizzate per isolare l'area operatoria e creare una barriera tra il paziente e il resto dell'ambiente. Gli infermieri si assicurano che i teli siano posizionati correttamente per mantenere la sterilità.

5. Dispositivi di sicurezza per strumenti affilati :
   - Gli infermieri utilizzano strumenti affilati dotati di dispositivi di sicurezza, come gli aghi di sicurezza, per ridurre il rischio di esposizione a ferite da taglio.
   -

6. Gestione appropriata dei rifiuti biomedici:
   - Gli infermieri si assicurano che i rifiuti biomedici, come gli strumenti contaminati e i materiali monouso, vengano smaltiti in conformità con i protocolli di sicurezza per evitare la diffusione di infezioni.
   -

7. Prevenire l'esposizione alle radiazioni :
   - Durante le procedure radiologiche in sala operatoria, gli infermieri utilizzano grembiuli di piombo e altri dispositivi di protezione per ridurre al minimo l'esposizione alle radiazioni ionizzanti.
   -

8. Protezione contro le sostanze chimiche :
   - Quando utilizza sostanze chimiche, gli infermieri indossano un adeguato equipaggiamento di protezione personale per ridurre al minimo il rischio di esposizione cutanea o respiratoria.

L'uso appropriato di barriere protettive e dispositivi di sicurezza è fondamentale per mantenere un ambiente sicuro e sterile in sala operatoria. Gli infermieri di sala operatoria devono essere addestrati all'uso corretto di queste misure protettive e vigilare sulla loro applicazione per evitare incidenti, ridurre al minimo il rischio di contaminazione e garantire la sicurezza di tutti i membri del team chirurgico e dei pazienti.

Sterilizzazione degli strumenti chirurgici

Il processo di pulizia, disinfezione e sterilizzazione degli strumenti chirurgici è un passo fondamentale per prevenire le infezioni nosocomiali e garantire la sicurezza del paziente in sala operatoria. Gli infermieri di sala operatoria svolgono un ruolo centrale in questi processi, per garantire che gli strumenti utilizzati durante l'intervento siano puliti, disinfettati e sterili. Di seguito sono riportate le fasi del processo di pulizia, disinfezione e sterilizzazione degli strumenti:

1. Pre-pulizia :
   - Subito dopo la fine dell'intervento chirurgico, gli strumenti vengono pre-puliti per rimuovere il tessuto biologico, i fluidi corporei e qualsiasi altro materiale visibile. In genere, questa operazione viene eseguita con acqua calda e un detergente enzimatico. Gli infermieri fanno attenzione a non lasciare che i detriti si asciughino sugli strumenti.

2. Ispezione visiva :
   - Gli strumenti pre-puliti vengono ispezionati visivamente per garantire che siano puliti e che tutti i detriti visibili siano stati rimossi. Se rimangono dei contaminanti, gli strumenti vengono sottoposti a un altro ciclo di pre-pulizia.

3. Pulizia meccanica o manuale :
   - Gli strumenti vengono sottoposti a una pulizia più approfondita con metodi meccanici (lavastrumenti) o manuali. L'obiettivo è eliminare qualsiasi residuo organico. Gli infermieri seguono i protocolli della struttura per garantire una pulizia accurata.

4. Risciacquo :
   - Dopo la pulizia, gli strumenti vengono risciacquati accuratamente per rimuovere i residui di detergente e i contaminanti.

5. Disinfezione :
   - Alcuni strumenti, pur essendo stati puliti, richiedono un'ulteriore fase di disinfezione per eliminare eventuali microrganismi residui. Gli infermieri utilizzano disinfettanti chimici appropriati, seguendo le istruzioni del produttore.

6. Risciacquo finale :
   - Gli strumenti disinfettati vengono nuovamente risciacquati con cura per rimuovere qualsiasi residuo di disinfettante.

7. Essiccazione :
   - Gli strumenti vengono accuratamente asciugati per evitare la crescita batterica dovuta all'umidità.

8. Ispezione finale :
   - Prima della sterilizzazione, gli strumenti vengono nuovamente ispezionati visivamente per garantire che siano puliti e in buone condizioni.

9. Sterilizzazione :
- Gli strumenti vengono sottoposti a un processo di sterilizzazione appropriato, come vapore, gas, radiazioni, eccetera, a seconda del tipo di strumento e dei protocolli stabiliti.

10. Controllo della sterilità:
- Dopo la sterilizzazione, gli strumenti vengono controllati con indicatori chimici o biologici per confermare che il processo di sterilizzazione è andato a buon fine.

11. Conservazione :
- Gli strumenti sterili vengono conservati in confezioni sterili fino al loro utilizzo in sala operatoria.

Gli infermieri di sala operatoria devono seguire rigorosamente questi passaggi per garantire che gli strumenti chirurgici siano puliti, disinfettati e sterili prima di ogni operazione. La loro competenza nel processo di pulizia, disinfezione e sterilizzazione contribuisce direttamente alla prevenzione delle infezioni nosocomiali e alla sicurezza del paziente.

L'uso di autoclavi e di altri dispositivi di sterilizzazione nell'ambiente ospedaliero è una pratica cruciale per garantire la sicurezza del paziente, impedendo la trasmissione di infezioni nosocomiali. Gli infermieri di sala operatoria svolgono un ruolo essenziale nel funzionamento e nel monitoraggio di questi dispositivi per garantire la sterilità degli strumenti e delle attrezzature mediche. Ecco come gli infermieri utilizzano le autoclavi e altri dispositivi di sterilizzazione nell'ambiente ospedaliero:

1. Autoclavi :
- Le autoclavi sono dispositivi che utilizzano il calore umido sotto forma di vapore saturo per sterilizzare strumenti e apparecchiature. Gli infermieri caricano gli strumenti in vassoi speciali, seguono i protocolli di caricamento appropriati e selezionano i parametri di sterilizzazione (temperatura, pressione, tempo) in base al tipo di strumento e di materiale. Monitorano il processo per garantire che i parametri siano rispettati e che la sterilizzazione abbia successo.

2. Sterilizzatori a gas :
   * Gli sterilizzatori a gas utilizzano gas chimici, come l'ossido di etilene, per sterilizzare strumenti e apparecchiature sensibili al calore e all'umidità. Gli infermieri collocano gli articoli da sterilizzare in camere speciali e seguono i protocolli di sicurezza per la manipolazione del gas e il degassamento degli articoli dopo la sterilizzazione.

3. Sterilizzazione con radiazioni:
   * Gli sterilizzatori a radiazione, come gli sterilizzatori gamma, utilizzano radiazioni ionizzanti per distruggere i microrganismi. Gli infermieri collocano gli articoli in contenitori speciali e li inviano a una struttura di sterilizzazione esterna.

4. Sterilizzazione al plasma :
   * Gli sterilizzatori al plasma utilizzano un gas ionizzato per sterilizzare gli strumenti. Gli infermieri collocano gli articoli in camere speciali e seguono i protocolli per esporre gli articoli al plasma.

5. Monitoraggio e documentazione:
   * Gli infermieri monitorano attentamente i cicli di sterilizzazione, utilizzando indicatori chimici e biologici per verificare l'efficacia della sterilizzazione. Documentano attentamente ogni ciclo, registrando i parametri, i risultati dei test e i dettagli degli strumenti sterilizzati.

6. Manutenzione del dispositivo :
   * Gli infermieri eseguono una manutenzione regolare delle autoclavi e delle altre apparecchiature di sterilizzazione per assicurarsi che funzionino correttamente. Si assicurano che i dispositivi siano calibrati correttamente e che tutte le parti siano in buone condizioni.

7. Formazione continua :
   * Gli infermieri si sottopongono a una formazione continua per tenersi aggiornati sulle ultime pratiche e tecniche di sterilizzazione, aiutandoli a mantenere la loro esperienza in questo settore cruciale.

L'uso corretto dell'autoclave e di altre apparecchiature di sterilizzazione è essenziale per prevenire le infezioni nosocomiali e garantire la sicurezza del paziente. Gli infermieri di sala operatoria svolgono un ruolo chiave in questo processo, assicurando che gli strumenti e le attrezzature siano sterilizzati correttamente, il che contribuisce direttamente alla qualità dell'assistenza e alla sicurezza del paziente.

Tecniche asettiche per la sala operatoria

Le abitudini di igiene personale e l'abbigliamento adeguato sono aspetti essenziali della pratica professionale degli infermieri di sala operatoria. Queste misure aiutano a mantenere un ambiente sterile, a prevenire la diffusione di infezioni e a garantire la sicurezza dei pazienti e dell'équipe chirurgica. Ecco come gli infermieri di sala operatoria affrontano questi aspetti:

1. Doccia e igiene personale :
   • Gli infermieri di sala operatoria seguono pratiche di igiene personale rigorose. Fanno la doccia prima di iniziare il turno per eliminare i contaminanti del corpo e i microrganismi. Si presta particolare attenzione a mantenere puliti i capelli, le unghie e la pelle.

2. Lavaggio a mano :
   • Il lavaggio delle mani è una delle abitudini igieniche fondamentali. Gli infermieri di sala operatoria si lavano accuratamente le mani con sapone antisettico prima e dopo ogni operazione, oltre che in qualsiasi momento in cui è possibile una contaminazione.

3. Indossi un abbigliamento adeguato:
   • Gli infermieri indossano un abbigliamento specifico in sala operatoria per ridurre al minimo la contaminazione. Questo comprende camici sterili, pantaloni, copriscarpe e berretti. Gli indumenti personali vengono tenuti fuori dalla sala operatoria.

4. Utilizzo di maschere e protezioni per gli occhi:
   • Gli infermieri indossano maschere e occhiali per evitare che le goccioline respiratorie e gli schizzi di fluidi corporei contaminino l'area operativa.

5. Preparazione in abiti chirurgici:
   • Gli infermieri di sala operatoria si preparano indossando un abbigliamento chirurgico speciale, compresi i guanti sterili,

prima di entrare in sala operatoria. Si assicurano che ogni pezzo di equipaggiamento sia montato correttamente.

6. Cambio regolare di guanti e camici:
   • Gli infermieri di sala operatoria cambiano regolarmente i guanti e i camici per evitare la contaminazione incrociata e mantenere la sterilità.

7. Evitare il comportamento rischioso:
   • Gli infermieri di sala operatoria evitano di toccare le superfici non sterili o il loro viso durante le procedure. Si astengono dal masticare gomme, dal bere, dal mangiare o dal maneggiare il cellulare durante l'intervento.

8. Atteggiamento di costante vigilanza:
   • Gli infermieri mantengono un atteggiamento vigile nei confronti dell'igiene personale, essendo consapevoli delle loro azioni e dei loro movimenti per evitare la contaminazione.

Queste abitudini di igiene personale e l'uso di indumenti adeguati sono essenziali per creare e mantenere un ambiente sterile in sala operatoria. Gli infermieri svolgono un ruolo chiave nel promuovere queste pratiche per garantire la sicurezza del paziente e prevenire le infezioni nosocomiali.

Le pratiche di lavaggio delle mani e l'uso di disinfettanti sono parte integrante delle misure igieniche rigorose in sala operatoria. Gli infermieri di sala operatoria sono tenuti a seguire protocolli specifici per garantire che le loro mani siano pulite e prive di contaminanti prima e durante le procedure chirurgiche. Ecco come gli infermieri affrontano le pratiche di lavaggio delle mani e l'uso dei disinfettanti:

1. Lavarsi le mani prima dell'intervento:
   • Prima di entrare in sala operatoria, gli infermieri si lavano accuratamente le mani con un sapone antisettico. Si assicurano di lavare tutte le parti delle mani, comprese le unghie e gli spazi interdigitali.

2. Lavaggio chirurgico delle mani:
   - Prima di allestire l'area operatoria sterile, gli infermieri eseguono un accurato lavaggio chirurgico delle mani. Questo processo prevede diverse fasi di lavaggio, risciacquo e asciugatura per garantire la massima pulizia.

3. Uso di disinfettanti a base di alcol:
   - Gli infermieri di sala operatoria utilizzano regolarmente disinfettanti a base di alcol per ridurre la proliferazione di microrganismi sulle mani. Questo può essere fatto tra i lavaggi delle mani per mantenere la sterilità.

4. Lavarsi le mani tra un compito e l'altro:
   - Gli infermieri si lavano sistematicamente le mani tra i diversi compiti, come la manipolazione di strumenti sterili e non sterili, per evitare la contaminazione incrociata.

5. Indossare i guanti:
   - I guanti vengono indossati in aggiunta al lavaggio delle mani per creare un'ulteriore barriera protettiva. Tuttavia, il lavaggio delle mani rimane essenziale, in quanto i guanti non garantiscono una protezione completa.

6. Evitare la contaminazione durante le operazioni:
   - Durante l'intervento, gli infermieri evitano di toccare le superfici non sterili o il loro viso. Se i guanti sono contaminati, li cambiano immediatamente e si lavano le mani.

7. Pratiche asettiche :
   - Gli infermieri seguono pratiche asettiche rigorose, compresi i protocolli di lavaggio delle mani, quando preparano gli strumenti sterili per l'intervento.

8. Formazione continua :
   - Gli infermieri di sala operatoria si sottopongono a una formazione continua sulle più recenti pratiche igieniche e sull'uso dei disinfettanti, per tenersi aggiornati e mantenere elevati standard igienici.
   -

L'applicazione rigorosa delle pratiche di lavaggio delle mani e l'uso di disinfettanti sono fondamentali per ridurre il rischio di contaminazione e prevenire le infezioni nosocomiali in sala operatoria. Gli infermieri svolgono un ruolo fondamentale nell'attuazione di queste misure per garantire la sicurezza del paziente e mantenere un ambiente sterile durante l'intervento.

Mantenere l'asepsi durante l'intervento chirurgico

L'uso di teli e barriere sterili in sala operatoria è una pratica essenziale per prevenire la contaminazione incrociata e mantenere un ambiente sterile durante le procedure chirurgiche. Gli infermieri di sala operatoria svolgono un ruolo chiave nell'allestimento e nella manutenzione di queste barriere per garantire la sicurezza del paziente e il successo delle procedure chirurgiche. Ecco come gli infermieri utilizzano i teli e le barriere sterili per prevenire la contaminazione:

1. Utilizzo di teli sterili:
   • I teli sterili sono coperte speciali in tessuto sterile utilizzate per isolare l'area operatoria e impedire la contaminazione dall'esterno. Gli infermieri di sala operatoria si assicurano che i teli siano posizionati correttamente per coprire l'area in cui si svolgerà l'intervento. Questo include la creazione di un'apertura sterile delle dimensioni del telo chirurgico, attraverso la quale i chirurghi lavorano.

2. Creazione di zone sterili e non sterili:
   • Gli infermieri marcano e delimitano chiaramente le aree sterili e non sterili utilizzando teli, lenzuola, nastro adesivo o altri metodi. Gli strumenti e le equipe chirurgiche rimangono nella zona sterile, mentre il personale al di fuori della zona sterile evita il contatto con gli oggetti sterili.

3. Manipolazione di teli sterili:
   • Gli Infermieri maneggiano i teli sterili con cura per evitare di contaminarli. Indossano guanti sterili e usano pinze sterili per maneggiare i teli, evitando qualsiasi contatto con superfici non sterili.

4. Barriere per strumenti e attrezzature :
   • Gli strumenti e le attrezzature che entrano in contatto con l'area operatoria sono coperti da teli sterili per mantenerli sterili. Gli infermieri si assicurano che gli strumenti siano

posizionati su vassoi sterili e maneggiati con pinze sterili per evitare la contaminazione.

5. Barriere per i membri del team :
   - I membri dell'équipe chirurgica indossano camici sterili, guanti sterili e maschere per evitare la contaminazione. Gli infermieri di sala operatoria controllano costantemente il rispetto di queste misure di barriera.

6. Prevenire la contaminazione di oggetti non sterili:
   - Gli infermieri di sala operatoria si assicurano che gli oggetti non sterili, come chiavi, penne e telefoni cellulari, siano tenuti fuori dall'area sterile per evitare la contaminazione.

7. Monitoraggio e riadattamento :
   - Gli infermieri monitorano costantemente i teli e le barriere sterili per assicurarsi che non siano compromessi. Se la sterilità viene violata, intervengono immediatamente per correggere la situazione.

L'uso di teli e barriere sterili è fondamentale per mantenere un ambiente sterile in sala operatoria. L'Infermiera svolge un ruolo cruciale nell'allestimento e nella manutenzione di queste barriere per evitare la contaminazione incrociata, ridurre il rischio di infezione e garantire la sicurezza dei pazienti e dell'équipe chirurgica.

Le tecniche per maneggiare gli strumenti e le forniture mantenendo l'asepsi sono essenziali in sala operatoria per evitare la contaminazione incrociata e mantenere un ambiente sterile. Gli infermieri di sala operatoria seguono protocolli rigorosi per la manipolazione accurata di strumenti e forniture durante le procedure chirurgiche. Ecco come mantengono l'asepsi durante la manipolazione:

1. Utilizzo di pinze e strumenti sterili:
   - Gli infermieri utilizzano pinze sterili per maneggiare strumenti e forniture. Le pinze sterili consentono di afferrare e spostare gli oggetti senza toccare direttamente le superfici, riducendo al minimo il rischio di contaminazione.

2. Tecniche di manipolazione:
   - Gli infermieri di sala operatoria sono addestrati a tecniche specifiche per maneggiare strumenti e forniture in modo asettico. Questo può includere movimenti precisi per evitare il contatto non sterile.

3. Eviti i movimenti improvvisi:
   - Gli infermieri evitano gesti improvvisi o movimenti rapidi che potrebbero generare gocce o particelle potenzialmente contaminanti.

4. Manipolazione consapevole:
   - Gli infermieri sono costantemente consapevoli dei loro movimenti e della posizione degli strumenti e delle forniture, per evitare contaminazioni accidentali.

5. Utilizzo di teli sterili come guida:
   - I teli sterili vengono utilizzati come guida visiva per delimitare la zona sterile. Gli infermieri maneggiano gli strumenti all'interno di questi campi ed evitano di superare i limiti di sterilità.

6. Preparazione accurata degli strumenti:
   - Prima dell'operazione, gli infermieri preparano con cura gli strumenti e le forniture necessarie, assicurandosi che siano disposti correttamente e pronti per essere utilizzati senza compromettere l'asepsi.

7. Utilizzo delle procedure guidate :
   - Gli infermieri possono collaborare con altri membri del team chirurgico per trasferire gli strumenti in modo asettico, utilizzando pinze sterili o altri metodi approvati.

8. Eviti il movimento eccessivo:
   - Gli infermieri evitano movimenti eccessivi che potrebbero portare a un contatto non sterile con altri membri del team o con oggetti non sterili.

9. Ridurre le distrazioni:
   - Durante le operazioni, gli infermieri si concentrano sui loro compiti e riducono al minimo le distrazioni per evitare qualsiasi situazione che possa compromettere l'asepsi.

La manipolazione asettica di strumenti e forniture è fondamentale per garantire la sterilità in sala operatoria. Gli infermieri di sala operatoria sono addestrati a queste tecniche e devono mantenere una vigilanza costante per evitare la contaminazione incrociata e salvaguardare la sicurezza dei pazienti e dell'équipe chirurgica.

Gestione degli incidenti di contaminazione

Gli infermieri di sala operatoria devono essere pronti a reagire in modo rapido ed efficace quando l'asepsi è compromessa, per ridurre al minimo il rischio di contaminazione e preservare la sicurezza dei pazienti e del team chirurgico. Ecco come seguono i protocolli per affrontare le situazioni in cui l'asepsi è compromessa:

1. Riconoscimento rapido :
   • Gli infermieri devono essere vigili e in grado di riconoscere immediatamente qualsiasi situazione in cui l'asepsi potrebbe essere compromessa. Ciò può includere gesti inappropriati, contatti non sterili o movimenti incontrollati.

2. Comunicazione immediata:
   • Non appena viene identificata una situazione di asepsi compromessa, gli infermieri devono informare immediatamente i membri dell'équipe chirurgica, compresi i chirurghi, gli anestesisti e gli altri infermieri.

3. Isolamento e riparazione :
   • Se l'asepsi è compromessa, gli infermieri lavorano a stretto contatto con il team per isolare l'area interessata e attuare misure correttive. Ciò può includere la ripetizione delle fasi asettiche, la sostituzione dei teli sterili o la sterilizzazione rapida di altri strumenti, se necessario.

4. Cambio di guanti e camici:
   • Se l'asepsi è compromessa, gli infermieri cambiano immediatamente i guanti e i camici sterili per ridurre al minimo il rischio di diffusione della contaminazione.

5. Rivalutazione della situazione:
   • Una volta adottate le misure correttive, l'infermiera e l'équipe chirurgica rivalutano la situazione per assicurarsi

che l'asepsi sia stata ristabilita prima di continuare l'operazione.

6. Evitare il panico:
   • Gli infermieri sono addestrati a mantenere la calma e ad evitare il panico se l'asepsi è compromessa. Lavorano con metodo per risolvere il problema, mantenendo la sicurezza del paziente.

7. Documentazione :
   • Qualsiasi situazione in cui l'asepsi è compromessa deve essere accuratamente documentata nella cartella clinica. Ciò consente un'analisi successiva e un miglioramento continuo delle pratiche.

8. Formazione e aggiornamento:
   • Gli infermieri di sala operatoria si sottopongono a regolari corsi di formazione in servizio per aggiornarsi sui protocolli più recenti e per mantenere la loro preparazione a reagire rapidamente se l'asepsi viene compromessa.

È fondamentale che gli infermieri di sala operatoria siano ben formati e preparati ad affrontare le situazioni in cui l'asepsi è compromessa. L'adesione ai protocolli appropriati, la comunicazione efficace all'interno del team e l'adozione di azioni correttive immediate sono essenziali per ridurre al minimo il rischio di contaminazione e mantenere un ambiente sterile durante l'intervento.

Reagire rapidamente per ridurre al minimo il rischio di infezione in sala operatoria è un'abilità essenziale per gli infermieri. La loro capacità di intervenire rapidamente ed efficacemente in situazioni rischiose contribuisce a mantenere un ambiente sterile e a garantire la sicurezza del paziente. Ecco come gli infermieri di sala operatoria reagiscono rapidamente per ridurre al minimo il rischio di infezione:

1. Identificazione rapida dei rischi:
   • Gli infermieri sono formati per identificare rapidamente le situazioni potenzialmente rischiose, come strumenti contaminati, comportamenti inappropriati o segni di contaminazione nell'area operativa.

2. Comunicazione immediata:
   - Non appena viene identificato un rischio di infezione, gli infermieri contattano immediatamente i membri del team chirurgico per informarli della situazione. Una comunicazione chiara e concisa è essenziale per intraprendere rapidamente un'azione correttiva.

3. Isolamento e contenimento :
   - Se viene identificato un rischio potenziale di infezione, gli infermieri collaborano con il team per isolare l'area interessata e prevenire la diffusione della contaminazione. Ciò può comportare la chiusura di aree non sterili o la limitazione dei movimenti del team.

4. Valutazione dell'impatto:
   - Gli infermieri valutano rapidamente il potenziale impatto della situazione sulla sicurezza del paziente e sulla sterilità dell'ambiente. Questo li aiuta a determinare la gravità del rischio e le azioni da intraprendere.

5. Intraprendere un'azione correttiva:
   - Gli infermieri agiscono immediatamente per correggere la situazione di rischio. Ciò può includere la sostituzione degli strumenti contaminati, la pulizia dell'area interessata o il ripristino dell'asepsi.

6. Rivalutazione e monitoraggio:
   - Dopo aver adottato le misure correttive, gli infermieri rivalutano la situazione per garantire che il rischio di infezione sia stato ridotto al minimo. Monitorano attentamente il resto dell'operazione per individuare eventuali segni di infezione.

7. Documentazione precisa:
   - Tutte le azioni intraprese per ridurre al minimo il rischio di infezione devono essere accuratamente documentate nella cartella clinica del paziente. Ciò consente un follow-up appropriato e un'analisi successiva della situazione.

8. Formazione continua :
   - Gli infermieri di sala operatoria partecipano a programmi di formazione continua per migliorare la loro capacità di rispondere in modo rapido ed efficace alle situazioni di

rischio di infezione. Questo li mantiene aggiornati sulle pratiche e sui protocolli più recenti.

La risposta rapida degli infermieri di sala operatoria è essenziale per ridurre al minimo il rischio di infezione e mantenere la sicurezza del paziente. La loro preparazione, la comunicazione efficace all'interno del team e la capacità di intraprendere azioni correttive rapide contribuiscono a mantenere un ambiente sterile e a garantire risultati positivi per il paziente.

Formazione e aggiornamento sulle migliori pratiche

La formazione continua sulle nuove tecniche di sterilizzazione e asepsi è una componente cruciale della pratica infermieristica in sala operatoria. Con i costanti progressi della medicina e della tecnologia, gli infermieri devono tenersi aggiornati con i metodi e gli standard più recenti per mantenere pratiche sicure e asettiche. Ecco come viene implementata la formazione continua per le nuove tecniche di sterilizzazione e asepsi:

1. Workshop e formazione specializzata:
   - Gli infermieri di sala operatoria hanno accesso a workshop, seminari e corsi di formazione specializzati incentrati sulle nuove tecniche di sterilizzazione e asepsi. Queste sessioni offrono opportunità di apprendimento pratico e interattivo, spesso tenute da esperti leader del settore.

2. Formazione online :
   - Le piattaforme di e-learning offrono una varietà di corsi e moduli sulle più recenti tecniche di sterilizzazione e asepsi. Gli infermieri possono seguire questi corsi al proprio ritmo, in base ai loro impegni.

3. Conferenze e congressi medici:
   - Gli infermieri possono partecipare a conferenze e congressi medici in cui vengono discussi gli ultimi progressi in materia di sterilizzazione e asepsi. Questi eventi offrono anche l'opportunità di fare rete con altri professionisti del settore sanitario.

4. Formazione in loco :
   • I fornitori di apparecchiature mediche e di prodotti per la sterilizzazione possono offrire una formazione in loco per introdurre le nuove tecnologie e spiegarne il corretto utilizzo.

5. Aggiornamenti del protocollo :
   • Gli infermieri ricevono aggiornamenti regolari sui protocolli di sterilizzazione e asepsi e sulle linee guida dagli enti normativi e dalle associazioni professionali. Questi aggiornamenti riflettono le ultime ricerche e le migliori pratiche.

6. Apprendimento tra pari:
   • Gli infermieri di sala operatoria spesso condividono le loro conoscenze ed esperienze in materia di sterilizzazione e asepsi con i colleghi. Gli scambi tra colleghi incoraggiano l'apprendimento continuo e il miglioramento delle competenze.

7. Partecipazione a gruppi di discussione:
   • Gli infermieri possono partecipare a gruppi di discussione online o offline, dove possono porre domande, condividere esperienze e ricevere consigli sulle nuove tecniche di sterilizzazione e asepsi.

8. Simulazione e formazione pratica:
   • Le simulazioni in sala operatoria e le sessioni di formazione pratica consentono agli infermieri di mettere in pratica le nuove tecniche di sterilizzazione e asepsi in un ambiente controllato, incoraggiando l'apprendimento attraverso la pratica.

La formazione continua sulle nuove tecniche di sterilizzazione e asepsi è fondamentale per mantenere la competenza professionale degli infermieri di sala operatoria. Assicura che gli infermieri siano ben informati sugli ultimi standard di sicurezza e sulle pratiche di sterilizzazione più avanzate, contribuendo così alla prevenzione delle infezioni nosocomiali e alla sicurezza dei pazienti.

L'integrazione delle linee guida nazionali e internazionali nei protocolli ospedalieri è un passo fondamentale per garantire una pratica medica di alta qualità, coerente e basata sull'evidenza. Gli infermieri di sala operatoria svolgono un ruolo cruciale nell'implementazione di queste linee guida per garantire la sicurezza e il benessere del paziente. Ecco come si realizza questa integrazione:

1. Seguire le linee guida ufficiali:
   - Gli infermieri di sala operatoria hanno la responsabilità di seguire le linee guida nazionali e internazionali emesse da organismi come l'Organizzazione Mondiale della Sanità (OMS), i Centri per il Controllo e la Prevenzione delle Malattie (CDC) e altri enti governativi di regolamentazione sanitaria. Incorporano queste linee guida nei loro protocolli per garantire che la pratica sia basata su standard riconosciuti.

2. Valutazione continua delle pratiche:
   - Gli infermieri di sala operatoria partecipano a valutazioni regolari dei protocolli esistenti alla luce delle linee guida aggiornate. Identificano le aree che richiedono un adeguamento per conformarsi agli standard attuali.

3. Formazione e consapevolezza:
   - Gli infermieri vengono formati sulle nuove linee guida e sui protocolli aggiornati. Poi svolgono un ruolo chiave nel sensibilizzare il resto dell'équipe chirurgica su questi cambiamenti e nel garantire che vengano implementati correttamente.

4. Revisione dei protocolli ospedalieri:
   - Gli infermieri di sala operatoria collaborano con altri professionisti sanitari per rivedere e aggiornare i protocolli ospedalieri, incorporando nuove linee guida e assicurando che riflettano le migliori pratiche attuali.

5. Aderenza agli standard di qualità:
   - Gli infermieri assicurano che i protocolli ospedalieri siano conformi agli standard di qualità nazionali e internazionali per la sicurezza dei pazienti e la prevenzione delle infezioni nosocomiali.

6. Utilizzo delle migliori pratiche:
   - Le linee guida nazionali e internazionali forniscono informazioni sulle migliori pratiche di sterilizzazione,

asepsi, sicurezza del paziente e altre aree critiche. Gli infermieri le incorporano nella loro pratica quotidiana per ottimizzare i risultati chirurgici.

7. Reazione alla nuova ricerca :
   - Gli infermieri di sala operatoria sono attenti alle nuove ricerche e scoperte mediche. Quando emergono nuove prove, collaborano con l'équipe chirurgica per valutare come queste scoperte possano essere integrate nei protocolli esistenti.

8. Etica professionale :
   - Incorporando le linee guida nazionali e internazionali nei loro protocolli, gli infermieri dimostrano il loro impegno verso l'etica professionale e la loro responsabilità di fornire un'assistenza sicura e di alta qualità.

L'integrazione delle linee guida nazionali e internazionali nei protocolli ospedalieri da parte degli infermieri di sala operatoria assicura la coerenza, la sicurezza e la qualità dell'assistenza chirurgica. Riflette il loro impegno per il miglioramento continuo e contribuisce a garantire risultati positivi per i pazienti.

Monitoraggio e valutazione dell'efficacia delle misure asettiche

I controlli di qualità regolari sono essenziali in sala operatoria per garantire la conformità agli standard di sterilizzazione e per mantenere un ambiente sicuro e asettico per i pazienti. Gli infermieri di sala operatoria svolgono un ruolo centrale nell'implementazione di questi controlli per garantire la sicurezza e il benessere dei pazienti. Ecco come vengono eseguiti i controlli di qualità per garantire la conformità agli standard di sterilizzazione:

1. Controlli visivi :
   - Gli infermieri effettuano controlli visivi regolari per garantire che le aree sterili rimangano intatte e che i teli sterili non siano compromessi. Controllano che le confezioni siano adeguatamente sigillate e che gli strumenti e le forniture siano disposti correttamente.

2. Controllare le date di scadenza:
   - Gli infermieri controllano regolarmente le date di scadenza delle forniture sterili, dei disinfettanti e degli agenti di sterilizzazione per assicurarsi che siano utilizzabili ed efficaci.

3. Test di sterilità :
   - Gli infermieri possono effettuare test di sterilità periodici su campioni di strumenti e forniture sterili per verificarne l'efficacia.

4. Controllo dei cicli di sterilizzazione :
   - Gli infermieri controllano i cicli di sterilizzazione delle autoclavi e di altri dispositivi di sterilizzazione per assicurarsi che funzionino correttamente e che raggiungano i parametri di sterilizzazione richiesti.

5. Documentazione precisa:
   - Tutti i controlli di qualità e i risultati dei test sono accuratamente documentati. Ciò consente un monitoraggio adeguato e un'analisi successiva per identificare tendenze o problemi potenziali.

6. Formazione continua :
   - Gli infermieri partecipano a una formazione continua sulle migliori pratiche di sterilizzazione e di controllo della qualità, per garantire la loro competenza e la comprensione dei protocolli.

7. Collaborazione con i team di sterilizzazione:
   - Gli infermieri lavorano a stretto contatto con i team di sterilizzazione per garantire che i processi di sterilizzazione siano seguiti correttamente e che gli standard di sicurezza siano rispettati.

8. Rapporti sugli incidenti:
   - In caso di problemi o non conformità, gli infermieri segnalano rapidamente gli incidenti e collaborano con il team per risolvere i problemi ed evitare che si ripetano.

9. Audit e ispezioni :
   - Le sale operatorie vengono regolarmente controllate e ispezionate per valutare la conformità agli standard di

sterilizzazione. Gli infermieri partecipano a questi audit e adottano azioni correttive, se necessario.

10. Miglioramento continuo:
- I controlli regolari della qualità aiutano a identificare le aree di miglioramento. Gli infermieri contribuiscono all'implementazione di misure correttive e al miglioramento continuo delle pratiche di sterilizzazione.

Garantendo la conformità agli standard di sterilizzazione attraverso rigorosi controlli di qualità, gli infermieri di sala operatoria svolgono un ruolo fondamentale nella prevenzione delle infezioni nosocomiali e nella sicurezza dei pazienti. Il loro impegno per la qualità e la sicurezza contribuisce a mantenere un ambiente chirurgico asettico e a garantire risultati positivi per i pazienti.

L'uso di test biologici e chimici per convalidare la sterilità in sala operatoria è una pratica essenziale per garantire che i processi di sterilizzazione siano stati efficaci e che gli strumenti e le forniture siano privi di microrganismi potenzialmente infettivi. Gli infermieri di sala operatoria svolgono un ruolo chiave nell'implementazione di questi test per garantire la sicurezza del paziente. Ecco come vengono utilizzati i test biologici e chimici per convalidare la sterilità:

1. Test biologici (indicatori biologici) :
- Gli infermieri utilizzano indicatori biologici per verificare la sterilità. Questi indicatori sono costituiti da organismi viventi (di solito spore batteriche) che vengono collocati all'interno dei carichi da sterilizzare. Dopo il ciclo di sterilizzazione, questi indicatori vengono incubati per determinare se i microrganismi sono stati distrutti.

2. Test chimici (indicatori chimici) :
- Gli indicatori chimici, come strisce o adesivi, vengono applicati sulla confezione degli strumenti o delle forniture da sterilizzare. Cambiano colore quando vengono esposti a specifiche condizioni di sterilizzazione, indicando che il processo è stato completato.

3. Controllo delle autoclavi:
- Gli infermieri della sala operatoria monitorano i cicli di sterilizzazione in autoclave utilizzando indicatori biologici e

chimici. Posizionano gli indicatori in diverse aree della sterilizzatrice per assicurarsi che il calore e il vapore siano penetrati in tutte le parti del carico.

4. Test Bowie-Dick :
   - Questo test specifico viene utilizzato per valutare la penetrazione del vapore nei carichi cavi dell'autoclave. Consiste in fogli di carta trattati chimicamente, inseriti nel carico e sottoposti a un ciclo di sterilizzazione specifico. I cambiamenti di colore indicano un'adeguata penetrazione del vapore.

5. Test di rilevamento enzimatico :
   - Alcuni indicatori biologici contengono enzimi specifici prodotti da microrganismi. Il rilevamento di questi enzimi dopo la sterilizzazione indica la presenza di microrganismi vivi.

6. Monitoraggio e documentazione:
   - I risultati di tutti i test biologici e chimici sono accuratamente documentati. In caso di non conformità, vengono intraprese azioni correttive, compresa la risterilizzazione, se necessario.

7. Formazione e competenze :
   - Gli infermieri ricevono una formazione sull'uso corretto dei test biologici e chimici, per garantire la loro competenza nell'esecuzione e nell'interpretazione di questi test.

8. Incorporare i risultati nei protocolli :
   - I risultati dei test biologici e chimici vengono presi in considerazione nei protocolli di convalida della sterilità. Gli infermieri collaborano con l'équipe chirurgica per decidere se i carichi sterili possono essere utilizzati in modo sicuro.

L'uso di test biologici e chimici per convalidare la sterilità in sala operatoria è un passo fondamentale per prevenire le infezioni nosocomiali e garantire la sicurezza del paziente. Gli infermieri si assicurano che questi test siano eseguiti, documentati e interpretati correttamente per garantire pratiche di sterilizzazione efficaci e affidabili.

Capitolo 4

Gestione del rischio e sicurezza in sala operatoria

Comprendere i rischi in sala operatoria

Identificare i rischi potenziali per i pazienti e l'équipe medica in sala operatoria è una responsabilità importante per gli infermieri. Questi professionisti svolgono un ruolo cruciale nella prevenzione di incidenti e inconvenienti che potrebbero mettere a rischio la sicurezza e il benessere di tutte le persone coinvolte. Ecco come gli infermieri identificano e gestiscono i rischi potenziali:

1. Valutazione preoperatoria :
   • Prima di ogni operazione, gli infermieri partecipano alla valutazione preoperatoria del paziente. Raccolgono informazioni sull'anamnesi, le allergie, i farmaci attuali e i problemi di salute, per identificare eventuali rischi potenziali.

2. Controllo dei file :
   • Gli infermieri controllano attentamente le cartelle cliniche del paziente per garantire che tutte le informazioni pertinenti siano prese in considerazione e che le procedure chirurgiche siano in linea con le raccomandazioni mediche.

3. Comunicazione interdisciplinare :
   • Gli infermieri interagiscono con i membri dell'équipe chirurgica, compresi i chirurghi, gli anestesisti e gli assistenti di sala operatoria, per scambiare informazioni e identificare i potenziali rischi associati all'intervento.

4. Anticipare le esigenze:
   • Gli infermieri anticipano la necessità di attrezzature, forniture e farmaci durante l'intervento chirurgico, per evitare ritardi e minimizzare i rischi associati all'indisponibilità di risorse essenziali.
5. Prevenzione delle infezioni nosocomiali:
   • Gli infermieri applicano rigorosamente i protocolli di sterilizzazione e asepsi per ridurre il rischio di infezioni nosocomiali e di contaminazione durante e dopo l'intervento.

6. Gestione dei farmaci e delle allergie:
   • Gli infermieri controllano i pazienti per le allergie ai farmaci e si assicurano che i medicinali somministrati siano

appropriati e sicuri, riducendo al minimo il rischio di intolleranza o di effetti collaterali gravi.

7. Preparazione alle emergenze:
   - Gli infermieri si preparano alle emergenze avendo a disposizione le attrezzature e i farmaci necessari per gestire le potenziali complicazioni.

8. Monitoraggio costante:
   - Gli infermieri monitorano costantemente i segni vitali del paziente durante l'operazione, per rilevare rapidamente qualsiasi cambiamento anomalo e reagire di conseguenza.

9. Valutazione post-operatoria:
   - Dopo l'intervento, gli infermieri monitorano i pazienti per individuare eventuali segni di complicazioni post-operatorie e agiscono rapidamente per trattarle.

10. Analisi degli incidenti:
    - Gli infermieri partecipano all'analisi degli incidenti e degli errori per identificare le cause sottostanti e mettere in atto misure correttive per evitare che si ripetano.

L'identificazione dei rischi potenziali per i pazienti e l'équipe medica è una responsabilità continua e cruciale degli infermieri di sala operatoria. La loro vigilanza, la comunicazione efficace e l'impegno per la sicurezza contribuiscono a minimizzare i rischi e a garantire un'assistenza chirurgica di alta qualità.

La valutazione dei fattori di rischio associati a specifici tipi di intervento chirurgico è un passo essenziale per garantire la sicurezza e il successo delle procedure chirurgiche. Gli infermieri di sala operatoria svolgono un ruolo cruciale in questa valutazione, lavorando a stretto contatto con l'équipe chirurgica per anticipare e ridurre i rischi potenziali. Ecco come gli infermieri valutano i fattori di rischio per i diversi tipi di intervento:

1. Raccogliere informazioni specifiche:
   - Prima di ogni operazione, gli infermieri raccolgono informazioni specifiche sul paziente e sulla procedura. Queste possono includere l'anamnesi, le allergie, i farmaci attuali e qualsiasi altro fattore rilevante.

2. Scambio interdisciplinare:
   • Gli infermieri collaborano con l'équipe chirurgica, compresi i chirurghi, gli anestesisti e altri professionisti della salute, per condividere le informazioni sui potenziali rischi associati all'intervento.

3. Anticipare le complicazioni:
   • A seconda del tipo di intervento, gli infermieri anticipano le complicazioni specifiche che potrebbero insorgere. Ad esempio, per la chirurgia cardiaca, si concentrano su un attento monitoraggio cardiovascolare.

4. Preparazione dell'apparecchiatura :
   • Gli infermieri si assicurano che le attrezzature necessarie per gestire le potenziali complicazioni siano pronte e facilmente accessibili.

5. Misure preventive :
   • Gli infermieri attuano misure preventive specifiche a seconda del tipo di intervento. Ad esempio, per gli interventi di chirurgia ortopedica, si preoccupano di prevenire le piaghe da decubito.

6. Valutazione del paziente:
   • Gli infermieri valutano le condizioni attuali del paziente prima dell'intervento, per individuare eventuali segni di deterioramento che potrebbero aumentare i rischi.

7. Pianificazione dell'assistenza post-operatoria:
   • Gli infermieri pianificano l'assistenza post-operatoria tenendo conto dei rischi potenziali associati all'intervento. Ciò può includere la gestione del dolore, le precauzioni per evitare complicazioni polmonari, ecc.

8. Monitoraggio ravvicinato:
   • Durante l'intervento, gli infermieri monitorano costantemente i segni vitali del paziente e reagiscono rapidamente a qualsiasi cambiamento anomalo.

9. Comunicazione con il paziente:
   • Gli infermieri istruiscono i pazienti sui rischi specifici associati all'intervento e li informano su cosa aspettarsi durante e dopo l'operazione.

10. Documentazione approfondita:
   • Tutti i fattori di rischio identificati, le misure preventive adottate e le azioni intraprese sono accuratamente documentate per garantire la tracciabilità e la continuità delle cure.

Valutare i fattori di rischio associati a specifici tipi di intervento chirurgico è un approccio proattivo che consente agli infermieri di sala operatoria di prepararsi adeguatamente e di adottare misure per ridurre al minimo i rischi potenziali. La loro esperienza contribuisce a garantire un intervento chirurgico più sicuro e di successo.

Protocolli per la prevenzione delle infezioni nosocomiali

Le misure di prevenzione e controllo delle infezioni in sala operatoria sono di fondamentale importanza per garantire un ambiente chirurgico asettico e minimizzare il rischio di infezioni nosocomiali. Gli infermieri di sala operatoria svolgono un ruolo chiave nell'implementazione di queste misure per garantire la sicurezza del paziente. Ecco come gli infermieri prevengono e controllano le infezioni in sala operatoria:

1. Sterilizzazione e asepsi :
   • Gli infermieri si assicurano che tutti gli strumenti, le forniture e l'ambiente della sala operatoria siano sterili. Seguono rigorosamente i protocolli di sterilizzazione e asepsi per evitare la contaminazione.

2. Lavaggio delle mani e igiene personale:
   • Gli infermieri seguono pratiche di igiene personale rigorose, compreso il lavaggio accurato delle mani prima e dopo ogni operazione.

3. Indossi un abbigliamento adeguato:
   • Gli infermieri indossano un abbigliamento chirurgico specifico, che comprende camici, maschere, guanti e copriscarpe, per ridurre al minimo la trasmissione di microrganismi.

4. Utilizzo di teli sterili:
   • Gli infermieri posizionano dei teli sterili intorno al sito chirurgico per creare una barriera protettiva contro la contaminazione.

5. Preparare la pelle del paziente:
   • Gli infermieri preparano accuratamente la pelle del paziente con antisettici per ridurre al minimo la colonizzazione batterica.

6. Controllo della circolazione dell'aria:
   • Gli infermieri mantengono una circolazione controllata dell'aria nella sala operatoria per ridurre la presenza di particelle potenzialmente infettive nell'aria.

7. Gestione dei rifiuti medici:
   • Gli infermieri smaltiscono correttamente i rifiuti medici, compresi gli strumenti taglienti, i tessuti biologici e i materiali contaminati, in conformità ai protocolli di sicurezza.

8. Utilizzo di attrezzature sterili:
   • Gli infermieri si assicurano che tutte le attrezzature utilizzate durante l'intervento siano sterili e prive di contaminazioni.

9. Precauzioni post-operatorie :
   • Dopo l'intervento, gli infermieri si assicurano che le medicazioni e i drenaggi siano mantenuti correttamente per evitare infezioni nel sito chirurgico.

10. Monitoraggio e rilevamento precoce :
    • Gli infermieri monitorano costantemente i pazienti post-operatori alla ricerca di segni di infezione e agiscono rapidamente se si sospettano dei sintomi.

11. Formazione e consapevolezza :
    • Gli infermieri sono formati sui protocolli di prevenzione e controllo delle infezioni e sensibilizzano anche gli altri membri del team chirurgico sull'importanza di queste misure.

Implementando queste misure di prevenzione e controllo delle infezioni, gli infermieri di sala operatoria contribuiscono in modo significativo a ridurre il rischio di infezioni nosocomiali e a garantire risultati chirurgici positivi per i pazienti.

L'uso appropriato dei dispositivi di protezione individuale (DPI) è essenziale in sala operatoria per garantire la sicurezza degli infermieri, dell'équipe medica e dei pazienti. Gli infermieri devono essere consapevoli e competenti nell'uso corretto dei DPI per ridurre al minimo il rischio di esposizione ad agenti infettivi e potenziali pericoli. Ecco come gli infermieri di sala operatoria utilizzano correttamente i DPI:

1. Maschere :
   • Gli infermieri indossano maschere chirurgiche per evitare la diffusione di goccioline e particelle quando interagiscono con il paziente o con il team. Le mascherine devono essere indossate correttamente, coprendo naso e bocca, e cambiate regolarmente.

2. Guanti :
   • I guanti in lattice o nitrile vengono indossati per proteggere le mani degli infermieri dai fluidi corporei e dai microrganismi. I guanti devono essere indossati prima di qualsiasi contatto con il paziente o con le attrezzature contaminate, e devono essere rimossi correttamente per evitare la contaminazione quando vengono tolti.

3. Camici e grembiuli :
   • Gli infermieri indossano camici o grembiuli sterili per proteggere i loro indumenti ed evitare la contaminazione incrociata. I camici devono essere allacciati in modo sicuro e rimossi correttamente per ridurre al minimo la contaminazione.

4. Sovrascarpe :
   • I copriscarpe proteggono le calzature degli infermieri e impediscono la contaminazione della sala operatoria. Devono essere indossati prima di entrare in sala operatoria e rimossi quando si lascia l'area sterile.

5. Occhiali di protezione o schermi facciali:
   • Gli infermieri indossano occhiali o schermi facciali per proteggere gli occhi e il viso da potenziali schizzi di liquidi durante l'intervento.

6. Caschi chirurgici :
   • I caschi chirurgici coprono completamente la testa degli infermieri per ridurre al minimo la contaminazione dell'ambiente sterile.

7. Utilizzo in strati :
   • A seconda del tipo di intervento chirurgico, gli infermieri potrebbero dover utilizzare diversi strati di DPI per una maggiore protezione.

8. Rimozione appropriata dei DPI:
   • Al termine dell'intervento, gli infermieri rimuovono i DPI con metodo, senza contaminare la pelle o gli indumenti. Poi si lavano accuratamente le mani.

9. Formazione continua :
   • Gli infermieri ricevono una formazione regolare sull'uso corretto dei DPI, comprese le migliori pratiche per indossare, regolare e rimuovere i dispositivi in modo sicuro.

10. Smaltimento appropriato :
   • Una volta utilizzati, i DPI devono essere smaltiti in conformità ai protocolli della struttura per evitare il rischio di diffusione di agenti infettivi.

L'uso appropriato dei DPI in sala operatoria è una parte essenziale della prevenzione delle infezioni nosocomiali e della sicurezza del paziente. Gli infermieri devono seguire rigorosamente i protocolli e le linee guida per garantire l'uso sicuro ed efficace dei DPI.

Preparazione alle emergenze

In sala operatoria, la disponibilità di attrezzature di emergenza come i carrelli di rianimazione è fondamentale per rispondere in modo rapido ed efficace a situazioni mediche inaspettate che possono verificarsi durante l'intervento. Gli infermieri di sala operatoria svolgono un ruolo chiave nella preparazione e nella gestione di queste attrezzature di emergenza, per garantire la sicurezza del paziente e l'integrità dell'équipe medica. Ecco come gli infermieri assicurano la disponibilità e l'uso appropriato di queste attrezzature:

1. Preparazione preoperatoria :
   - Prima dell'inizio di ogni intervento, gli infermieri controllano che il carrello di rianimazione sia adeguatamente rifornito di attrezzature essenziali, come farmaci di emergenza, dispositivi di ventilazione, defibrillatori, kit di gestione delle vie aeree, ecc.

2. Controlli regolari:
   - Gli infermieri effettuano controlli regolari per garantire che il carrello di rianimazione sia completo, in buono stato di funzionamento e facilmente accessibile in caso di emergenza.

3. Pianificazione dello scenario di emergenza:
   - Gli infermieri anticipano i possibili scenari di emergenza a seconda del tipo di intervento e preparano il carrello di rianimazione di conseguenza.

4. Conoscenza approfondita delle apparecchiature:
   - Gli Infermieri sono addestrati all'uso corretto di ogni articolo del carrello di rianimazione, compresi i farmaci, i dispositivi di ventilazione e i defibrillatori.

5. Accesso rapido :
   - Gli infermieri si assicurano che il carrello di rianimazione sia posizionato vicino all'area di lavoro e facilmente accessibile in ogni momento.

6. Comunicazione con il team:
   - In caso di emergenza, gli infermieri informano rapidamente il team chirurgico della disponibilità del carrello di rianimazione e delle misure adottate.

7. Manutenzione e aggiornamenti:
   - Gli infermieri sono responsabili della manutenzione e dell'aggiornamento regolari delle attrezzature sul carrello di rianimazione, per garantire che funzionino correttamente quando necessario.

8. Formazione continua :
   - Gli infermieri partecipano a sessioni di formazione continua per tenersi aggiornati sui protocolli di emergenza e sull'uso delle attrezzature di rianimazione.

9. Documentazione :
  • Tutte le azioni relative all'uso del carrello di rianimazione, compresi i farmaci somministrati e le procedure eseguite, sono accuratamente documentate per garantire la completa tracciabilità.

La disponibilità e la preparazione adeguata delle attrezzature di emergenza, come i carrelli di rianimazione, è essenziale per affrontare le situazioni mediche critiche in sala operatoria. Gli infermieri di sala operatoria si adoperano per garantire che queste attrezzature siano pronte all'uso quando necessario, contribuendo a mantenere un ambiente sicuro e a garantire un'assistenza ottimale al paziente.

La simulazione di scenari di emergenza è un metodo didattico estremamente efficace per formare gli infermieri di sala operatoria a reagire in modo rapido ed efficace a situazioni mediche critiche. Questo approccio pratico consente agli infermieri di sviluppare le loro capacità di gestione delle crisi, di migliorare il loro processo decisionale e di aumentare la loro fiducia nelle situazioni di emergenza. Ecco come si svolgono le simulazioni di scenari di emergenza per una formazione efficace in sala operatoria:

1. Pianificazione dello scenario:
  • I formatori progettano vari scenari di emergenza basati su situazioni mediche realistiche che potrebbero verificarsi in sala operatoria, come arresto cardiaco, reazione allergica grave, perdita eccessiva di sangue, ecc.

2. Selezione delle competenze da valutare:
  • Ogni scenario è progettato per valutare competenze specifiche, come la gestione delle vie aeree, la somministrazione di farmaci di emergenza, la rianimazione cardiopolmonare (RCP), la comunicazione interdisciplinare, ecc.

3. Impostazione dell'ambiente :
  • L'ambiente della sala operatoria è ricreato per riflettere le condizioni reali, con le attrezzature, gli strumenti e le risorse necessarie a portata di mano.

4. Implementazione dello scenario:
   - Gli infermieri vengono messi in situazioni di emergenza simulate e devono reagire come se si trovassero in una situazione reale. I formatori interpretano i ruoli di pazienti, medici e altri membri del team.

5. Utilizzo di manichini ad alta fedeltà:
   - I manichini ad alta fedeltà, che possono simulare i segni vitali, le reazioni fisiologiche e le risposte agli interventi, sono spesso utilizzati per creare scenari più realistici.

6. Osservazione e valutazione:
   - I formatori osservano attentamente le risposte degli infermieri e valutano le loro azioni, decisioni e comunicazioni durante lo scenario.

7. Debriefing dopo la simulazione:
   - Dopo ogni scenario, viene organizzata una sessione di debriefing per discutere le prestazioni, le azioni positive e le aree di miglioramento. Questo permette agli infermieri di imparare dalle loro esperienze e di ricevere un feedback costruttivo.

8. Apprendimento continuo:
   - Le simulazioni di scenari di emergenza vengono regolarmente incorporate nel programma di formazione continua, consentendo agli infermieri di mantenere le loro competenze e di familiarizzare con nuove situazioni.

9. Scenari variegati:
   - I formatori variano gli scenari per esporre gli infermieri a una serie di situazioni di emergenza e prepararli a rispondere a diverse condizioni mediche.

Le simulazioni di scenari di emergenza offrono agli infermieri di sala operatoria un'opportunità preziosa per imparare, esercitarsi e sviluppare le loro capacità di gestione delle crisi. Questo approccio pratico migliora la preparazione degli infermieri a rispondere efficacemente a situazioni mediche impreviste, contribuendo alla sicurezza del paziente e alla qualità dell'assistenza in sala operatoria.

Gestione della sicurezza del paziente

Il controllo dei protocolli di identificazione del paziente prima dell'intervento chirurgico è una fase cruciale per garantire la sicurezza e l'integrità del processo chirurgico. Gli infermieri di sala operatoria svolgono un ruolo essenziale in questo controllo, assicurando che il paziente giusto sia sottoposto alla procedura chirurgica giusta e che tutte le informazioni necessarie siano corrette. Ecco come lo fanno:

1. Controllo preoperatorio :
   • Prima dell'inizio dell'intervento, gli infermieri confermano l'identità del paziente confrontando le informazioni sul suo braccialetto identificativo con i dati della cartella clinica.

2. Conferma da parte del paziente:
   • Gli infermieri chiedono ai pazienti di confermare il loro nome, la data di nascita e altre informazioni cruciali per l'identificazione.

3. Verifica dell'operazione pianificata :
   • Gli infermieri si assicurano che la procedura chirurgica pianificata sia coerente con le informazioni del paziente e che non ci sia confusione.

4. Confronto con i documenti:
   • Gli infermieri controllano documenti come i consensi informati, le prescrizioni mediche e i rapporti diagnostici per confermare l'accuratezza delle informazioni.

5. Comunicazione con il team:
   • Gli infermieri comunicano con l'équipe chirurgica, compresi i chirurghi, gli anestesisti e gli assistenti operatori, per garantire che tutti siano a conoscenza dell'identità e della procedura del paziente.

6. Utilizzo dei codici a barre :
   • In molti ospedali, i codici a barre vengono utilizzati per scansionare i braccialetti di identificazione dei pazienti, i farmaci e gli strumenti chirurgici, aiutando a prevenire gli errori.

7. Doppio controllo:
   - In alcuni casi, viene effettuato un doppio controllo da parte di due membri del team per migliorare l'accuratezza.

8. Correzione degli errori :
   - Se vengono identificate incongruenze o errori, gli infermieri prendono provvedimenti per correggere la situazione prima dell'inizio dell'intervento.

9. Documentazione :
   - Tutte le fasi di verifica e i risultati sono accuratamente documentati nella cartella clinica del paziente.

10. Consapevolezza della sicurezza:
    - Gli infermieri educano i pazienti sul processo di verifica e sull'importanza di garantire la loro identità e sicurezza.

Controllare i protocolli di identificazione del paziente prima dell'intervento chirurgico è una pratica standard per evitare errori medici e garantire la sicurezza del paziente. Gli infermieri di sala operatoria sono responsabili di questo controllo approfondito e, così facendo, contribuiscono a garantire il successo di ogni procedura chirurgica.

Prevenire gli errori di medicazione e le procedure errate in sala operatoria è una priorità assoluta per gli infermieri. Gli errori di medicazione e le procedure errate possono avere gravi conseguenze per i pazienti e compromettere la loro sicurezza. Gli infermieri di sala operatoria adottano una serie di misure per ridurre al minimo i rischi e garantire che i farmaci siano somministrati in modo sicuro e le procedure siano eseguite con precisione. Ecco come prevengono questi errori:

1. Controllo dei farmaci :
   - Gli infermieri controllano attentamente i farmaci prima di somministrarli, confrontando l'etichetta con la prescrizione e confermando l'identità del paziente.

2. Etichettatura chiara:
   - I farmaci sono etichettati in modo chiaro e accurato, compreso il nome del farmaco, la dose, il metodo di somministrazione e l'ora.

3. Controlli due volte:
   - In alcune situazioni critiche, il farmaco viene ricontrollato da due membri del team per garantire l'accuratezza.

4. Utilizzo dei codici a barre :
   - I codici a barre sono spesso utilizzati per la scansione dei farmaci e dei braccialetti di identificazione dei pazienti, riducendo il rischio di errore.

5. Documentazione :
   - Ogni somministrazione di farmaci viene accuratamente documentata nella cartella clinica del paziente.

6. Sensibilizzazione alle allergie :
   - Gli infermieri si informano sulle allergie del paziente prima di somministrare qualsiasi farmaco e prendono provvedimenti per evitare i farmaci a cui il paziente è allergico.

7. Conformità ai protocolli:
   - Gli infermieri seguono rigorosamente i protocolli stabiliti per la somministrazione dei farmaci, prestando particolare attenzione alle dosi, alla frequenza e alle vie di somministrazione.

8. Formazione continua :
   - Gli infermieri si aggiornano sulle nuove informazioni sui farmaci e partecipano a una formazione continua per mantenere le loro competenze.

9. Procedure standardizzate:
   - Le procedure chirurgiche e mediche sono standardizzate e basate su linee guida riconosciute per ridurre al minimo le variazioni e gli errori.

10. Comunicazione interdisciplinare :
    - Gli infermieri comunicano in modo efficace con i membri dell'équipe chirurgica, per garantire che tutti siano consapevoli dei farmaci che vengono somministrati e delle procedure che vengono eseguite.

11. Errori di segnalazione:
    - Se si verifica un errore, gli infermieri lo segnalano immediatamente all'équipe medica e al reparto di gestione

del rischio, in modo da poter intraprendere un'azione correttiva.
Prevenire gli errori di medicazione e le procedure errate è una responsabilità condivisa da tutta l'équipe chirurgica. Gli infermieri svolgono un ruolo centrale nell'implementazione di misure rigorose per garantire la sicurezza del paziente in sala operatoria.

Gestione della sicurezza del personale

I protocolli per la manipolazione sicura di strumenti e attrezzature affilate in sala operatoria sono essenziali per prevenire lesioni e infezioni sia per gli infermieri che per l'équipe chirurgica. Gli strumenti e le attrezzature affilati utilizzati in chirurgia possono rappresentare un rischio potenziale se non vengono maneggiati correttamente. Ecco come gli infermieri di sala operatoria seguono i protocolli per garantire una manipolazione sicura:

1. Uso appropriato degli strumenti:
   • Gli infermieri sono formati per utilizzare correttamente ogni strumento, conoscendone le funzioni, l'uso specifico e le precauzioni d'uso.

2. Preparazione preoperatoria :
   • Gli strumenti e le attrezzature taglienti vengono controllati prima dell'intervento chirurgico per garantire che siano sterili, in buone condizioni e pronti all'uso.

3. Maneggiare con cura:
   • Gli Infermieri maneggiano gli strumenti affilati utilizzando tecniche di presa appropriate per ridurre al minimo il rischio di tagli.

4. Vassoi e aree di lavoro :
   • Gli strumenti sono disposti in modo organizzato su vassoi sterili e gli infermieri fanno attenzione a non spostarli inutilmente per evitare la contaminazione.

5. Uso di pinze:
   • Gli infermieri usano il forcipe per afferrare gli strumenti affilati e passarli ai membri del team chirurgico, riducendo il rischio di lesioni.

6. Manipolazione delle suture :
   • Le suture e i fili vengono maneggiati con cura per evitare l'esposizione non necessaria a punte taglienti.

7. Utilizzo di scatole speciali:
   • Gli strumenti affilati utilizzati, come gli aghi, sono collocati in apposite scatole progettate per proteggerli durante l'intervento chirurgico e garantirne lo smaltimento sicuro.

8. Riconteggio dello strumento :
   • Al termine dell'intervento, gli infermieri ricontano gli strumenti per assicurarsi che non ne sia rimasto nessuno all'interno del paziente.

9. Smaltimento sicuro :
   • Gli strumenti e le apparecchiature affilate vengono smaltiti in modo sicuro in conformità ai protocolli di gestione dei rifiuti biomedici.

10. Indossare guanti appropriati:
   • Gli infermieri indossano guanti appropriati quando maneggiano strumenti affilati o materiale potenzialmente contaminato.

11. Consapevolezza dell'ambiente sterile:
   • Gli infermieri sono consapevoli dell'ambiente sterile che li circonda e prendono precauzioni per evitare qualsiasi contatto non sterile con strumenti e attrezzature.

12. Formazione continua e training:
   • Gli infermieri ricevono una formazione continua sulle migliori pratiche per la manipolazione sicura di strumenti e attrezzature.

La manipolazione sicura degli strumenti e delle attrezzature affilate in sala operatoria è fondamentale per prevenire le lesioni e il rischio di infezioni. Protocolli rigorosi e pratiche corrette assicurano che il processo chirurgico si svolga in modo sicuro per i pazienti e per l'équipe medica.

La prevenzione delle lesioni e dell'esposizione ai fluidi corporei è una priorità importante in sala operatoria, per garantire la sicurezza degli infermieri e dell'équipe medica. Le lesioni da oggetti appuntiti, gli schizzi di fluidi corporei e il contatto accidentale con materiali biologici presentano rischi per la salute e la sicurezza. Ecco come gli infermieri di sala operatoria prevengono queste lesioni ed esposizioni:

1. Utilizzo dei dispositivi di protezione individuale (DPI) :
   - Gli infermieri indossano guanti, maschere, occhiali e camici sterili per ridurre al minimo il contatto con i fluidi corporei e i contaminanti.

2. Manipolazione accurata degli strumenti:
   - Gli strumenti affilati vengono maneggiati con cura, utilizzando tecniche di presa appropriate per evitare tagli.

3. Tecniche per la rimozione sicura dei guanti:
   - Gli infermieri sono addestrati alle tecniche di rimozione sicura dei guanti, per evitare la contaminazione durante la rimozione dei guanti.

4. Utilizzo di contenitori speciali:
   - Gli strumenti e gli oggetti affilati vengono riposti in contenitori speciali progettati per evitare lesioni durante lo smaltimento.

5. Precauzioni per la manipolazione :
   - Gli infermieri evitano di maneggiare inutilmente oggetti taglienti o materiali perforanti, riducendo così al minimo il rischio di lesioni.

6. Consapevolezza ambientale:
   - Gli infermieri sono consapevoli di ciò che li circonda e della vicinanza di oggetti taglienti o dispositivi medici potenzialmente pericolosi.

7. Uso di barriere:
   - Le barriere protettive, come teli e schermi sterili, vengono utilizzate per evitare schizzi di fluidi corporei.

8. Manipolazione dei fluidi corporei :
   - Gli infermieri maneggiano i fluidi corporei con cura, evitando gli schizzi o il contatto diretto.

9. Uso di siringhe di sicurezza :
  • Vengono utilizzate siringhe di sicurezza con meccanismi di blocco per ridurre al minimo il rischio di punture accidentali.

  • 10. Formazione sulla rianimazione cardiopolmonare (RCP): gli infermieri sono formati alla RCP per intervenire rapidamente in caso di lesioni gravi.

11. Formazione continua :
  • Gli infermieri ricevono una formazione continua sulle migliori pratiche di prevenzione delle lesioni e delle esposizioni.

12. Segnalazione di incidenti:
  • Qualsiasi incidente di lesione o esposizione viene segnalato immediatamente, in modo da poter prendere le misure appropriate.

La prevenzione delle lesioni e dell'esposizione ai fluidi corporei è un aspetto essenziale della sicurezza in sala operatoria. Protocolli rigorosi e pratiche corrette aiutano a minimizzare i rischi per gli infermieri e a mantenere un ambiente sicuro per tutti i membri del team medico.

Controllo di qualità e valutazione delle prestazioni

L'implementazione di misure per assicurare la conformità agli standard di sicurezza della sala operatoria è essenziale per garantire la sicurezza dei pazienti, dell'equipe medica e degli infermieri. Queste misure mirano a mantenere un ambiente sicuro e a prevenire potenziali rischi. Ecco come gli infermieri di sala operatoria implementano queste misure:

1. Formazione e istruzione :
  • Gli infermieri ricevono una formazione iniziale e continua sui protocolli di sicurezza, sulle migliori pratiche e sugli standard attuali.

2. Aderenza ai protocolli:
   • Gli infermieri seguono rigorosamente i protocolli stabiliti per ogni fase dell'intervento, prestando particolare attenzione alle procedure di sicurezza.

3. Utilizzo di dispositivi di protezione individuale (DPI) :
   • Gli infermieri indossano i DPI appropriati, compresi guanti, maschere, occhiali e camici sterili, in conformità agli standard.

4. Controllo preoperatorio :
   • Prima dell'inizio dell'intervento, gli infermieri eseguono controlli approfonditi per assicurarsi che tutti i protocolli e le misure di sicurezza siano in vigore.

5. Comunicazione interdisciplinare:
   • Gli infermieri lavorano a stretto contatto con gli altri membri del team chirurgico per garantire che tutti siano consapevoli dei protocolli di sicurezza.

6. Conformità alle procedure sterili:
   • Gli infermieri seguono procedure rigorose per mantenere un ambiente sterile, tra cui indossare abiti appropriati e mantenere sterili gli strumenti.

7. Controllo della contaminazione incrociata :
   • Gli infermieri si adoperano per evitare la contaminazione incrociata utilizzando teli sterili, barriere e protocolli di disinfezione.

8. Gestione dei rifiuti biomedici:
   • Gli infermieri smaltiscono i rifiuti biomedici in conformità ai protocolli di gestione dei rifiuti per evitare il rischio di contaminazione.

9. Monitoraggio dei segni vitali:
   • Gli infermieri monitorano costantemente i segni vitali del paziente durante l'intervento, per rilevare rapidamente eventuali cambiamenti.

10. Identificazione del paziente:
   - Gli infermieri controllano attentamente l'identificazione del paziente prima dell'intervento, per assicurarsi che la procedura sia corretta.

11. Controllo delle infezioni :
- Gli infermieri seguono rigorosi protocolli di sterilizzazione, asepsi e prevenzione delle infezioni per ridurre al minimo i rischi.

12. Rapporti sugli incidenti:
- Gli incidenti di sicurezza e gli errori potenziali vengono segnalati e documentati per l'analisi e il miglioramento continuo.

L'implementazione di queste misure assicura la conformità agli standard di sicurezza della sala operatoria, riducendo i rischi per i pazienti e l'équipe medica. Ciò contribuisce a mantenere un ambiente sicuro ed efficace per le procedure chirurgiche.

La raccolta di dati e l'analisi degli incidenti in sala operatoria sono pratiche essenziali per garantire un miglioramento continuo della sicurezza, della qualità dell'assistenza e delle procedure. I dati raccolti e le analisi effettuate consentono di identificare le aree problematiche, di mettere in atto misure correttive e di prevenire gli incidenti futuri. Ecco come gli infermieri di sala operatoria eseguono questo processo:

1. Raccolta dei dati :
- Gli infermieri raccolgono dati su incidenti chirurgici, errori, pratiche, procedure ed esiti.

2. Segnalazione degli incidenti:
- Gli incidenti di sicurezza, gli errori medici e gli eventi avversi vengono segnalati e documentati in rapporti dettagliati.

3. Analisi retrospettiva :
- Gli infermieri analizzano gli incidenti utilizzando metodi come l'analisi delle cause profonde per identificare i fattori che vi contribuiscono.

4. Comitato di gestione dei rischi:
- I dati vengono esaminati da un Comitato di gestione dei rischi, che valuta gli incidenti, raccomanda misure correttive e ne monitora l'attuazione.

5. Casi di studio:
   • Gli incidenti vengono esaminati sotto forma di casi di studio per comprendere le circostanze, i fattori umani e i processi coinvolti.

6. Identificare le tendenze:
   • I dati vengono analizzati per identificare le tendenze ricorrenti, i modelli e le aree di rischio.

7. Implementazione di misure correttive:
   • Sulla base delle analisi, vengono messe in atto misure correttive per evitare che incidenti simili si ripetano.

8. Formazione e consapevolezza :
   • I risultati delle analisi vengono utilizzati per sviluppare programmi di formazione e di sensibilizzazione per migliorare le competenze e la consapevolezza della sicurezza del team.

9. Valutazione dei protocolli:
   • I protocolli e le procedure di sicurezza vengono valutati sulla base dei risultati delle analisi degli incidenti per garantirne l'efficacia.

10. Feedback :
    • Gli infermieri condividono le loro esperienze e l'apprendimento dagli incidenti per promuovere una cultura dell'apprendimento e del miglioramento continuo.

11. Monitoraggio degli indicatori di prestazione:
    • Gli indicatori di performance vengono monitorati e valutati per misurare i progressi e l'efficacia delle misure correttive implementate.

12. Comunicazione interdisciplinare :
    • Le conclusioni delle analisi vengono comunicate all'intero team chirurgico per garantire una comprensione collettiva delle lezioni apprese.

Raccogliendo dati e analizzando gli incidenti, possiamo identificare i problemi potenziali, adottare misure proattive e migliorare costantemente i processi e i protocolli della sala operatoria. Questo contribuisce a creare un ambiente più sicuro per i pazienti e il personale medico.

Comunicazione e coordinamento in caso di complicazioni

Una comunicazione rapida ed efficace in caso di complicazioni o incidenti in sala operatoria è fondamentale per garantire una risposta rapida, ridurre al minimo i rischi per i pazienti e assicurare il coordinamento del team medico. Gli infermieri svolgono un ruolo centrale in questa comunicazione, per garantire che i problemi vengano segnalati e gestiti rapidamente. Ecco come assicurano una comunicazione rapida ed efficace:

1. Utilizzo di sistemi di comunicazione dedicati:
   - Le sale operatorie sono spesso dotate di sistemi di comunicazione specifici, come interfono o dispositivi di comunicazione wireless, per consentire la comunicazione istantanea tra i membri del team.

2. Gerarchia della comunicazione:
   - Gli infermieri seguono una gerarchia di comunicazione definita per segnalare i problemi ai membri appropriati dell'équipe medica, di solito iniziando dall'anestesista o dal chirurgo.

3. Comunicazione verbale:
   - Gli infermieri utilizzano la comunicazione verbale per segnalare rapidamente le complicazioni o gli incidenti, fornendo informazioni chiare e precise sulla situazione.

4. Utilizzo di codici di emergenza:
   - I codici di emergenza specifici vengono utilizzati per segnalare rapidamente le situazioni critiche, come l'arresto cardiaco o l'emorragia, e mobilitare l'intero team medico.

5. Uso di segnali manuali :
   - Gli infermieri possono usare segnali manuali preconcordati per segnalare discretamente problemi o necessità agli altri membri del team.

6. Comunicazione scritta :
   - Gli infermieri documentano immediatamente le complicazioni o gli incidenti nella cartella clinica del paziente per garantire il follow-up e la continuità dell'assistenza.

7. Riunioni di squadra regolari:
   * I team medici si riuniscono regolarmente per discutere di casi, complicazioni e incidenti, il che facilita la comunicazione e l'apprendimento collettivo.

8. Trasferimento di informazioni brevi:
   * Gli infermieri comunicano in modo sintetico ma completo, in modo che le informazioni essenziali possano essere trasmesse rapidamente senza ritardare l'azione necessaria.

9. Feedback costruttivo:
   * Dopo che una complicazione è stata risolta, gli infermieri partecipano ai debriefing per discutere le azioni intraprese, i risultati e le lezioni apprese.

10. Uso della tecnologia:
    * I sistemi di gestione delle cartelle cliniche elettroniche e le applicazioni di comunicazione sicura possono essere utilizzati per condividere rapidamente informazioni critiche.

11. Formazione sulla comunicazione :
    * Gli infermieri ricevono una formazione sulla comunicazione interpersonale e sulla gestione dei conflitti per migliorare la loro capacità di comunicare efficacemente in situazioni di stress.

Una comunicazione rapida ed efficace in caso di complicazioni o incidenti consente all'équipe medica di reagire rapidamente, prendere decisioni informate e fornire la migliore assistenza possibile al paziente. Ciò contribuisce a mantenere la sicurezza e la qualità dell'assistenza in sala operatoria.

Coordinare gli sforzi per risolvere i problemi e stabilizzare la situazione in sala operatoria è essenziale per garantire la sicurezza del paziente e una procedura chirurgica senza intoppi. Gli infermieri svolgono un ruolo centrale in questo coordinamento, lavorando a stretto contatto con i membri del team medico. Ecco come coordinano gli sforzi per risolvere i problemi e stabilizzare la situazione:

1. Comunicazione chiara e concisa:
   - Gli infermieri comunicano in modo chiaro e conciso con i membri del team per condividere le informazioni rilevanti sulla situazione e sulle azioni da intraprendere.

2. Ruolo degli infermieri coordinatori:
   - Alcuni infermieri possono essere designati come infermieri di coordinamento, responsabili di centralizzare le informazioni, organizzare le risorse e facilitare la comunicazione.

3. Definizione dei ruoli e delle responsabilità:
   - Ogni membro del team conosce il proprio ruolo e le proprie responsabilità in caso di problema, il che facilita una risposta coordinata.

4. Processo decisionale collettivo:
   - Le decisioni importanti vengono prese collettivamente, coinvolgendo tutti i membri del team per garantire un approccio olistico.

5. Utilizzo dei protocolli di emergenza:
   - I protocolli di emergenza prestabiliti vengono attivati per guidare l'azione in caso di complicazioni gravi, garantendo una risposta coerente e strutturata.

6. Mobilitazione rapida delle risorse:
   - L'infermiera coordina la rapida mobilitazione delle risorse necessarie, come l'équipe anestesiologica, gli specialisti di consulenza, ecc.

7. Priorità alle azioni:
   - Le azioni da intraprendere sono prioritarie in base all'urgenza e all'impatto sul paziente, assicurando che le misure più critiche vengano adottate per prime.

8. Gestione del tempo :
   - L'Infermiera controlla attentamente il tempo per garantire che le azioni necessarie vengano intraprese senza ritardi ingiustificati.

9. Collaborazione interdisciplinare:
   - I membri del team lavorano a stretto contatto, condividendo le loro competenze e conoscenze per risolvere i problemi in modo olistico.

10. Comunicazione continua:
    - Gli infermieri mantengono una comunicazione continua con i membri del team per tenere tutti informati sugli sviluppi e sulle azioni in corso.

11. Valutazione dell'efficacia :
    - Gli infermieri monitorano l'efficacia delle misure adottate e apportano le modifiche necessarie in base all'evoluzione della situazione.

12. Debriefing dopo la risoluzione :
    - Una volta risolto il problema, il team medico si riunisce per un debriefing per analizzare le azioni intraprese, identificare le lezioni apprese ed esplorare le opportunità di miglioramento.

Un coordinamento efficace degli sforzi per risolvere i problemi e stabilizzare la situazione è essenziale per ridurre al minimo i rischi, assicurare la sicurezza del paziente e garantire il successo dell'operazione. Gli infermieri svolgono un ruolo centrale in questo coordinamento, collaborando con l'intera équipe medica.

Integrare le tecnologie per la sicurezza

L'uso di sistemi di monitoraggio e sorveglianza del paziente in tempo reale in sala operatoria è una pratica essenziale per monitorare da vicino le condizioni del paziente durante la procedura chirurgica. Questi sistemi forniscono informazioni vitali in tempo reale, consentendo agli infermieri e all'équipe medica di rilevare rapidamente i cambiamenti e di intervenire in modo appropriato. Ecco come gli infermieri utilizzano questi sistemi:

1. Monitor dei segni vitali :
   - I monitor monitorano i segni vitali del paziente in tempo reale, come la frequenza cardiaca, la pressione sanguigna,

la saturazione di ossigeno, la temperatura e la frequenza respiratoria.

2. Schermi centrali :
   • Gli schermi centrali visualizzano i segni vitali di diversi pazienti contemporaneamente, consentendo agli infermieri di monitorare più pazienti allo stesso tempo.

3. Allarmi :
   • I sistemi di monitoraggio emettono allarmi in caso di valori anomali o fluttuazioni significative dei segni vitali, avvisando gli infermieri di eventuali problemi.

4. Curve di tendenza :
   • Le curve di tendenza vengono tracciate in tempo reale, consentendo agli infermieri di visualizzare i cambiamenti dei segni vitali in un determinato periodo.

5. Parametri personalizzabili :
   • Gli infermieri possono personalizzare i parametri dell'allarme in base alle esigenze specifiche del paziente e della procedura chirurgica.

6. Monitoraggio dell'anestesia :
   • I sistemi di monitoraggio tracciano anche i parametri legati all'anestesia, come la concentrazione degli agenti anestetici e la profondità dell'anestesia.

7. Monitoraggio neurologico :
   • Per alcuni interventi chirurgici, il monitoraggio neurologico in tempo reale, come l'elettroencefalogramma (EEG), può essere utilizzato per rilevare i cambiamenti cerebrali.

8. Monitoraggio emodinamico :
   • I dispositivi di monitoraggio emodinamico, come la linea arteriosa polmonare, possono essere utilizzati per monitorare i parametri emodinamici del paziente.

9. Monitoraggio dei gas nel sangue:
   • Gli infermieri monitorano i livelli di gas nel sangue, compresi i gas arteriosi e gli elettroliti, per valutare l'equilibrio acido-base.

10. Registrazioni digitali :
    • I dati vengono registrati digitalmente, consentendo agli infermieri di visualizzare e confrontare i dati dei segni vitali nel tempo.

11. Integrazione con le cartelle cliniche:
    • I sistemi di monitoraggio possono essere integrati con le cartelle cliniche elettroniche per una documentazione completa e accurata.

12. Risposta rapida :
    • Monitorando i dati in tempo reale, gli infermieri possono reagire rapidamente a cambiamenti improvvisi o complicazioni.

L'uso di sistemi di monitoraggio e sorveglianza del paziente in tempo reale consente agli infermieri di rimanere costantemente informati sulle condizioni del paziente durante l'intervento. Questo aiuta a garantire la sicurezza del paziente e a intervenire immediatamente se necessario, assicurando un'assistenza ottimale in sala operatoria.

L'adozione di tecnologie avanzate in sala operatoria svolge un ruolo cruciale nella riduzione degli errori umani e nel miglioramento della sicurezza generale del paziente. Queste tecnologie sono progettate per integrare le competenze degli operatori sanitari, ridurre al minimo i rischi e ottimizzare i processi. Ecco come gli infermieri possono adottare queste tecnologie per ridurre gli errori umani in sala operatoria:

1. Sistemi di tracciamento automatizzati :
    • I sistemi automatizzati per il monitoraggio dei segni vitali e dei dati fisiologici possono rilevare rapidamente le variazioni anomale e attivare gli allarmi in caso di problemi.

2. Sistemi di supporto alle decisioni:
    • Il software di supporto alle decisioni fornisce raccomandazioni basate sui dati del paziente, aiutando gli infermieri a prendere decisioni informate.

3. Robotica chirurgica :
   - I robot chirurgici assistono i chirurghi e gli infermieri nelle procedure complesse, migliorando la precisione e riducendo gli errori.

4. Imaging medico avanzato :
   - L'imaging in tempo reale, come la radiografia intraoperatoria e gli ultrasuoni, aiuta gli infermieri a visualizzare le strutture interne del paziente durante l'intervento.

5. Cartelle cliniche elettroniche (EMR) :
   - Gli EMR forniscono un accesso immediato alle informazioni del paziente, riducendo gli errori associati alla trascrizione manuale.

6. Etichettatura e identificazione automatizzate:
   - I sistemi di identificazione automatica dei pazienti e di etichettatura dei campioni riducono il rischio di errore di identità.

7. Strumentazione intelligente :
   - Gli strumenti chirurgici intelligenti possono tracciare l'uso e la posizione degli strumenti, riducendo al minimo il rischio di lasciare oggetti all'interno del paziente.

8. Realtà aumentata e realtà virtuale :
   - Queste tecnologie aiutano gli infermieri a visualizzare le strutture anatomiche in 3D, facilitando la navigazione durante le procedure complesse.

9. Simulazione e formazione virtuale:
   - I simulatori virtuali consentono agli infermieri di allenarsi per scenari complessi, migliorando le loro capacità e il processo decisionale.

10. Tracciabilità dei farmaci e delle attrezzature:
    - I sistemi di tracciabilità garantiscono l'uso corretto dei farmaci e delle attrezzature, riducendo al minimo il rischio di errori.

11. Monitoraggio remoto :
   • Le tecnologie di telemedicina consentono agli infermieri di monitorare i pazienti a distanza, il che può essere utile in alcuni contesti.

12. Analisi dei dati e apprendimento automatico:
   • L'analisi dei dati e l'apprendimento automatico possono aiutare a identificare le tendenze, prevedere le complicazioni e migliorare il processo decisionale.

L'integrazione di queste tecnologie avanzate nella pratica degli infermieri di sala operatoria può ridurre significativamente l'errore umano, migliorare la sicurezza del paziente e aumentare l'efficienza dell'assistenza. Tuttavia, è importante notare che queste tecnologie devono essere utilizzate in modo da integrare le competenze umane e tenere conto dell'esperienza clinica degli operatori sanitari.

Formazione e sviluppo delle competenze in materia di sicurezza

La formazione continua è essenziale per gli infermieri di sala operatoria, per migliorare le loro capacità di gestione del rischio e di sicurezza. I costanti progressi in campo medico, le tecniche chirurgiche e gli standard di sicurezza richiedono un continuo aggiornamento delle conoscenze e delle competenze. Ecco come la formazione continua può aiutare a migliorare la gestione del rischio e la sicurezza in sala operatoria:

1. Aggiornamento delle conoscenze:
   • La formazione continua consente agli infermieri di tenersi aggiornati sugli ultimi progressi medici, sui protocolli di sicurezza e sulle migliori pratiche.

2. Formazione sulle nuove tecnologie:
   • Gli infermieri sono formati all'uso sicuro delle nuove tecnologie mediche e delle attrezzature avanzate in sala operatoria.

3. Tecniche di prevenzione :
   - I programmi di formazione riguardano tecniche specifiche per prevenire errori, complicazioni e rischi in sala operatoria.

4. Formazione sulle procedure di emergenza:
   - Gli infermieri sono addestrati a gestire le emergenze e a prendere decisioni rapide per garantire la sicurezza del paziente.

5. Simulazioni pratiche:
   - Le simulazioni di scenari complessi aiutano gli infermieri a sviluppare le loro capacità di gestione del rischio in un ambiente controllato.

6. Analisi degli incidenti:
   - La formazione può includere l'analisi degli incidenti passati per identificare le cause e le misure preventive.

7. Comunicazione efficace:
   - Gli infermieri sono formati per comunicare efficacemente nelle situazioni di crisi, con un'enfasi sul coordinamento e sulla collaborazione.

8. Gestione delle risorse :
   - La formazione continua può includere moduli sulla gestione efficace delle risorse materiali e umane in sala operatoria.

9. Conoscenza dei protocolli:
   - Gli infermieri sono formati su protocolli di sicurezza specifici, come l'identificazione del paziente, i controlli pre-operatori, ecc.

10. Cultura della sicurezza :
- La formazione continua incoraggia la creazione di una cultura della sicurezza in sala operatoria, dove ogni membro del team dà priorità alla sicurezza del paziente.

11. Formazione sulla gestione dello stress:
- Gli infermieri possono essere addestrati a gestire lo stress e le emozioni durante le situazioni critiche per mantenere la chiarezza mentale.

12. Partecipazione a workshop e conferenze:
- I workshop e le conferenze offrono l'opportunità di imparare dagli esperti del settore e di scambiare esperienze con altri professionisti.

La formazione continua svolge un ruolo fondamentale nello sviluppo professionale degli infermieri di sala operatoria, migliorando le loro capacità di gestione del rischio, aumentando la loro comprensione dei protocolli di sicurezza e aiutandoli a fornire un'assistenza di alta qualità ai pazienti.
La partecipazione a workshop e a corsi di formazione sulle migliori pratiche è una componente importante della formazione continua degli infermieri di sala operatoria. Queste opportunità di apprendimento forniscono un mezzo efficace per acquisire nuove competenze, aggiornare le conoscenze esistenti e conoscere i più recenti approcci alla sicurezza e alla qualità dell'assistenza. Ecco come la partecipazione a tali workshop e formazioni può giovare agli infermieri di sala operatoria:

1. Acquisire nuove competenze:
   • I workshop e i corsi di formazione espongono gli infermieri a nuove tecniche, tecnologie e approcci che possono essere implementati per migliorare la sicurezza e la qualità dell'assistenza.

2. Aggiornare le conoscenze:
   • Gli infermieri sono aggiornati sugli ultimi progressi medici, sulle linee guida cliniche aggiornate e sulle nuove normative relative alla sala operatoria.

3. Condividere le esperienze:
   • I workshop offrono l'opportunità di condividere esperienze e sfide con altri infermieri, incoraggiando l'apprendimento reciproco.

4. Interazione con gli esperti:
   • I corsi di formazione sono spesso guidati da esperti del settore, offrendo un'opportunità unica di interagire con professionisti esperti.

5. Applicazione pratica :
   • I workshop e i corsi di formazione si concentrano generalmente su scenari di vita reale, consentendo agli

infermieri di mettere in pratica le competenze appena acquisite.

6. Rafforzare il processo decisionale :
   • Gli infermieri imparano a prendere decisioni informate basate sulle migliori pratiche e sulle prove scientifiche attuali.

7. Consapevolezza della sicurezza:
   • La formazione sulle migliori pratiche spesso sottolinea l'importanza della sicurezza del paziente, aiutando gli infermieri a mantenere una cultura della sicurezza.

8. Adattarsi al cambiamento :
   • I workshop aiutano gli infermieri ad adattarsi rapidamente ai cambiamenti nella pratica medica e a integrare nuovi approcci nella loro routine.

9. Rete professionale:
   • Gli eventi formativi forniscono una piattaforma per fare rete con altri professionisti del settore sanitario e incoraggiano la condivisione delle conoscenze.

10. Implementazione di protocolli migliorati:
    • Gli infermieri possono imparare a implementare protocolli e procedure migliori per ottimizzare l'assistenza in sala operatoria.

11. Convalida delle competenze :
    • Partecipare ai workshop può aiutare a convalidare le competenze e la conformità agli standard di sicurezza.

La partecipazione a workshop e corsi di formazione sulle migliori pratiche è un investimento prezioso per gli infermieri di sala operatoria, in quanto li prepara a fornire un'assistenza di alta qualità, a mantenere la sicurezza del paziente e a rimanere all'avanguardia degli sviluppi medici.

Capitolo 5

Comunicazione e coordinamento in sala operatoria

L'importanza di una comunicazione efficace in sala operatoria

Una comunicazione efficace gioca un ruolo cruciale nella sicurezza del paziente e nei risultati chirurgici in sala operatoria. Una comunicazione chiara, aperta e coordinata tra tutti i membri dell'équipe medica aiuta a ridurre al minimo gli errori, a prevenire le complicazioni e a garantire un'assistenza di alta qualità. Ecco come la comunicazione influisce sulla sicurezza del paziente e sui risultati chirurgici:

1. Prevenzione degli errori :
   * Una comunicazione accurata aiuta a condividere informazioni vitali, a evitare malintesi e a prevenire errori relativi ai farmaci, all'identificazione dei pazienti e così via.

2. Coordinamento del team:
   * Una comunicazione efficace facilita il coordinamento delle azioni tra chirurghi, anestesisti, infermieri e altri membri del team, assicurando che la procedura chirurgica si svolga senza intoppi.

3. Risposta rapida alle complicazioni:
   * Una comunicazione rapida in caso di complicazioni significa che le decisioni possono essere prese rapidamente e in modo coordinato per ridurre al minimo i rischi per il paziente.

4. Gestione delle emergenze :
   * La comunicazione è essenziale per coordinare le azioni in situazioni di emergenza, come un arresto cardiaco o un'emorragia eccessiva.

5. Trasmissione di informazioni preoperatorie :
   * La comunicazione accurata delle informazioni mediche pre-operatorie, come le allergie, i farmaci assunti e i problemi di salute precedenti, è essenziale per adattare l'assistenza.

6. Monitoraggio dei segni vitali:
   * La comunicazione regolare dei segni vitali del paziente tra i membri del team aiuta a monitorare le condizioni del paziente e a rilevare rapidamente eventuali cambiamenti.

7. Consenso informato :
   • Una comunicazione chiara e comprensibile tra l'équipe medica e il paziente è essenziale per ottenere il consenso informato all'intervento.

8. Scambio di informazioni:
   • La comunicazione continua tra i membri del team assicura che le informazioni importanti vengano trasmesse durante la procedura.

9. Preparazione preoperatoria :
   - La comunicazione tra l'équipe medica per preparare il paziente, controllare gli strumenti e pianificare l'intervento assicura un'esecuzione efficiente.

10. Follow-up post-operatorio:
   • La comunicazione post-operatoria tra l'équipe medica è importante per gestire l'assistenza post-operatoria e prevenire le complicazioni.

11. Collaborazione interdisciplinare :
   • La comunicazione facilita la collaborazione tra diverse specialità mediche, migliorando l'assistenza complessiva al paziente.

12. Rapporto e debriefing :
   • La comunicazione al termine dell'intervento, durante il rapporto e il debriefing, consente di condividere informazioni essenziali per l'assistenza post-operatoria.

Una comunicazione efficace in sala operatoria aiuta a creare una cultura della sicurezza, favorisce la fiducia all'interno dell'équipe medica e migliora i risultati chirurgici, garantendo un'assistenza coerente, ben coordinata e incentrata sul paziente.

La comunicazione nell'ambiente chirurgico può essere particolarmente complessa a causa di una serie di sfide specifiche. Queste sfide possono avere un impatto sulla sicurezza del paziente, sul coordinamento del team e sui risultati chirurgici. Di seguito è riportata una valutazione delle sfide principali legate alla comunicazione nell'ambiente chirurgico:

1. Gerarchia professionale :
   - La gerarchia medica può talvolta inibire una comunicazione aperta, soprattutto se i membri del team sono riluttanti a esprimere le loro preoccupazioni o i loro suggerimenti ai professionisti più esperti.

2. Stress e pressione temporale:
   - L'ambiente stressante della sala operatoria può rendere difficile una comunicazione chiara e ponderata, con conseguenti incomprensioni ed errori.

3. Comunicazione non verbale:
   - A causa di maschere, occhiali e altre attrezzature, la comunicazione non verbale, come le espressioni facciali, può essere limitata, rendendo più difficile la comprensione delle emozioni e delle intenzioni.

4. Multi-tasking :
   - I membri del team devono spesso destreggiarsi tra molti compiti simultanei, il che può rendere difficile una comunicazione coerente e tempestiva.

5. Rumore ambientale :
   - Il rumore delle apparecchiature, delle conversazioni e degli allarmi in sala operatoria può disturbare la comunicazione e impedire un ascolto attento.

6. Modifiche del personale :
   - La frequente rotazione del personale medico e infermieristico può portare a problemi di familiarità e comprensione reciproca.

7. Barriere linguistiche e culturali:
   - Le équipe chirurgiche possono essere composte da membri di culture e lingue diverse, il che può comportare difficoltà di comunicazione.

8. Trasferimento di informazioni incompleto:
   - Le informazioni importanti possono essere omesse o trasmesse male quando si passa da un membro all'altro dell'équipe (come il passaggio dall'équipe chirurgica a quella di assistenza post-operatoria).

9. Uso di abbreviazioni e gergo:
   - L'uso eccessivo di abbreviazioni e di gergo medico può portare a malintesi, in particolare per i membri del team che hanno meno familiarità con questi termini.

10. Comunicazione asincrona :
    - I membri del team potrebbero non essere sempre presenti contemporaneamente in sala operatoria, il che può causare problemi nella trasmissione delle informazioni.

11. Comunicazione di emergenza :
    - Le situazioni di emergenza richiedono una comunicazione rapida e coordinata, che può essere difficile da realizzare sotto pressione.

12. Trasferimento di informazioni complesse :
    - Comunicare informazioni mediche complesse, come i dettagli di una procedura, può richiedere competenze comunicative specifiche per garantire la comprensione.

Per superare queste sfide, è fondamentale implementare strategie di comunicazione efficaci, come i briefing pre-operatori, i protocolli di audit, la formazione sulla comunicazione interprofessionale e la sensibilizzazione sull'importanza di una comunicazione aperta e rispettosa all'interno del team chirurgico.

Ruoli e responsabilità all'interno del team chirurgico

La chiarezza dei ruoli all'interno dell'équipe chirurgica, composta da chirurghi, anestesisti, infermieri e assistenti operatori, è essenziale per assicurare un coordinamento efficace, ridurre al minimo gli errori e garantire la sicurezza del paziente. Ogni membro del team ha responsabilità specifiche che contribuiscono al successo della procedura chirurgica. Ecco una panoramica dei ruoli di ciascun gruppo:

Chirurghi:
   - I chirurghi sono responsabili dell'esecuzione della procedura chirurgica. Le loro competenze mediche e tecniche sono fondamentali per eseguire l'intervento in

modo sicuro ed efficace. Le responsabilità dei chirurghi comprendono la pianificazione dell'intervento, l'esecuzione delle procedure chirurgiche, le decisioni intraoperatorie e la comunicazione con il team.

Anestesisti:
- Gli anestesisti sono responsabili della gestione dell'anestesia del paziente durante l'intervento chirurgico. Il loro ruolo consiste nel valutare lo stato di salute del paziente, scegliere il metodo di anestesia appropriato, somministrare i farmaci necessari e monitorare continuamente i segni vitali del paziente durante l'intervento. Svolgono un ruolo chiave nel mantenere la stabilità fisiologica del paziente.

Infermiera di sala operatoria :
- Gli infermieri di sala operatoria hanno un ruolo diversificato che comprende la preparazione della sala operatoria, la gestione degli strumenti e delle attrezzature sterili, l'assistenza al chirurgo e all'anestesista, il monitoraggio dei segni vitali del paziente, la garanzia di una documentazione accurata e il coordinamento del team. Assicurano che tutti gli aspetti logistici e clinici della procedura si svolgano senza intoppi.

Aiuti operativi :
- Gli assistenti operatori, spesso chiamati tecnici chirurgici, forniscono un supporto pratico diretto ai chirurghi. I loro compiti comprendono la manipolazione degli strumenti, il mantenimento di un campo sterile, il prelievo di campioni e l'esecuzione di compiti specifici in base alle esigenze del chirurgo. Assicurano un flusso di lavoro sicuro ed efficiente durante l'intervento.

Per garantire la chiarezza dei ruoli e una comunicazione fluida, è importante che ogni membro del team comprenda non solo il proprio ruolo, ma anche quello degli altri. I briefing pre-operatori, i protocolli di audit, la formazione alla comunicazione interprofessionale e le riunioni regolari possono aiutare a rafforzare la comprensione reciproca dei ruoli e a creare un ambiente di lavoro collaborativo e sicuro. Quando ogni membro dell'équipe ha chiaro cosa ci si aspetta da lui, la qualità dell'assistenza e i risultati del paziente migliorano in modo significativo.

La collaborazione interprofessionale è una componente cruciale della gestione olistica del paziente nell'ambiente chirurgico. Comporta una stretta collaborazione e una comunicazione efficace tra i vari membri dell'équipe medica, tra cui chirurghi, anestesisti, infermieri, assistenti di sala operatoria e altri professionisti della salute. Questo approccio completo assicura che tutti gli aspetti della salute e del benessere del paziente siano presi in considerazione, dalla preparazione all'intervento fino al recupero post-operatorio. Ecco come la collaborazione interprofessionale assicura un'assistenza olistica al paziente:

1. Valutazione completa :
   - I membri del team mettono a disposizione le loro competenze uniche per una valutazione completa del paziente, prendendo in considerazione le sue condizioni mediche, la sua storia, le sue allergie, i suoi farmaci e qualsiasi altro fattore rilevante.

2. Pianificazione preoperatoria :
   - La collaborazione interprofessionale consente di discutere e pianificare la procedura chirurgica, tenendo conto di tutti gli aspetti medici, anestetici e logistici per garantire la sicurezza e il comfort del paziente.

3. Comunicare le esigenze del paziente:
   - I vari professionisti condividono informazioni essenziali sulle esigenze specifiche del paziente, come le preferenze alimentari, le restrizioni mediche e i problemi di mobilità.

4. Coordinamento intra-operatorio:
   - Durante l'intervento chirurgico, la collaborazione interprofessionale garantisce la comunicazione in tempo reale per rispondere alle esigenze mutevoli del paziente, adattare l'assistenza e ridurre al minimo i rischi.

5. Gestione del dolore e dell'ansia:
   - I professionisti lavorano insieme per gestire il dolore e l'ansia del paziente prima, durante e dopo l'intervento, utilizzando approcci sia medicinali che non medicinali.

6. Monitoraggio e follow-up post-operatorio:
   - Dopo l'intervento, la collaborazione continua a monitorare il recupero del paziente, a somministrare i farmaci

necessari, a controllare i segni vitali e a gestire eventuali complicazioni.

7. Riabilitazione e recupero:
   • I membri del team lavorano insieme per sviluppare piani di riabilitazione personalizzati e fornire un'assistenza continua per facilitare il recupero ottimale del paziente.

8. Comunicazione con il paziente e la famiglia:
   • Una comunicazione interprofessionale efficace assicura che i pazienti e le loro famiglie siano ben informati sulla procedura, sull'assistenza post-operatoria e sulle aspettative, favorendo così la fiducia e la comprensione.

9. Trasferimento delle cure:
   • Quando il paziente è pronto a lasciare l'ospedale, la collaborazione interprofessionale assicura una transizione fluida all'assistenza post-operatoria a casa o in una struttura di riabilitazione.

La collaborazione interprofessionale arricchisce l'assistenza al paziente, fornendo competenze multidisciplinari, evitando i silos informativi e garantendo un approccio olistico e incentrato sul paziente. Questo migliora la qualità dell'assistenza, riduce il rischio di errori e contribuisce a ottenere risultati ottimali in ambito chirurgico e di recupero.

Protocolli di briefing preoperatorio

Le riunioni preoperatorie sono un passo importante nella pianificazione e nel coordinamento delle procedure chirurgiche. Riuniscono i membri chiave dell'équipe medica, tra cui chirurghi, anestesisti, infermieri di sala operatoria, assistenti chirurgici e altri professionisti sanitari coinvolti nella procedura. Lo scopo di questi incontri è discutere il piano chirurgico, affrontare le preoccupazioni e garantire una comprensione comune dell'intervento imminente. Ecco come le riunioni preoperatorie favoriscono la pianificazione chirurgica:

1. Revisione del piano chirurgico:
   • Le riunioni pre-operatorie consentono ai membri del team di rivedere i dettagli del piano chirurgico, comprese le fasi

specifiche dell'intervento, le incisioni previste, le posizioni del paziente, gli strumenti necessari, ecc.

2. Chiarimento dei ruoli:
   - Ogni professionista del team comprende il proprio ruolo nella procedura e il modo in cui contribuirà al successo dell'operazione.

3. Discussione delle preoccupazioni:
   - I membri del team hanno l'opportunità di sollevare e discutere le potenziali preoccupazioni, come allergie del paziente, anamnesi medica significativa, vincoli di tempo o altre questioni logistiche.

4. Gestione delle complicazioni previste:
   - Le riunioni pre-operatorie servono a discutere le potenziali complicazioni e i piani d'azione in caso di emergenza.

5. Coordinamento della logistica:
   - I dettagli logistici, come la disposizione degli strumenti, la disposizione della sala operatoria e le esigenze specifiche del paziente, vengono discussi per garantire che l'intervento si svolga senza problemi.

6. Comunicazione interprofessionale :
   - Le riunioni preoperatorie incoraggiano la comunicazione interprofessionale, consentendo ai diversi membri di condividere le loro prospettive e conoscenze specifiche.

7. Pianificazione dell'anestesia :
   - Gli anestesisti possono discutere i metodi anestetici da utilizzare, i farmaci da somministrare e la gestione della stabilità fisiologica del paziente durante l'intervento.

8. Processo decisionale collaborativo:
   - Le riunioni preoperatorie facilitano il processo decisionale collaborativo, identificando gli approcci migliori per la procedura e tenendo conto delle opinioni di tutti i membri del team.

9. Riduzione degli errori:
   - Anticipando le sfide e chiarendo i dettagli, gli incontri pre-operatori aiutano a ridurre gli errori e le incomprensioni durante l'intervento.

10. Costruire la fiducia:
   • Le riunioni pre-operatorie favoriscono la fiducia e la coesione all'interno del team, assicurando che tutti i membri comprendano gli obiettivi comuni e siano allineati sul piano chirurgico.

In breve, le riunioni preoperatorie sono uno strumento prezioso per ottimizzare la pianificazione, il coordinamento e la comunicazione all'interno dell'équipe medica, contribuendo a un intervento chirurgico più sicuro, più efficiente e meglio coordinato.

Lo scambio di informazioni cruciali è un elemento essenziale per stabilire una comprensione comune degli obiettivi dell'intervento all'interno dell'équipe medica. Una comunicazione chiara e precisa permette a ogni membro del team di comprendere i dettagli specifici della procedura chirurgica, le aspettative e gli obiettivi per garantire un'esecuzione regolare e di successo. Ecco come lo scambio di informazioni cruciali facilita la comprensione comune degli obiettivi dell'intervento:

1. Presentazione del caso:
   • Lo scambio di informazioni inizia con una presentazione dettagliata del caso del paziente, compresa l'anamnesi, i sintomi, i risultati degli esami e i motivi dell'intervento.

2. Piano chirurgico :
   • Vengono condivisi i dettagli del piano chirurgico, comprese le fasi specifiche dell'intervento, le incisioni previste, le tecniche da utilizzare e gli obiettivi dell'intervento.

3. Ruoli e responsabilità :
   • Ogni membro del team comprende il proprio ruolo nella procedura e il modo in cui contribuirà al raggiungimento degli obiettivi dell'intervento.

4. Potenziali complicazioni:
   • Le informazioni sulle potenziali complicazioni e sui piani d'azione in caso di emergenza vengono condivise per garantire una preparazione adeguata.

5. Anestesia e monitoraggio:
   - Gli anestesisti condividono informazioni sulla gestione dell'anestesia del paziente, sul monitoraggio dei segni vitali e sulla stabilizzazione fisiologica.

6. Gestione del dolore :
   - I piani di gestione del dolore intraoperatorio e postoperatorio vengono comunicati per garantire il comfort e il benessere del paziente.

7. Strumenti e attrezzature:
   - I dettagli degli strumenti, dei dispositivi medici e delle attrezzature specifiche richieste sono condivisi per garantirne la disponibilità e il funzionamento.

8. Dettagli del paziente :
   - Le informazioni cruciali del paziente, come le allergie, i farmaci attuali e le preferenze personali, vengono scambiate per personalizzare l'assistenza.

9. Trasferimento delle cure:
   - Se necessario, vengono discussi i piani per il trasferimento dell'assistenza post-operatoria al team di follow-up, per garantire una continuità ottimale dell'assistenza.

10. Domande e preoccupazioni:
   - I membri del team hanno l'opportunità di fare domande, esprimere dubbi e discutere i punti importanti per garantire la piena comprensione.

Lo scambio di informazioni cruciali promuove una comprensione comune degli obiettivi dell'intervento, rafforza la coesione del team e riduce il rischio di errori o malintesi durante la procedura. Inoltre, crea un ambiente in cui ogni professionista sanitario può contribuire in modo informato e proattivo al raggiungimento dei migliori risultati per il paziente.

Comunicazione durante l'intervento chirurgico

Le tecniche di comunicazione verbale e non verbale svolgono un ruolo essenziale in sala operatoria, per garantire un coordinamento fluido, una comprensione reciproca e un'assistenza di qualità. Dato l'ambiente complesso e talvolta stressante della sala operatoria, una comunicazione efficace è fondamentale per garantire la sicurezza del paziente e il successo della procedura chirurgica. Di seguito sono riportati alcuni esempi di tecniche di comunicazione verbale e non verbale utilizzate in sala operatoria:

Comunicazione verbale :
1. Briefing pre-operatorio: prima dell'inizio dell'intervento, si può organizzare una riunione di briefing per discutere il piano chirurgico, i ruoli di ciascun membro dell'équipe ed eventuali preoccupazioni.

2. Annuncio delle fasi: I chirurghi e gli assistenti operatori annunciano le fasi della procedura man mano che avanzano, per tenere informati tutti i membri del team.

3. Conferma delle azioni: Il team può utilizzare frasi di conferma come "Confermo" o "Sono pronto" per indicare che le fasi pianificate sono state completate.

4. Scambio di informazioni critiche: i professionisti condividono informazioni cruciali, come i risultati dei test, i cambiamenti nelle condizioni del paziente o le modifiche alla procedura.

5. Chiedere chiarimenti: se un'istruzione non è chiara, i membri del team possono chiedere chiarimenti utilizzando frasi come "Può ripetere?" o "Può approfondire?".

6. Segnalare le anomalie: se qualcosa non sembra essere in linea con il piano, i membri del team devono sentirsi a proprio agio nel segnalare le anomalie usando un linguaggio diretto ma rispettoso.

7. Comunicazione con il paziente: I professionisti possono spiegare al paziente l'imminente procedura, parlare delicatamente per rassicurarlo e rispondere alle sue domande.

Comunicazione non verbale :
1. Contatto visivo: stabilisca e mantenga il contatto visivo con gli altri membri del team per dimostrare attenzione e comprensione.

2. Gesti con le mani: usi i gesti con le mani per indicare azioni specifiche o dare istruzioni.

3. Espressioni facciali: le espressioni facciali possono mostrare approvazione, preoccupazione o altre emozioni, contribuendo alla comprensione reciproca.

4. Linguaggio del corpo: un linguaggio del corpo aperto e orientato al team può trasmettere un atteggiamento di cooperazione e di ascolto.

5. Movimenti della testa: un cenno della testa può indicare approvazione, comprensione o conferma.
6. Uso di segnali spaziali: la posizione e l'orientamento dei membri del team in sala operatoria possono indicare intenzioni o necessità.

7. Esprimere calma: mantenere un'andatura e una postura calma può aiutare a creare un ambiente sereno nonostante le situazioni di stress.

8. Uso dei silenzi: i momenti di silenzio intenzionali possono indicare la necessità di concentrarsi o di prestare attenzione a un compito specifico.

Combinando tecniche di comunicazione verbale e non verbale, l'équipe chirurgica può creare un flusso di informazioni fluido e completo, essenziale per la sicurezza del paziente e il successo dell'intervento. Una comunicazione aperta, rispettosa e ben coordinata rafforza la fiducia reciproca e la collaborazione all'interno del team.

La segnalazione efficace dei cambiamenti nelle condizioni del paziente e dei potenziali problemi in sala operatoria è di fondamentale importanza per garantire la sicurezza e il benessere del paziente. I membri dell'équipe medica devono essere in grado di comunicare rapidamente e chiaramente per segnalare qualsiasi anomalia o preoccupazione. Ecco alcuni passaggi e linee guida per una segnalazione efficace:

1. Usare una comunicazione diretta e concisa: quando segnala un cambiamento nelle condizioni del paziente o un potenziale problema, sia diretta e concisa nella comunicazione. Utilizzi un linguaggio chiaro e specifico per trasmettere le informazioni.

2. Identificare se stesso e il suo ruolo: quando segnala un problema, inizi a identificare se stesso e il suo ruolo all'interno del team. Questo aiuta a stabilire la fonte dell'informazione e facilita il coordinamento.

3. Utilizzare il protocollo di comunicazione: molti ospedali e strutture sanitarie hanno protocolli di comunicazione specifici per segnalare i cambiamenti nelle condizioni del paziente. Si assicuri di seguire questi protocolli per garantire che le informazioni siano trasmesse correttamente.

4. Fornire dettagli specifici: quando segnala un problema, includa dettagli specifici come i segni vitali rilevanti, i sintomi osservati, la posizione del problema e qualsiasi altro dettaglio rilevante.

5. Se possibile, utilizzi strumenti visivi: se possibile, utilizzi strumenti visivi come grafici, diagrammi o immagini per illustrare il problema o i cambiamenti. Questo può aiutare a chiarire le informazioni e a trasmettere rapidamente la situazione.

6. Essere consapevoli del contesto: quando segnala un problema, si assicuri di fornire il contesto necessario agli altri membri del team per comprendere il quadro generale.

7. Dichiarare l'urgenza: se la situazione richiede un'attenzione immediata, si assicuri di dichiararlo chiaramente. Utilizzi parole come "urgente" o "immediato" per sottolineare la gravità della situazione.

8. Proporre soluzioni, se possibile: se ha idee o suggerimenti per risolvere il problema, non esiti a condividerli. Lavorare insieme per trovare soluzioni è essenziale per garantire che il problema venga affrontato in modo rapido ed efficace.

9. Ascoltare attentamente il feedback: quando segnala un problema, sia pronto ad ascoltare il feedback degli altri membri del team. La comunicazione è un processo bidirezionale, ed è importante rimanere aperti ai commenti e alle informazioni aggiuntive.

10. Documentare la segnalazione: Dopo aver segnalato un cambiamento nelle condizioni del paziente o un potenziale problema, si assicuri di documentare le informazioni in modo appropriato nella cartella clinica del paziente. Questo garantirà che la situazione venga seguita in modo accurato.

Seguendo queste linee guida, può contribuire a una comunicazione efficace e a una gestione rapida dei potenziali problemi in sala operatoria, che è essenziale per la sicurezza e il benessere del paziente.

Cooperazione durante le transizioni assistenziali

Il trasferimento di informazioni quando cambiano le équipe e le fasi chirurgiche è un passo fondamentale per garantire la continuità delle cure e la sicurezza del paziente. Quando cambiano le équipe o le fasi chirurgiche, è essenziale che le informazioni rilevanti sul paziente, il piano chirurgico, le potenziali complicazioni e altri dettagli cruciali vengano trasmessi in modo accurato e completo. Ecco come facilitare un trasferimento di informazioni efficace:

1. Briefing preoperatorio: prima dell'inizio dell'intervento, organizzare un briefing preoperatorio in cui l'équipe uscente informa l'équipe entrante sui dettagli chiave del paziente, sul piano chirurgico e su eventuali preoccupazioni particolari.

2. Utilizzare una comunicazione strutturata: utilizzare strumenti di comunicazione strutturati come lo SBAR (Situazione, Contesto, Valutazione, Raccomandazione) per organizzare e trasmettere le informazioni in modo chiaro e sistematico.

3. Identificare chiaramente i membri del team: quando trasferisce le informazioni, si assicuri che ogni membro del team si presenti e indichi il suo ruolo per stabilire una chiara identificazione.

4. Scrivere e leggere i rapporti: se possibile, fornisca all'équipe in arrivo un rapporto scritto contenente le informazioni essenziali sul paziente, i cambiamenti durante l'intervento, le misure adottate e le eventuali preoccupazioni.

5. Utilizzare ausili visivi: Diagrammi, immagini e modelli anatomici possono essere utili per mostrare visivamente gli aspetti chiave della procedura o le aree di interesse.

6. Includere le informazioni rilevanti: Trasmettere informazioni importanti come i segni vitali del paziente, i dettagli del piano chirurgico, le allergie, le potenziali complicazioni, le modifiche dei farmaci e altri elementi cruciali.

7. Assicurare la comprensione reciproca: incoraggiare i membri del team uscente a porre domande al team entrante per garantire che le informazioni siano chiare e comprese.

8. Definire gli obiettivi da raggiungere: se ci sono obiettivi specifici da raggiungere durante la fase successiva dell'intervento, si assicuri di comunicarli chiaramente.

9. Fornire raccomandazioni: se il team entrante deve prendere delle decisioni o intraprendere delle azioni, includa delle raccomandazioni specifiche per guidare il suo prossimo passo.

10. Ricapitolare e riassumere: al termine del passaggio di consegne, ricapitoli brevemente i punti chiave per assicurarsi che non sia stato omesso nulla di importante.

11. Incoraggiare la comunicazione aperta: creare un ambiente in cui i membri del team si sentano a proprio agio nel porre domande, chiarire punti e condividere preoccupazioni.

12. Documentare il trasferimento: si assicuri di documentare il trasferimento delle informazioni nella cartella clinica del paziente, per garantire un monitoraggio e una tracciabilità accurati.

Un trasferimento di informazioni fluido e accurato tra i team e le fasi chirurgiche è essenziale per mantenere la sicurezza del paziente, evitare errori e garantire un'assistenza coerente ed efficace.

Prevenire gli errori durante il trasferimento del paziente dalla sala operatoria alla sala di recupero è un passo fondamentale per garantire la sicurezza del paziente durante il periodo post-operatorio. Il trasferimento del paziente comporta rischi potenziali, soprattutto in termini di complicazioni mediche, cambiamenti di condizione e comunicazione. Ecco alcune strategie per prevenire gli errori durante questo trasferimento cruciale:

1. Comunicazione trasparente: Assicurarsi che ci sia una comunicazione chiara e accurata tra il team della sala operatoria e quello della sala di rianimazione. Utilizzi protocolli di comunicazione strutturati, come lo SBAR, per trasmettere le informazioni importanti sul paziente.

2. Rapporto di trasferimento: fornire un rapporto di trasferimento scritto o verbale che illustri le informazioni essenziali, come le condizioni del paziente, il piano chirurgico, i farmaci somministrati, le complicazioni riscontrate, le allergie, i liquidi somministrati, ecc.

3. Uso di liste di controllo: adotti liste di controllo specifiche per il trasferimento, per garantire che tutti i passaggi richiesti siano seguiti correttamente.

4. Verifica dell'identità del paziente: Prima del trasferimento, confermare l'identità del paziente utilizzando almeno due metodi di identificazione, come la verifica del braccialetto d'identità, la verifica del nome e della data di nascita, ecc.

5. Monitoraggio continuo: si assicuri che il paziente sia costantemente monitorato durante il trasferimento, per rilevare rapidamente eventuali cambiamenti di condizione o complicazioni.

6. Preparazione della sala di recupero: prima dell'arrivo del paziente, si assicuri che la sala di recupero sia adeguatamente preparata con tutte le attrezzature e i farmaci necessari.

7. Comunicazione dei farmaci: Comunicare chiaramente i farmaci somministrati durante l'intervento all'équipe della sala di rianimazione, specificando dosi e tempi.

8. Continuità dell'anestesia: se il paziente è sotto anestesia, assicurarsi che ci sia una comunicazione fluida e trasparente tra l'anestesista in sala operatoria e l'équipe della sala di rianimazione, per garantire una transizione fluida.

9. Comunicazione sulle complicazioni: se sono sorte delle complicazioni durante l'intervento chirurgico, si assicuri che l'équipe della sala di rianimazione sia informata e preparata a gestire queste complicazioni se si presentano durante il periodo di recupero.

10. Formazione e sensibilizzazione: istruire il personale della sala operatoria e della sala di rianimazione sulle procedure di trasferimento e sui protocolli di prevenzione degli errori. Fornire una formazione continua per aggiornare le competenze e le conoscenze.

11. Uso di strumenti tecnologici: utilizzare le tecnologie, come i sistemi informativi sanitari, per documentare e condividere le informazioni sui pazienti in modo sicuro e accurato.

12. Analisi degli errori precedenti: effettuare revisioni regolari dei casi per esaminare gli errori o i problemi che si sono verificati durante i trasferimenti precedenti e identificare le aree da migliorare.

La prevenzione degli errori durante il trasferimento del paziente dalla sala operatoria alla sala di rianimazione richiede una comunicazione efficace, uno stretto coordinamento tra i team e un'attenzione meticolosa ai dettagli. Seguendo protocolli chiari, promuovendo una cultura della sicurezza e implementando strategie specifiche, il rischio di errori può essere ridotto in modo significativo.

Gestione dei conflitti e risoluzione dei problemi

La gestione del disaccordo e del conflitto all'interno del team chirurgico è essenziale per mantenere un ambiente di lavoro armonioso, garantire la sicurezza del paziente e promuovere un processo decisionale efficace. I disaccordi e i conflitti possono sorgere a causa di una serie di fattori, come opinioni diverse sul piano chirurgico, preoccupazioni sul paziente o tensioni interpersonali. Ecco alcune tecniche per gestire queste situazioni in modo costruttivo:

1. Comunicazione aperta: incoraggi la comunicazione aperta e rispettosa all'interno del team. Consenta a ciascun membro di esprimersi e di spiegare il proprio punto di vista con calma e rispetto.
2. Ascolto attivo: ascoltare attentamente le preoccupazioni e i punti di vista degli altri membri del team. Dimostri di capire e di prendere in considerazione le loro opinioni.

3. Trovare un terreno comune: Cerca di trovare un terreno comune esplorando le aree di accordo e le possibili soluzioni. Cercare soluzioni reciprocamente vantaggiose.

4. Mediazione: se il conflitto persiste, prenda in considerazione la mediazione. Una terza parte neutrale può aiutare a facilitare la comunicazione e a trovare soluzioni.

5. Rispetto dei ruoli e delle responsabilità: si assicuri che tutti i membri del team comprendano e rispettino i ruoli e le responsabilità degli altri. Questo può ridurre i conflitti derivanti da incomprensioni o sovrapposizioni.

6. Una leadership efficace: una leadership forte può svolgere un ruolo cruciale nella gestione dei conflitti. I leader devono essere in grado di prendere decisioni informate, ascoltare i membri del team e risolvere i disaccordi in modo equo.

7. Concentrarsi sui fatti: quando discute di un disaccordo, si basi su fatti tangibili piuttosto che sulle emozioni. Questo può contribuire ad una discussione più obiettiva.

8. Gestire le emozioni : Impari a gestire le sue emozioni e quelle degli altri in modo costruttivo. Eviti le reazioni impulsive e prenda tempo per pensare prima di rispondere.

9. Scelta delle parole: usi parole scelte con cura per evitare di aggravare la situazione. Eviti commenti offensivi o accusatori.

10. Trovare soluzioni incentrate sul paziente: Quando c'è un disaccordo, ricordi sempre che il benessere del paziente è la priorità. Questo può aiutare a mettere i problemi in prospettiva e a trovare soluzioni.

11. Valutazione postconflitto: dopo che il conflitto è stato risolto, si prenda il tempo di valutare ciò che è accaduto e le lezioni apprese. Questo può aiutare a prevenire conflitti simili in futuro.

12. Formazione sulla gestione dei conflitti: fornisca una formazione al team sulla gestione dei conflitti e sulla comunicazione efficace. In questo modo si possono sviluppare le capacità e la fiducia del team nel risolvere i disaccordi.

Implementando queste tecniche e promuovendo una cultura di comunicazione aperta e di rispetto reciproco, i disaccordi e i conflitti all'interno del team possono essere gestiti in modo costruttivo, contribuendo a creare un ambiente di lavoro positivo e un'assistenza di alta qualità al paziente.

Risolvere i problemi rapidamente e mantenere un ambiente di lavoro positivo all'interno dell'équipe chirurgica è essenziale per garantire la sicurezza del paziente e la soddisfazione dei membri del team. Ecco alcuni approcci per raggiungere questo obiettivo in modo efficace:

1. Comunicazione aperta: incoraggiare una comunicazione aperta e trasparente tra i membri del team. Crei uno spazio in cui tutti possano esprimere le loro preoccupazioni, fare domande e condividere idee.

2. Anticipazione dei problemi: identificare i problemi potenziali prima che si verifichino. L'anticipazione proattiva le consente di adottare misure preventive e di evitare che i problemi si trasformino in situazioni critiche.

3. Collaborazione interdisciplinare: coinvolgere i membri dell'équipe chirurgica e altri professionisti sanitari, come anestesisti, infermieri e assistenti di sala operatoria, nella risoluzione dei problemi. Un approccio interdisciplinare può apportare prospettive diverse e soluzioni creative.

4. Uso di protocolli e liste di controllo: mettere in atto protocolli e liste di controllo per guidare le fasi chiave del processo chirurgico. Questo può aiutare a minimizzare gli errori e a garantire la coerenza della pratica.

5. Formazione continua: offra una formazione continua al team per mantenere le sue competenze aggiornate e per tenerlo al corrente delle nuove pratiche e tecnologie. Un team ben formato è meglio equipaggiato per risolvere i problemi.

6. Feedback costruttivo: fornisca un feedback costruttivo ai membri del team, concentrandosi sulle aree da migliorare e riconoscendo i successi. Questo favorisce un ambiente positivo e di apprendimento.

7. Incoraggiare la segnalazione di incidenti: Incoraggi i membri del team a segnalare incidenti, errori o problemi potenziali. Un sistema di segnalazione aperto significa che i problemi possono essere affrontati rapidamente e le misure correttive messe in atto.

8. Gestione del tempo: ottimizzare la gestione del tempo per evitare ritardi e situazioni di stress. Una pianificazione efficace può aiutare a prevenire i problemi legati ai vincoli di tempo.

9. Uso della tecnologia: Adottare tecnologie e strumenti digitali per migliorare la comunicazione, la documentazione e la gestione delle informazioni. I sistemi computerizzati possono facilitare la soluzione dei problemi.

10. Approccio incentrato sulla soluzione: Quando si presenta un problema, incoraggi il team ad adottare un approccio incentrato sulla soluzione, anziché concentrarsi sugli aspetti negativi. Identifichi rapidamente ciò che deve essere fatto per risolvere il problema.

11. Leadership positiva: i leader svolgono un ruolo cruciale nel mantenere un ambiente di lavoro positivo. I leader devono modellare un comportamento positivo, favorire la collaborazione e incoraggiare la risoluzione proattiva dei problemi.

12. Celebrare i successi: Riconoscere e celebrare i successi del team rafforza la motivazione e la coesione. I successi aiutano a mantenere un ambiente positivo e stimolante.

Adottando questi approcci, l'équipe chirurgica può collaborare in modo più efficace per risolvere rapidamente i problemi, mantenere un ambiente positivo e garantire la sicurezza e il benessere dei pazienti.

Comunicazione con i pazienti e le famiglie

Spiegare le procedure e le fasi chirurgiche ai pazienti e alle loro famiglie è una parte essenziale del ruolo dell'infermiera di sala operatoria. Questa comunicazione fornisce ai pazienti e alle loro famiglie informazioni chiare, risponde alle loro domande e li rassicura sul processo chirurgico. Ecco come farlo in modo efficace:

1. **Preparazione:** scelga un momento appropriato e tranquillo per spiegare la procedura chirurgica. Si assicuri che il paziente sia rilassato e aperto alla comunicazione.

2. **Utilizzare un linguaggio comprensibile:** evitare il gergo medico complesso e utilizzare un linguaggio semplice e comprensibile. Spieghi i termini medici, se necessario.

3. **Ascolto attivo:** prima di iniziare a spiegare, incoraggi il paziente e le persone a lui vicine a fare domande e a esprimere le loro preoccupazioni. Ascolti attentamente le loro esigenze e preoccupazioni.

4. **Descrizione della procedura:** spiegare la procedura chirurgica in dettaglio, compresi gli obiettivi, le fasi specifiche e gli strumenti utilizzati. Utilizzi ausili visivi come diagrammi o modelli anatomici, se questo aiuta a chiarire le spiegazioni.

5. **Rischi e benefici:** discutere i rischi potenziali associati alla procedura, nonché i benefici attesi. Spiegare le possibili alternative, se esistono.

6. **Durata e recupero:** informare il paziente sulla durata approssimativa dell'intervento e sulle fasi del recupero post-operatorio. Indica le cure necessarie e le precauzioni da prendere dopo l'intervento.

7. Anestesia: spiegare il tipo di anestesia che verrà utilizzata e come si sentirà il paziente durante e dopo l'intervento.

8. Implicazioni sullo stile di vita: se la procedura avrà un impatto sullo stile di vita del paziente, ne parli in dettaglio. Questo può includere restrizioni di attività, cambiamenti nella dieta, ecc.

9. Rispondere alle domande: incoraggiare i pazienti e i loro familiari a porre domande in qualsiasi momento. Risponda in modo onesto e completo.

10. Empatia e sostegno emotivo: comprendere che la procedura chirurgica può suscitare emozioni nel paziente e nelle persone a lui vicine. Mostri empatia, offra sostegno emotivo e li rassicuri.

11. Fornitura di materiale scritto: se possibile, fornisca opuscoli o documenti scritti che descrivano la procedura, i preparativi necessari e le informazioni post-operatorie.

12. Riservatezza: garantire la riservatezza delle informazioni fornite e rispettare la privacy del paziente.
Fornendo spiegazioni chiare e adeguate alle esigenze individuali, aiutate i pazienti e le loro famiglie a comprendere meglio la procedura chirurgica, a prendere decisioni informate e a sentirsi supportati durante tutto il processo.

Fornire supporto emotivo e rispondere alle domande dei pazienti è fondamentale per ridurre l'ansia prima dell'intervento. L'ansia può essere molto preoccupante per i pazienti e può influire sulla loro esperienza e sul loro recupero. Ecco come può fornire un supporto emotivo efficace e rispondere alle domande per aiutare a ridurre l'ansia:

1. Creare un ambiente accogliente: Si assicuri che il paziente si senta sicuro e a suo agio. Crei uno spazio calmo e accogliente, dove il paziente possa fare domande ed esprimere le proprie preoccupazioni.

2. Stabilire un legame: si prenda il tempo di presentarsi e di stabilire un rapporto di fiducia con il paziente. Mostrare empatia e comprensione per i loro sentimenti.

3. Incoraggiare le domande: faccia sapere ai pazienti che possono porre qualsiasi domanda. Rassicurateli che tutte le loro preoccupazioni saranno affrontate.

4. Ascolto attivo: quando il paziente parla, ascolti attentamente e dimostri di essere davvero coinvolto. Questo può aiutare ad alleviare le loro preoccupazioni.

5. Chiarire le informazioni: se il paziente esprime preoccupazioni sulla base di informazioni errate o mal comprese, spieghi e chiarisca i punti rilevanti.

6. Uso di ausili visivi: se possibile, utilizzi ausili visivi come opuscoli, video esplicativi o diagrammi per illustrare la procedura e rispondere alle domande.

7. Spiegare le fasi: Suddivida la procedura in fasi e le spieghi al paziente. Questo può aiutare a demistificare il processo e a ridurre l'ansia.

8. Rispondere onestamente: fornire risposte oneste e precise alle domande del paziente. Se non conosce la risposta, indichi che si procurerà le informazioni necessarie.

9. Gestione delle aspettative: Aiutare il paziente a capire cosa aspettarsi prima, durante e dopo l'intervento. Questo può ridurre le sorprese e le incertezze.

10. Tecniche di rilassamento: insegnare ai pazienti semplici tecniche di rilassamento, come la respirazione profonda o la visualizzazione, per aiutarli a gestire l'ansia.

11. Coinvolgere la famiglia: se il paziente lo desidera, coinvolgere la famiglia o gli amici più stretti nel processo di informazione e di sostegno emotivo.

12. Follow-up: si assicuri di rimanere a disposizione del paziente anche dopo il colloquio iniziale. Mostrare che è a disposizione per rispondere a ulteriori domande può aiutare ad alleviare l'ansia.

Il supporto emotivo e le risposte alle domande non solo aiutano a ridurre l'ansia del paziente, ma stabiliscono anche un legame di fiducia tra il paziente e il team medico. Questo può contribuire a un'esperienza più positiva per il paziente e a migliori risultati chirurgici.

Uso delle tecnologie di comunicazione

L'uso di sistemi di comunicazione elettronica e di cruscotti di sala operatoria può migliorare significativamente l'efficienza, il coordinamento e la sicurezza delle procedure chirurgiche. Questi strumenti moderni facilitano la comunicazione tra i membri dell'équipe chirurgica, consentono il monitoraggio in tempo reale di informazioni vitali e contribuiscono alla gestione complessiva della sala operatoria. Ecco come questi sistemi possono essere utili e come vengono utilizzati:

Sistemi di comunicazione elettronica :

- **Messaggistica istantanea:** i membri del team possono comunicare in modo rapido e discreto attraverso i sistemi di messaggistica istantanea sui dispositivi mobili. Questo permette di trasmettere informazioni importanti senza interrompere il flusso di lavoro.

- **Videochiamate: Gli** scambi in tempo reale tramite videochiamate possono consentire ai chirurghi di consultare altri esperti a distanza, ottenere consigli e condividere immagini dal vivo.

- **Avvisi di emergenza:** i sistemi possono essere configurati per inviare avvisi in caso di situazioni di emergenza, come cambiamenti nei segni vitali del paziente o problemi tecnici.

- **Gestione delle apparecchiature: I** sistemi di comunicazione possono essere utilizzati per monitorare lo stato delle apparecchiature, segnalare guasti e richiedere riparazioni in tempi rapidi.

Cruscotti della sala operatoria :

- **Monitoraggio in tempo reale: i dashboard** visualizzano i segni vitali del paziente, i livelli di anestesia, le informazioni sui fluidi endovenosi, ecc. in tempo reale, consentendo al team di monitorare il paziente in modo continuo.

- **Pianificazione chirurgica: i dashboard** possono visualizzare il piano chirurgico, le immagini radiologiche e altre informazioni rilevanti, in modo che il team possa fare riferimento a questi dati durante l'operazione.

- **Liste di controllo: le** liste di controllo pre- e post-operatorie possono essere integrate nei dashboard, aiutando a garantire che tutti i passaggi siano seguiti correttamente.

- **Gestione del tempo: i** dashboard possono tenere traccia dei tempi di intervento, dei tempi di esposizione alle radiazioni, eccetera, aiutando a mantenere la puntualità.

- **Integrazione dei dati: I** dati provenienti da diverse fonti, come le apparecchiature mediche, le cartelle cliniche elettroniche e le immagini radiologiche, possono essere integrati nel dashboard, fornendo una visione completa della situazione.

- **Documentazione in tempo reale: le** informazioni importanti possono essere inserite direttamente nel dashboard, riducendo la necessità di annotazioni manuali e facilitando la documentazione.

L'uso di sistemi di comunicazione elettronica e di dashboard in sala operatoria può migliorare il coordinamento, ridurre gli errori, accelerare le risposte alle situazioni di emergenza e fornire un database per l'analisi post-operatoria. Tuttavia, è importante garantire che queste tecnologie siano perfettamente integrate nei flussi di lavoro esistenti e che i membri del team siano adeguatamente formati al loro utilizzo.
L'integrazione di strumenti digitali in sala operatoria può migliorare significativamente la comunicazione e il coordinamento all'interno del team chirurgico. Le moderne tecnologie consentono la condivisione di informazioni in tempo

reale, l'accesso a dati vitali e facilitano il processo decisionale informato. Ecco come gli strumenti digitali possono essere integrati per migliorare la comunicazione e il coordinamento in sala operatoria:

1. Sistemi di gestione elettronica delle cartelle cliniche: le cartelle cliniche elettroniche (EPR) consentono di archiviare e accedere facilmente alle informazioni mediche del paziente, tra cui l'anamnesi, i risultati degli esami e le prescrizioni. I membri del team possono consultare questi dati per comprendere meglio la situazione del paziente.

2. Cruscotti interattivi: I dashboard digitali visualizzano le informazioni chiave in tempo reale, come i segni vitali, i risultati degli esami del sangue e le immagini radiologiche. Ciò consente al team di monitorare costantemente le condizioni del paziente e di prendere decisioni in tempi rapidi.

3. Sistemi di messaggistica e comunicazione: le applicazioni di messaggistica sicura consentono ai membri del team di comunicare in modo rapido e discreto, tramite messaggi di testo, vocali o video. In questo modo è più facile coordinare i compiti e risolvere i problemi.

4. Sistemi di tracciamento degli strumenti: I chip RFID o i codici a barre possono essere utilizzati per tracciare la posizione e l'uso degli strumenti chirurgici, aiutando a prevenire gli errori e a garantire la disponibilità delle attrezzature necessarie.

5. Applicazioni di realtà aumentata e virtuale: queste tecnologie possono essere utilizzate per visualizzare informazioni in tempo reale nel campo visivo del chirurgo, il che può essere particolarmente utile durante le procedure complesse.

6. Sistemi di pianificazione chirurgica: il software di pianificazione consente ai chirurghi di simulare e pianificare le procedure prima dell'intervento, il che può aiutare ad anticipare le sfide e a prendere decisioni informate.

7. Dispositivi di comunicazione a mani libere: le cuffie e i microfoni a mani libere consentono ai membri del team di comunicare mantenendo le mani libere, il che è essenziale in sala operatoria.

8. Applicazioni mobili: le applicazioni mobili consentono ai membri del team di rimanere connessi e di accedere a informazioni importanti anche quando sono in movimento in sala operatoria.

9. Accesso alle immagini radiologiche: le immagini radiologiche possono essere visualizzate su schermi digitali in sala operatoria, offrendo ai chirurghi una visione chiara e dettagliata delle strutture anatomiche.

10. Videoconferenze: le videoconferenze possono essere utilizzate per consultare esperti a distanza e ottenere consigli in tempo reale.

L'integrazione di questi strumenti digitali può aiutare a snellire i processi, ridurre gli errori, migliorare la comunicazione e facilitare il coordinamento tra i membri del team chirurgico. Tuttavia, è fondamentale garantire che queste tecnologie siano implementate correttamente, che i membri dell'équipe siano formati al loro utilizzo e che venga rispettata la riservatezza dei dati.

Formazione sulla comunicazione interprofessionale

I programmi di formazione per lo sviluppo di capacità comunicative efficaci in sala operatoria sono essenziali per garantire un coordinamento fluido, un processo decisionale rapido e una maggiore sicurezza del paziente. Ecco una panoramica degli elementi chiave da includere in tali programmi:

1. Comunicazione verbale :
   - Tecniche di ascolto attivo per comprendere le esigenze e le preoccupazioni dei membri del team.
   - Pratico per articolare chiaramente le informazioni e dare istruzioni precise.
   - Utilizzo di un linguaggio chiaro e adatto al pubblico di riferimento, evitando il gergo medico complesso.
   - Esercitarsi nella comunicazione in situazioni di stress e di urgenza.
   -

2. Comunicazione non verbale:
   - L'importanza delle espressioni facciali, del linguaggio del corpo e del contatto visivo nel rafforzare i messaggi.

   - Capire come i segnali non verbali possono influenzare la percezione e la comprensione.

   - Gestire l'intonazione vocale e la postura per trasmettere professionalità e sicurezza.

3. Comunicazione interpersonale :
   - Sviluppare relazioni positive e rispettose all'interno del team chirurgico.

   - Gestire disaccordi e conflitti in modo costruttivo.

   - Lavorare efficacemente con personalità diverse.

4. Comunicazione di squadra :
   - Tecniche per condividere le informazioni in modo efficace con tutti i membri del team.

   - Utilizzo di metodi di comunicazione strutturati, come il briefing pre-operatorio e il debriefing post-operatorio.

   - Esercitarsi a coordinare i compiti e le responsabilità tra i diversi ruoli.

5. Comunicazione con i pazienti e le loro famiglie:
   - Sviluppare le capacità di spiegare chiaramente le procedure chirurgiche ai pazienti.

   - Praticare la comunicazione empatica e gestire le emozioni dei pazienti e dei loro familiari.

   - Rispondere alle domande e alle preoccupazioni con sensibilità e comprensione.

6. Utilizzo di strumenti di comunicazione elettronica:
   - Formazione sull'uso sicuro ed efficace delle applicazioni di messaggistica e dei sistemi di comunicazione elettronica in sala operatoria.

7. Simulazione di scenari di comunicazione:
   • Utilizzo di scenari di simulazione per riprodurre situazioni di comunicazione comuni e complesse.
   • Analisi delle prestazioni e feedback per migliorare le competenze.

8. Consapevolezza culturale e linguistica:
   • Comprendere l'impatto della cultura e della diversità linguistica sulla comunicazione.

   • Sviluppare le competenze necessarie per comunicare efficacemente con i pazienti provenienti da contesti culturali e linguistici diversi.

9. Formazione sulla gestione dello stress:
   • Tecniche per mantenere una comunicazione chiara e un processo decisionale sotto pressione.

   • Gestire le emozioni e lo stress personale per mantenere la comunicazione professionale.

10. Valutazione continua:
   • Integrazione di sessioni di formazione continua per aggiornare e rafforzare le competenze comunicative.

L'integrazione di una formazione sulla comunicazione efficace nel percorso professionale degli infermieri di sala operatoria può contribuire in modo significativo a un migliore coordinamento, a una maggiore sicurezza del paziente e a un miglioramento dei risultati chirurgici.

La simulazione di scenari in tempo reale è uno strumento potente per migliorare il coordinamento e il processo decisionale all'interno del team chirurgico. Permette ai membri del team di esercitarsi e di familiarizzare con le situazioni complesse e inaspettate che possono verificarsi durante un intervento chirurgico. Ecco come la simulazione di scenari può essere utilizzata per migliorare il coordinamento in tempo reale in sala operatoria:

1. Selezione dello scenario: identificare le situazioni critiche o problematiche che richiedono uno stretto coordinamento.

Questo potrebbe includere emergenze mediche, complicazioni inaspettate, modifiche al piano chirurgico, ecc.

2. Creare un ambiente realistico: ricreare fedelmente l'ambiente della sala operatoria utilizzando manichini di simulazione, attrezzature mediche e scenografie. Più realistico è l'ambiente, più vantaggiosa sarà l'esperienza di simulazione.

3. Simulazione interdisciplinare: coinvolgere tutti i membri dell'équipe chirurgica, compresi chirurghi, anestesisti, infermieri e assistenti operatori. Questo riflette le dinamiche di lavoro reali e migliora il coordinamento interdisciplinare.

4. Scenari basati su casi reali: progettare scenari basati su casi reali che hanno posto sfide di coordinamento in passato. Questo permette ai membri del team di esercitarsi in modo specifico sui problemi che hanno incontrato.

5. Integrazione della comunicazione: si concentri sulla comunicazione tra i membri del team. Incoraggi l'uso di sistemi di comunicazione elettronica, chiamate vocali e gesti non verbali per coordinare le azioni.

6. Gestione delle emergenze: incorporare scenari di emergenza per aiutare il team a gestire le situazioni di stress e a prendere decisioni rapide e appropriate.

7. Supervisione e debriefing: un formatore esperto può supervisionare la simulazione, fornire consigli in tempo reale e organizzare un debriefing dopo la simulazione. L'analisi riflessiva delle azioni intraprese e delle decisioni prese può aiutare a identificare le aree di miglioramento.

8. Varietà di scenari: progettare una varietà di scenari per coprire diversi aspetti del coordinamento, sfide specifiche del ruolo e livelli di complessità.

9. Prove regolari: organizzare sessioni di simulazione su base regolare per consentire al team di esercitarsi e rafforzare continuamente le sue capacità di coordinamento.

10. Uso della tecnologia: alcune simulazioni possono essere effettuate utilizzando simulatori virtuali o realtà virtuale, offrendo ulteriore flessibilità e possibilità di formazione.

La simulazione di scenari in tempo reale offre un ambiente sicuro per l'apprendimento e la pratica, e consente al team di sviluppare le capacità di coordinamento, comunicazione e decisione. Inoltre, favorisce la coesione e la fiducia tra i membri del team, che è essenziale per una sala operatoria ben coordinata.

Capitolo 6

Tipi di intervento chirurgico e caratteristiche specifiche

Chirurgia generale

La chirurgia generale è una specialità chirurgica che si concentra sulla gestione chirurgica di una varietà di condizioni mediche. Copre un'ampia gamma di aree chirurgiche, ciascuna con le proprie tecniche, procedure e considerazioni specifiche. Ecco alcune delle aree principali della chirurgia generale:

1. Chirurgia addominale :
   - Appendicectomia: rimozione dell'appendice.
   - Colecistectomia: rimozione della cistifellea.
   - Resezione intestinale: rimozione di una parte dell'intestino.
   - Erniorrafia: riparazione di un'ernia inguinale, ombelicale o ventrale.
   - Gastrectomia: rimozione parziale o totale dello stomaco.

2. Chirurgia toracica:
   - Lobectomia polmonare: rimozione di un lobo del polmone.
   - Resezione del tumore toracico: rimozione dei tumori dalla cavità toracica.
   - Chirurgia della parete toracica: correzione di deformità o lesioni della parete toracica.

3. Chirurgia vascolare :
   - Endarterectomia: rimozione della placca aterosclerotica dalle arterie.
   - Bypass vascolare: ripristino del flusso sanguigno attraverso il bypass dei vasi bloccati.
   - Trombectomia: rimozione di un coagulo di sangue da un vaso.

4. Chirurgia della tiroide e delle ghiandole paratiroidi:
   - Tiroidectomia: asportazione parziale o totale della ghiandola tiroidea.
   - Paratiroidectomia: rimozione delle ghiandole paratiroidi iperattive.

5. Chirurgia colorettale :
   - Colectomia: rimozione di una parte del colon.
   - Anastomosi intestinale: collegamento di due segmenti intestinali.
   - Resezione del tumore colorettale: asportazione di tumori dal colon o dal retto.

6. Chirurgia epatobiliare:
- Resezione epatica: rimozione di una parte del fegato.
- Sblocco dei dotti biliari: sblocco dei dotti biliari ostruiti.

7. Chirurgia dell'apparato digerente superiore:
- Gastroplastica: riduzione delle dimensioni dello stomaco per trattare l'obesità.
- Fundoplicature: riparazione chirurgica della malattia da reflusso gastro-esofageo.

8. Chirurgia bariatrica :
- Bypass gastrico: creazione di un cortocircuito nello stomaco per ridurre l'assorbimento del cibo.

9. Chirurgia endocrina :
- Adrenomectomia: rimozione di una ghiandola surrenale.
- Resezione del tumore endocrino: rimozione dei tumori delle ghiandole endocrine.

10. Chirurgia della pelle :
- Escissione di tumori cutanei: rimozione di tumori cutanei.
- Innesti cutanei: trapianto di pelle per la guarigione.

Queste aree della chirurgia generale coprono un'ampia gamma di condizioni mediche e procedure chirurgiche. Ogni area richiede abilità e competenze specifiche per garantire risultati chirurgici sicuri ed efficaci.

La preparazione per ogni tipo di intervento chirurgico generale varia in base alle specificità della procedura e alle esigenze del paziente. Tuttavia, ci sono alcuni elementi comuni da considerare quando si prepara a diversi interventi di chirurgia generale. Ecco una panoramica della preparazione specifica per alcuni tipi comuni di chirurgia generale:

1. Chirurgia addominale (ad esempio, appendicectomia, colecistectomia) :
- Digiuno preoperatorio: il paziente deve astenersi dal mangiare e dal bere secondo le istruzioni del medico.
- Valutazione preoperatoria completa: anamnesi, esami fisici, esami del sangue e diagnostica per immagini.
- Preparazione della pelle: il paziente deve fare la doccia con un sapone antisettico il giorno prima dell'intervento.

2. Chirurgia toracica (ad esempio, lobectomia polmonare) :
- Test di funzionalità polmonare: possono essere eseguiti dei test di funzionalità polmonare per valutare la capacità polmonare.
- Prevenzione delle complicanze polmonari: esercizi di respirazione e tosse per ridurre il rischio di complicanze polmonari postoperatorie.

3. Chirurgia vascolare (ad esempio, endarterectomia, bypass vascolare) :
- Valutazione cardiaca: possono essere richiesti esami cardiaci per valutare la salute del cuore del paziente prima dell'intervento.
- Preparazione vascolare: esame dei vasi sanguigni mediante test di imaging per pianificare la procedura.

4. Chirurgia della tiroide e delle ghiandole paratiroidi:
- Check-up ormonale: controllo dei livelli ormonali per valutare la funzione della tiroide e della paratiroide.
- Valutazione della calcemia: per valutare i livelli di calcio nel sangue in caso di intervento chirurgico alla ghiandola paratiroidea.

5. Chirurgia colorettale (ad esempio, colectomia) :
- Preparazione intestinale: eliminazione della materia fecale dall'intestino prima dell'intervento chirurgico mediante una dieta speciale e lassativi.
- Terapia antibiotica profilattica: somministrazione di antibiotici prima dell'intervento chirurgico per prevenire le infezioni.

6. Chirurgia epatobiliare (ad esempio, resezione del fegato) :
- Test di funzionalità epatica: test di funzionalità epatica per valutare la capacità di recupero del fegato dopo l'intervento.
- Preparazione all'emorragia: considerare i test di coagulazione per assicurarsi che la funzione coagulativa sia ottimale.

7. Chirurgia dell'apparato digerente superiore (ad esempio, gastroplastica) :
- Valutazione nutrizionale: valutazione dello stato nutrizionale del paziente prima della chirurgia bariatrica.

- Formazione pre-operatoria: informare il paziente sulle modifiche alla dieta e sul monitoraggio post-operatorio.

8. Chirurgia dell'obesità (ad esempio, bypass gastrico) :
   - Preparazione nutrizionale: seguire una dieta speciale prima dell'intervento chirurgico per ridurre le dimensioni del fegato e facilitare la procedura.

9. Chirurgia endocrina (ad esempio, surrenomectomia) :
   - Valutazione ormonale: valutazione dei livelli ormonali prima dell'intervento chirurgico per guidare la gestione post-operatoria.

10. Chirurgia della pelle (ad esempio, rimozione di tumori della pelle) :
- Preparazione della pelle: preparazione dell'area chirurgica attraverso la pulizia e la sterilizzazione della pelle.
È importante notare che ogni paziente è unico e la preparazione specifica può variare a seconda dei fattori individuali. I protocolli di preparazione sono determinati dall'équipe chirurgica in consultazione con il paziente, per garantire il successo dell'intervento e un recupero ottimale.

Chirurgia ortopedica

Le procedure ortopediche sono interventi chirurgici progettati per diagnosticare, trattare e correggere i disturbi muscolo-scheletrici. Ecco alcuni interventi ortopedici comuni, tra cui artroplastica, fissazione, fusione e altri:

1. Artroplastica (sostituzione dell'articolazione) :
   - Sostituzione dell'anca (artroplastica totale dell'anca): Sostituzione dell'articolazione dell'anca con una protesi in metallo e plastica.
   - Sostituzione del ginocchio (artroplastica totale del ginocchio): sostituzione dell'articolazione del ginocchio con una protesi.
   - Artroplastica della spalla: sostituzione dell'articolazione della spalla con una protesi.

2. Fissaggio interno :
   - Riparazione di fratture: utilizzo di viti, placche, chiodi e altri dispositivi per mantenere le ossa in posizione durante la guarigione.
   - Fissazione di articolazioni instabili: utilizzo di dispositivi per stabilizzare le articolazioni in seguito a lesioni o interventi chirurgici.

3. Fusione (artrodesi) :
   - Artrodesi vertebrale: fusione di vertebre per trattare problemi della colonna vertebrale come l'ernia del disco o la scoliosi.
   - Artrodesi delle articolazioni periferiche: fusione di articolazioni, come la caviglia o il polso, per trattare un'artrite grave.

4. Riparazione di tendini e legamenti:
   - Ricostruzione del legamento crociato anteriore (ACL): Ricostruzione dell'ACL strappato utilizzando tessuto autogeno o innesti.
   - Riparazione di tendini lacerati: riparazione di tendini come il tendine di Achille o i tendini della spalla.

5. Decompressione del nervo:
   - Decompressione del nervo mediano (sindrome del tunnel carpale): Rilascio del nervo mediano nel polso per alleviare la pressione e il dolore.
   - Decompressione del nervo sciatico (discectomia): rimozione di una parte del disco intervertebrale per alleviare la pressione sul nervo sciatico.

6. Osteotomia :
   - Osteotomia dell'anca: taglio chirurgico dell'osso per correggere le anomalie dell'articolazione dell'anca.
   - Osteotomia del ginocchio: correzione chirurgica dell'allineamento del ginocchio per alleviare il dolore articolare.

7. Chirurgia della mano e del piede:
   - Rilascio del tunnel carpale: alleggerimento della pressione sul nervo mediano nel polso.
   - Correzione delle deformità del piede: correzione chirurgica di problemi come l'alluce valgo (bunion) o le dita ad artiglio.

Queste procedure ortopediche comuni illustrano la diversità degli interventi chirurgici utilizzati per trattare i disturbi muscolo-scheletrici. Ogni procedura ha le sue indicazioni specifiche, le sue tecniche e le sue considerazioni post-operatorie, e sono tutte progettate per migliorare la funzionalità e la qualità di vita dei pazienti.

La manipolazione degli impianti ortopedici richiede un'attenzione particolare per garantire il successo della procedura chirurgica e la sicurezza del paziente. Ecco alcune considerazioni importanti per la manipolazione degli impianti ortopedici:

1. Stoccaggio e manipolazione sicuri:
   • Gli impianti devono essere conservati secondo le raccomandazioni del produttore per evitare contaminazioni o danni.
   • Adotti precauzioni rigorose per evitare urti, cadute o qualsiasi altra manipolazione che possa danneggiare gli impianti.

2. Tracciabilità e identificazione:
   • Si assicuri che ogni impianto sia etichettato correttamente con informazioni precise su tipo, dimensione e numero di lotto.
   • Verificare che gli impianti corrispondano alle specifiche del paziente e alla procedura pianificata.

3. Sterilizzazione :
   • Gli impianti devono essere sterilizzati in conformità con i protocolli stabiliti per prevenire le infezioni post-operatorie.
   • Segua le istruzioni di sterilizzazione del produttore per garantire una sterilizzazione efficace.

4. Tecniche di manipolazione:
   • Utilizzi strumenti sterili appropriati per maneggiare gli impianti durante l'intervento.
   • Eviti di toccare le parti critiche degli impianti a mani nude per evitare la contaminazione.

5. Integrità dell'imballaggio:
   • Utilizzi solo impianti la cui confezione sia intatta e non compromessa.

- Se la confezione è danneggiata, non utilizzi l'impianto e lo segnali in base ai protocolli ospedalieri.

6. Precisione e pianificazione :
   - Segua attentamente il piano chirurgico e si assicuri che gli impianti siano posizionati correttamente secondo il piano.
   - Tenga conto delle specifiche anatomiche del paziente per garantire una calzata precisa.

7. Smaltimento appropriato:
   - Seguire i protocolli stabiliti per lo smaltimento degli impianti inutilizzati o scaduti, in conformità alle normative locali.

8. Formazione e consapevolezza :
   - Il personale chirurgico deve essere adeguatamente formato e consapevole delle procedure di manipolazione degli impianti.
   - Si tenga al corrente degli aggiornamenti e della formazione continua sulle nuove tecnologie e sulle migliori pratiche.

9. Comunicazione interdisciplinare :
   - Assicurare una comunicazione efficace tra i membri dell'équipe chirurgica, per garantire che tutti siano informati sui dettagli della procedura e sull'uso degli impianti.

Rispettando queste considerazioni e seguendo i protocolli stabiliti dalla struttura sanitaria e dai produttori di impianti, contribuirà a garantire la sicurezza, l'efficacia e il successo della chirurgia ortopedica.

Chirurgia cardiaca

Le procedure cardiache sono interventi chirurgici eseguiti per trattare i disturbi cardiaci e vascolari. Ecco alcuni tipi comuni di interventi cardiaci:
1. Innesto di bypass aorto-coronarico (CABG) :

   - I vasi sanguigni vengono prelevati da altre parti del corpo (come le vene della gamba) per bypassare le arterie coronarie bloccate, ripristinando il flusso sanguigno al cuore.

2. Sostituzione o riparazione della valvola cardiaca:
  - Sostituzione della valvola aortica: la valvola aortica difettosa viene sostituita da una valvola meccanica o biologica.
  - Sostituzione della valvola mitrale: la valvola mitrale danneggiata viene sostituita o riparata per ripristinare la normale circolazione sanguigna.

3. Chirurgia dell'aneurisma aortico:
  - Riparazione dell'aneurisma dell'aorta addominale: riparazione di un'area allargata dell'aorta addominale mediante un innesto sintetico.
  - Riparazione dell'aneurisma dell'aorta toracica: riparazione dell'aorta toracica con un innesto sintetico.

4. Riparazione del difetto del setto atriale (ASD) o del difetto del setto ventricolare (VSD):
  - Chiudere le aperture anomale tra le camere cardiache per evitare problemi circolatori.

5. Intervento chirurgico per la fibrillazione atriale:
  - Asportazione chirurgica del tessuto cardiaco responsabile delle aritmie per ripristinare un ritmo cardiaco regolare.

6. Trapianto di cuore :
  - Sostituzione del cuore danneggiato con un cuore sano proveniente da un donatore compatibile.

7. Chirurgia dell'endocardite :
  - Riparazione o sostituzione di valvole cardiache danneggiate da un'infezione batterica.

8. Chirurgia per la stenosi aortica :
  - Riparazione o sostituzione della valvola aortica ristretta per migliorare il flusso sanguigno.

9. Riparazione della tetralogia di Fallot :
  - Riparazione dei difetti cardiaci congeniti, compresa la correzione dei difetti del setto ventricolare e il ripristino del normale flusso sanguigno.

10. Chirurgia per la dissezione aortica :
  - Riparazione di una lacerazione della parete aortica per evitare gravi complicazioni.

Queste procedure cardiache vengono eseguite per trattare una serie di disturbi cardiaci, sia congeniti che acquisiti o legati all'età. Ogni procedura ha le sue indicazioni, tecniche e considerazioni specifiche, e tutte sono progettate per ripristinare o migliorare la funzione cardiaca e la qualità di vita del paziente.

Il monitoraggio e la gestione avanzata di specifici fattori di rischio sono essenziali per garantire esiti positivi nelle procedure chirurgiche complesse e per ridurre al minimo le complicanze. Ecco alcune considerazioni importanti per il monitoraggio e la gestione di fattori di rischio specifici in ambito chirurgico:

1. Monitoraggio emodinamico :
   • Monitoraggio continuo della pressione sanguigna, della frequenza cardiaca e della saturazione di ossigeno per rilevare i cambiamenti emodinamici.

2. Monitoraggio dell'elettrocardiogramma (ECG) :
   • Monitoraggio dell'attività elettrica del cuore per rilevare aritmie o segni di ischemia cardiaca.

3. Gestione della glicemia:
   • Monitorare e mantenere i livelli di glucosio nel sangue entro limiti adeguati per evitare complicazioni metaboliche.

4. Gestione dei fluidi e bilancio elettrolitico :
   • Valutazione continua del bilancio dei liquidi e degli elettroliti per prevenire la disidratazione e gli squilibri elettrolitici.

5. Prevenzione della trombosi venosa profonda (TVP) :
   • Uso di dispositivi di compressione pneumatica intermittente e anticoagulanti per prevenire la TVP e l'embolia polmonare.

6. Prevenzione delle infezioni :
   • Uso di antibiotici profilattici prima dell'intervento chirurgico per ridurre il rischio di infezioni post-operatorie.

7. Monitoraggio della ventilazione :
   • Valutazione della funzione polmonare, monitoraggio della frequenza respiratoria e della saturazione dell'ossigeno per rilevare i problemi respiratori.

8. Gestione del dolore :
   - Uso di analgesici e tecniche di gestione del dolore per garantire il comfort del paziente e promuovere un recupero rapido.

9. Prevenzione delle complicanze tromboemboliche :
   - Uso di anticoagulanti, calze compressive e mobilizzazione precoce per prevenire i coaguli di sangue.

10. Monitoraggio neurologico :
   - Valutazione della funzione neurologica per rilevare eventuali segni di deficit neurologici, come confusione o debolezza.

11. Gestione dell'anemia:
   - Gestione dell'anemia pre- e post-operatoria per evitare le complicazioni associate ai bassi livelli di emoglobina.

12. Gestione dell'ipotermia :
   - Mantenere la temperatura corporea del paziente per evitare l'ipotermia, che può aumentare il rischio di complicazioni.

13. Prevenzione della ritenzione urinaria :
   - Monitorare la diuresi e attuare misure per prevenire la ritenzione urinaria.

14. Gestione della nutrizione :
   - Assicurare un'alimentazione adeguata per sostenere la guarigione e il recupero post-operatorio.

Il monitoraggio avanzato e la gestione proattiva di questi fattori di rischio specifici richiedono uno stretto coordinamento tra i membri del team chirurgico e protocolli ben stabiliti. Un approccio multidisciplinare e una comunicazione efficace sono essenziali per ottimizzare i risultati chirurgici e ridurre al minimo le complicanze post-operatorie.

Chirurgia neurologica

Gli interventi neurochirurgici sono procedure chirurgiche eseguite sul sistema nervoso centrale e periferico per diagnosticare, trattare o alleviare i disturbi neurologici. Ecco alcuni tipi comuni di interventi neurochirurgici:

1. Tumorectomia :
   - Asportazione chirurgica di un tumore cerebrale o spinale per ridurre la pressione sul tessuto circostante e trattare i sintomi associati.

2. Decompressione :
   - Decompressione del midollo spinale o dei nervi per alleviare la compressione dovuta a ernie del disco, tumori o altre anomalie.

3. Stimolazione cerebrale profonda (DBS) :
   - L'impianto di elettrodi in aree specifiche del cervello per trattare disturbi neurologici come il morbo di Parkinson, il tremore essenziale o la distonia.

4. Craniotomia :
   - Apertura chirurgica del cranio per accedere al cervello e trattare varie condizioni, tra cui traumi, aneurismi e malformazioni vascolari.

5. Resezione dell'epilessia :
   - Rimozione chirurgica dell'area del cervello responsabile delle crisi epilettiche per ridurre la frequenza e la gravità delle crisi.

6. Chirurgia dell'aneurisma cerebrale :
   - Riparazione degli aneurismi (dilatazioni anomale dei vasi sanguigni) nel cervello per evitare la rottura e l'emorragia.

7. Chirurgia delle malformazioni vascolari:
   - Riparazione di malformazioni arterovenose (AVM) o capillari per evitare emorragie e complicazioni.

8. Chirurgia spinale :
   - Intervento sulla colonna vertebrale per trattare condizioni come l'ernia del disco, la stenosi spinale o le deformità spinali.

9. Chirurgia funzionale :
   - Interventi per trattare i disturbi del movimento, come la malattia di Parkinson o la distonia, modificando i circuiti neuronali responsabili.

10. Chirurgia del dolore :
   • Intervento per trattare il dolore cronico tagliando o modificando i nervi coinvolti nella trasmissione del dolore.

11. Chirurgia dei nervi periferici :
   • Riparazione di danni ai nervi, tumori o infiammazioni che colpiscono i nervi periferici.

Questi interventi neurochirurgici richiedono competenze specialistiche e uno stretto coordinamento tra l'équipe chirurgica e gli altri professionisti sanitari. Ogni procedura ha indicazioni specifiche e considerazioni post-operatorie uniche per garantire il recupero e la qualità di vita del paziente.

Mantenere un ambiente sterile nelle procedure neurochirurgiche, in particolare nella chirurgia cerebrale, è fondamentale per ridurre il rischio di infezioni postoperatorie e garantire la sicurezza del paziente. Ecco alcune tecniche chiave per mantenere un ambiente sterile durante queste delicate procedure:

1. Preparazione accurata della sala operatoria:
   • La sala operatoria deve essere accuratamente pulita e disinfettata prima dell'intervento.
   • Utilizzo di coperture sterili per coprire le superfici, le attrezzature e i mobili non essenziali.

2. Lavaggio e medicazione appropriati:
   • L'équipe chirurgica deve seguire protocolli rigorosi per lavarsi le mani e vestirsi con indumenti chirurgici sterili.
   • Utilizzo di maschere, cappucci, occhiali e guanti sterili per ridurre al minimo la diffusione delle particelle.

3. Installazione di campi sterili:
   • Utilizzo di teli sterili per coprire l'area di incisione, gli strumenti e i tavoli degli strumenti.
   • I campi sono trattati con cura per evitare la contaminazione.

4. Utilizzo di barriere e fogli adesivi:
   • Utilizzo di barriere protettive come fogli adesivi per delimitare le aree sterili e non sterili.

- Queste barriere impediscono la migrazione dei batteri e mantengono la sterilità.

5. Trattamento asettico degli strumenti:
   - Utilizzo di strumenti sterili e manipolazione asettica durante tutta la procedura.
   - Gli strumenti vengono posizionati su teli sterili e maneggiati con pinze sterili per evitare la contaminazione.

6. Controllo ambientale :
   - Riduzione della circolazione dell'aria in sala operatoria per minimizzare la dispersione delle particelle.
   - Utilizzo di sistemi di filtrazione dell'aria HEPA per mantenere un'atmosfera pulita.

7. Limitare i movimenti non essenziali:
   - I movimenti non essenziali in sala operatoria sono ridotti al minimo per evitare turbolenze d'aria.

8. Prevenzione di schizzi e fuoriuscite :
   - Prevenga gli schizzi di fluidi corporei utilizzando teli sterili ed evitando movimenti improvvisi.
   - Uso di tamponi assorbenti per raccogliere i liquidi durante la procedura.

9. Monitoraggio continuo della sterilità:
   - Una persona dedicata controlla costantemente il rispetto dei protocolli di sterilità durante l'intervento.
   - Qualsiasi violazione della sterilità viene immediatamente segnalata e corretta.

Queste tecniche sono fondamentali per creare e mantenere un ambiente sterile durante la chirurgia cerebrale e altre procedure neurochirurgiche. La comunicazione e la vigilanza da parte dell'équipe chirurgica sono essenziali per garantire la conformità ai protocolli e la sicurezza del paziente.

Chirurgia ginecologica e ostetrica

La chirurgia ginecologica comprende un'ampia gamma di interventi chirurgici eseguiti sul sistema riproduttivo femminile. Ecco alcuni esempi di interventi ginecologici comuni:

1. Isterectomia :
   - Asportazione chirurgica dell'utero, a volte insieme alle ovaie e alle tube di Falloppio.
   - Indicato per una serie di condizioni, tra cui fibromi, endometriosi, sanguinamento uterino anomalo e cancro uterino.

2. Cistectomia :
   - Asportazione chirurgica della vescica, a volte necessaria per trattare il cancro alla vescica o altre condizioni gravi.

3. Chirurgia dell'incontinenza urinaria:
   - Riparazione dei tessuti di sostegno della vescica e dell'uretra per trattare l'incontinenza urinaria.

4. Chirurgia del prolasso pelvico:
   - Riparazione degli organi pelvici che sono scivolati dalla loro posizione normale, come l'utero, la vescica o il retto.

5. Miomectomia :
   - Asportazione chirurgica dei fibromi uterini preservando l'utero per le donne che desiderano conservare la loro fertilità.

6. Chirurgia per l'endometriosi :
   - Rimozione del tessuto endometriale che si sviluppa all'esterno dell'utero e che causa dolore e complicazioni.

7. Chirurgia per i disturbi della fertilità :
   - Riparazione di anomalie anatomiche che possono influire sulla fertilità, come polipi, aderenze o ostruzioni.

8. Chirurgia per il cancro ginecologico :
   - L'intervento chirurgico per trattare i tumori della cervice, dell'ovaio, dell'utero, della vagina e della vulva.

9. Legatura delle tube (sterilizzazione delle tube) :
   - Procedura per impedire la fecondazione, bloccando o tagliando le tube di Falloppio.

10. Biopsie ed escissioni :
    - Prelievo di tessuti per la diagnosi o il trattamento di varie patologie ginecologiche.

Ogni tipo di chirurgia ginecologica ha le proprie indicazioni, tecniche e considerazioni post-operatorie. L'obiettivo di questi interventi è migliorare la salute ginecologica delle donne, trattare le condizioni mediche e preservare la fertilità, ove possibile. I progressi tecnologici e gli approcci chirurgici minimamente invasivi hanno contribuito a migliorare i risultati e il recupero per molte pazienti.

Il supporto durante il parto cesareo e altre procedure ostetriche è essenziale per sostenere le pazienti e garantire risultati medici e psicologici positivi. Ecco come può essere fornito il supporto durante queste procedure:

1. Informazioni preoperatorie :
   - Prima del parto cesareo o di qualsiasi altra procedura ostetrica, l'équipe medica deve spiegare alla paziente cosa comporta la procedura, perché ne ha bisogno e i passi da compiere.
   - I rischi, i benefici e le alternative devono essere discussi per consentire al paziente di prendere una decisione informata.

2. Supporto emotivo :
   - Le operazioni ostetriche possono essere stressanti per le pazienti. Gli operatori sanitari e i parenti devono essere a disposizione per fornire sostegno emotivo, rassicurazione e rispondere alle domande delle pazienti.
   - La presenza di un partner, di un familiare o di una doula può aiutare a ridurre l'ansia.

3. Comunicazione aperta:
   - L'équipe medica deve mantenere una comunicazione aperta con il paziente durante tutto il processo. Spiegare ogni fase man mano che si svolge può aiutare a ridurre l'incertezza.

4. Anestesia e comfort:
   - Se si ricorre all'anestesia, è essenziale spiegare come funziona e cosa aspettarsi.
   - Assicurare il comfort della paziente, posizionando il suo corpo in modo corretto e prendendo le precauzioni necessarie per evitare il dolore.

5. Partecipazione attiva:
   - Quando è possibile e sicuro, coinvolgere la paziente nel processo. Per esempio, le si può permettere di toccare o tenere in braccio il suo bambino quando è opportuno.

6. Spieghi gli eventi e i risultati:
   - Man mano che la procedura procede, gli operatori sanitari devono spiegare cosa sta accadendo, le fasi successive e i risultati.

7. Cura e recupero post-operatorio:
   - Una volta completata la procedura, il follow-up medico e l'assistenza post-operatoria sono essenziali per monitorare il recupero della paziente e del bambino.

8. Supporto psicologico :
   - Dopo l'intervento, fornire un supporto psicologico per aiutare il paziente a gestire le emozioni e i sentimenti che possono sorgere.

9. Educazione postoperatoria :
   - Fornisca al paziente informazioni sull'assistenza domiciliare, sulle precauzioni e sui segnali a cui prestare attenzione.

L'assistenza durante il parto cesareo e altre procedure ostetriche mira a creare un'esperienza positiva e rispettosa per la paziente, garantendo la sua sicurezza e quella del suo bambino. La comunicazione empatica e un ambiente di cura incentrato sulla paziente sono elementi chiave di questo supporto.

Chirurgia urologica

Le procedure urologiche si riferiscono a una serie di interventi chirurgici eseguiti sul sistema urinario, compresi reni, vescica, prostata, uretra e altri organi associati. Ecco alcuni esempi di interventi urologici comuni:

1. Prostatectomia :
   - Rimozione chirurgica totale o parziale della prostata, di solito per trattare il cancro alla prostata.
   - Si possono utilizzare diversi approcci chirurgici, tra cui la prostatectomia aperta, laparoscopica o assistita da robot.

2. Nefrectomia :
  - Asportazione chirurgica di un rene, in modo parziale (nefrectomia parziale) o totale (nefrectomia totale).
  - Indicato per il trattamento del cancro ai reni, delle cisti renali, dei traumi o dei donatori di reni viventi.
  -
3. Cistectomia :
  - Rimozione chirurgica della vescica, di solito per trattare il cancro alla vescica.
  - Questo spesso comporta la creazione di una nuova uscita per l'urina (condotto ileale o neo-vescica).

4. Chirurgia per l'incontinenza urinaria :
  - Riparazione dei tessuti di sostegno della vescica e dell'uretra per trattare l'incontinenza urinaria.

5. Litotrissia :
  - L'uso di onde d'urto per rompere i calcoli del rene o dell'uretere in piccoli pezzi, facilitando la loro rimozione.

6. Resezione transuretrale della prostata (TURP) :
  - Rimozione di parti della prostata attraverso l'uretra per trattare l'ipertrofia prostatica benigna.

7. Chirurgia dell'uretra :
  - Riparazione chirurgica dell'uretra per trattare problemi come un restringimento o un trauma.

8. Chirurgia ricostruttiva urologica :
  - Riparazione chirurgica del tratto urinario per trattare anomalie congenite, traumi o malformazioni.

9. Intervento di ricostruzione della vescica:
  - Creazione di una nuova vescica da altre parti del corpo dopo una cistectomia.

10. Chirurgia del trapianto renale :
  - Trapianto di un rene da un donatore vivente o deceduto in un paziente affetto da insufficienza renale.

Queste procedure sono progettate per trattare una serie di condizioni urologiche e migliorare la salute e la qualità di vita dei pazienti. I progressi tecnologici, come la chirurgia assistita da robot, hanno anche migliorato i risultati chirurgici e il recupero post-operatorio.

La preparazione specifica per le procedure urologiche endoscopiche gioca un ruolo cruciale nel successo dell'operazione e nella riduzione dei rischi per il paziente. Di seguito sono riportate le fasi tipiche della preparazione a tali procedure:

1. Valutazione medica :
   - L'équipe medica valuta la salute generale del paziente, compresa l'anamnesi, le allergie e i farmaci attuali.
   - Possono essere eseguiti esami preoperatori come esami del sangue, elettrocardiogramma (ECG) e valutazioni della funzionalità renale.

2. Informazione e consenso informato :
   - Il paziente riceve informazioni dettagliate sulla procedura, sui rischi, sui benefici e sulle possibili alternative.
   - Il paziente deve dare il consenso informato alla procedura.

3. Digiuno :
   - Il paziente viene informato delle istruzioni per il digiuno (cibo e liquidi) prima della procedura.
   - Il digiuno è essenziale per ridurre il rischio di complicazioni associate all'anestesia.

4. Preparazione intestinale :
   - Per alcune procedure, può essere necessario preparare l'intestino assumendo farmaci per svuotare il contenuto intestinale (lassativi).

5. Farmaci :
   - I farmaci possono essere modificati o temporaneamente sospesi prima della procedura, in particolare gli anticoagulanti, i farmaci antinfiammatori non steroidei (FANS) e gli agenti che influenzano la coagulazione.

6. Igiene personale :
   - Il paziente viene informato dell'importanza di una buona igiene personale, compresa la pulizia dell'area genitale.

7. Arrivo in ospedale :
   • Il paziente si presenta in ospedale secondo le istruzioni fornite.

8. Preparazione della sala operatoria :
   • La sala operatoria viene preparata con gli strumenti, le attrezzature e i dispositivi necessari per la procedura endoscopica.

9. Anestesia :
   • L'anestesia locale, regionale o generale può essere somministrata a seconda della procedura e delle esigenze del paziente.

10. Posizionamento del paziente :
   • Il paziente viene posizionato in modo da consentire un accesso ottimale all'area target per la procedura endoscopica.

11. Sterilizzazione e asepsi :
   • Il team medico segue protocolli di sicurezza rigorosi.
   • È la prima volta che un paziente viene sottoposto a sterilizzazione e asepsi per ridurre il rischio di infezione.

12. Procedura endoscopica :
   • La procedura endoscopica viene eseguita secondo le tecniche specifiche di ogni intervento.
Una preparazione adeguata aiuta a minimizzare i rischi e a garantire che la procedura endoscopica urologica si svolga senza problemi. La comunicazione tra il paziente e l'équipe medica è essenziale per garantire che tutte le istruzioni siano seguite e che il paziente sia pronto per la procedura.

Chirurgia plastica e ricostruttiva

Le tecniche di chirurgia estetica e ricostruttiva comprendono un'ampia gamma di interventi volti a migliorare l'aspetto fisico o a ripristinare la funzionalità dopo un infortunio, una deformità congenita o un intervento chirurgico precedente. Ecco alcuni esempi di tecniche di chirurgia estetica e ricostruttiva:

1. Lifting:
   - Rimozione della pelle in eccesso e del tessuto sottostante per ringiovanire l'aspetto del viso e del collo.
   - Le diverse varianti includono il lifting della fronte, il lifting cervico-facciale e il mini-lift.

2. Rinoplastica :
   - Chirurgia del naso per modificarne le dimensioni, la forma o la funzionalità.
   - Può comportare la riduzione, l'aumento o la correzione delle deformazioni.

3. Ricostruzione del seno :
   - Ripristino del seno dopo una mastectomia o una perdita di tessuto mammario.
   - Impiego di protesi mammarie o di tessuto autologo (lembo).

4. Aumento del seno :
   - Intervento chirurgico per aumentare le dimensioni del seno utilizzando protesi mammarie o lipofilling (trasferimento di grasso).

5. Riduzione del seno :
   - Riduzione delle dimensioni del seno per alleviare il disagio fisico e migliorare le proporzioni del corpo.

6. Liposuzione :
   - Rimozione chirurgica di depositi di grasso localizzati per rimodellare i contorni del corpo.

7. Addominoplastica (tummy tuck) :
   - Rimozione della pelle e del grasso in eccesso dall'addome per una pancia più piatta e tonica.

8. Chirurgia delle palpebre (blefaroplastica) :
   - Riduzione della pelle e del grasso in eccesso intorno agli occhi per ringiovanire l'aspetto e migliorare la visibilità.

9. Chirurgia delle labbra e del mento:
   - Aumento o riduzione delle labbra e del mento per migliorare le proporzioni del viso.

10. Chirurgia ricostruttiva degli arti :
• Riparazioni di lesioni, deformità o malformazioni di braccia, gambe, mani o piedi.

Queste tecniche di chirurgia estetica e ricostruttiva sono eseguite da chirurghi qualificati ed esperti. Per gli interventi estetici, è essenziale una consultazione approfondita con il paziente per discutere gli obiettivi, le aspettative e i rischi potenziali. Per le procedure ricostruttive, l'obiettivo è ripristinare la funzionalità e l'aspetto naturale per quanto possibile. Anche i progressi tecnologici e gli approcci chirurgici minimamente invasivi hanno svolto un ruolo importante nel migliorare i risultati e il recupero dei pazienti.

La preparazione per l'innesto di tessuti e la microchirurgia è un processo dettagliato, progettato per garantire il successo della procedura e la salute del paziente. Di seguito sono riportate le fasi tipiche della preparazione a tali procedure complesse:

1. Valutazione medica completa:
• Viene effettuata una valutazione approfondita della salute generale del paziente, compresa l'anamnesi, le allergie, i farmaci e gli esami preoperatori.

2. Consultazione e pianificazione:
• È necessario un consulto dettagliato con il chirurgo per discutere gli obiettivi dell'innesto o della microchirurgia, le aspettative del paziente e le opzioni disponibili.
• La procedura viene pianificata con cura, compresa la scelta dei siti del donatore e del ricevente.

3. Preparazione del paziente :
• Al paziente vengono fornite informazioni sulla procedura, sui rischi, sui benefici e sui possibili esiti.
• Il paziente deve comprendere i requisiti post-operatori e accettare di seguire le istruzioni.

4. Preparazione del sito del donatore:
• Se la procedura richiede il prelievo di tessuto o di un innesto da un'altra parte del corpo del paziente, il sito del donatore viene preparato con cura.

5. Marcatura preoperatoria :
  • Il chirurgo può marcare i siti del ricevente e del donatore sul corpo del paziente per guidare la procedura.

6. Anestesia :
  • Il tipo di anestesia (locale, regionale o generale) viene determinato in base alla procedura e alle esigenze del paziente.

7. Sterilizzazione e asepsi :
  • La sterilizzazione della sala operatoria e la preparazione degli strumenti sono essenziali per ridurre al minimo il rischio di infezione.

8. Microchirurgia avanzata :
  • I chirurghi utilizzano microscopi e strumenti di alta precisione per eseguire anastomosi (connessioni di vasi sanguigni) e per innestare tessuti.

9. Monitoraggio continuo:
  • Durante la procedura, il paziente viene costantemente monitorato per garantire che l'innesto abbia successo e che la circolazione sanguigna sia adeguata.

10. Cura post-operatoria specifica:
  • Il paziente riceve istruzioni dettagliate per l'assistenza post-operatoria, compresa la gestione del dolore, le medicazioni e i farmaci.

11. Follow-up medico :
  • Sono previste visite di follow-up per monitorare la guarigione, valutare la vascolarizzazione dell'innesto e adattare i trattamenti, se necessario.

Gli interventi di innesto di tessuti e di microchirurgia richiedono una competenza chirurgica avanzata e una preparazione rigorosa per ottenere risultati di successo. Una stretta collaborazione tra il chirurgo, l'anestesista e l'équipe di cura è essenziale per garantire la sicurezza del paziente e il successo della procedura.

Chirurgia pediatrica

La chirurgia pediatrica presenta considerazioni specifiche a causa delle differenze anatomiche, fisiologiche e psicologiche tra bambini e adulti. Ecco alcune delle considerazioni chiave per la chirurgia pediatrica:

1. Dimensioni dello strumento :
   - Gli strumenti chirurgici devono essere adattati alle dimensioni del paziente, tenendo conto delle differenze anatomiche nei bambini.
   - Per i neonati e i bambini piccoli possono essere necessari strumenti miniaturizzati.

2. Dosaggio dei farmaci:
   - Le dosi del farmaco devono essere regolate in base al peso, all'età e al metabolismo del bambino.
   - Il calcolo accurato della dose è fondamentale per evitare il sovradosaggio o il sottodosaggio.

3. Anestesia :
   - L'anestesia pediatrica richiede una competenza speciale, poiché i bambini possono reagire in modo diverso agli agenti anestetici.
   - Le tecniche di anestesia regionale (epidurale, spinale) possono essere preferite per alcuni bambini.

4. Assistenza post-operatoria:
   - I bambini possono avere esigenze di recupero diverse, che richiedono un attento monitoraggio della respirazione, del dolore e della circolazione.
   - La gestione del dolore deve essere adattata all'età e alle preferenze del bambino.

5. Comunicazione e psicologia :
   - I bambini hanno esigenze psicologiche specifiche. È importante rassicurarli e spiegare la procedura in modo adeguato al loro livello di comprensione.
   - L'uso di tecniche di distrazione e di gioco può ridurre l'ansia e facilitare la cooperazione.

6. Interventi chirurgici su neonati e prematuri:
   - I bambini prematuri o nati con problemi di salute richiedono un'assistenza chirurgica e anestetica speciale.

7. Nutrizione e idratazione :
   * I requisiti nutrizionali e idrici dei bambini differiscono da quelli degli adulti. È importante mantenere un equilibrio adeguato durante il periodo perioperatorio.

8. Chirurgia ambulatoriale :
   * La chirurgia pediatrica ambulatoriale richiede un'attenta pianificazione per garantire un recupero sicuro e rapido a casa.

9. Attrezzature specializzate :
   * Potrebbero essere necessarie alcune attrezzature speciali, come cateteri e dispositivi di sicurezza, per adattarsi ai bambini.

10. Etica e consenso:
   * Il consenso informato dei genitori o dei tutori legali è essenziale per gli interventi pediatrici. Il processo decisionale deve essere etico e rispettoso.

La chirurgia pediatrica richiede un approccio multidisciplinare, che coinvolge chirurghi pediatrici, anestesisti pediatrici, infermieri pediatrici e altri professionisti sanitari. Un'attenzione particolare alle considerazioni specifiche per i bambini assicura risultati chirurgici ottimali e minimizza i rischi potenziali.

Preparare i bambini e le loro famiglie dal punto di vista emotivo prima dell'intervento chirurgico è essenziale per ridurre l'ansia, incoraggiare la collaborazione e migliorare l'esito complessivo della procedura. Ecco alcuni approcci per preparare emotivamente i bambini e le loro famiglie:

1. Comunicazione adeguata all'età:
   * Spieghi la procedura in modo semplice e adatto all'età. Utilizzi parole familiari ed esempi concreti.

2. Visita preoperatoria:
   * Organizzare una visita preoperatoria della sala operatoria, in modo che il bambino possa vedere l'ambiente e fare domande.

3. Libri e video :
  - Utilizzi libri e video progettati per spiegare l'intervento chirurgico e il processo ospedaliero in modo divertente e comprensibile.

4. Gioco di ruolo:
  - Utilizzi bambole o animali di peluche per simulare la procedura e mostrare cosa accadrà.

5. Strumenti di distrazione :
  - Fornisca giocattoli, libri o tablet per distrarre il bambino prima della procedura.

6. Ascoltare e rispondere alle domande:
  - Incoraggi il bambino a fare domande e a rispondere onestamente. Rassicurarli sulle sensazioni normali che possono provare.

7. Coinvolgere i genitori :
  - Coinvolga i genitori attivamente nel processo di preparazione e li incoraggi a fare domande e a condividere le loro preoccupazioni.

8. Supporto emotivo :
  - Offra un sostegno emotivo rassicurando il bambino che i medici e le infermiere sono lì per proteggerlo.

9. Integrazione familiare :
  - Coinvolga la famiglia nel processo di preparazione per aumentare il sostegno emotivo e ridurre l'ansia.

10. Utilizzo di ausili visivi:
  - Mostrare foto o video di bambini che si preparano all'intervento e poi si riprendono.

11. Rispetto delle esigenze individuali:
  - Ogni bambino reagisce in modo diverso alla preparazione emotiva. Sia attento alle loro esigenze specifiche.

12. Assistenza durante il processo:
  - Si assicuri che un familiare possa accompagnare il bambino in sala operatoria e incontrarlo dopo l'intervento.

13. Follow-up post-operatorio:
- Offrire un supporto continuo e fornire informazioni sul recupero e sull'assistenza post-operatoria.

Preparare emotivamente i bambini e le loro famiglie è una parte importante dell'assistenza pediatrica. Riducendo l'ansia e fornendo informazioni chiare, lei contribuisce a creare un ambiente rassicurante che favorisce un'esperienza positiva per il bambino e la sua famiglia.

Chirurgia ambulatoriale

La gestione delle procedure chirurgiche ambulatoriali, conosciute anche come chirurgia ambulatoriale o fuori sede, richiede un'attenta pianificazione e un approccio specifico per garantire la sicurezza e il benessere del paziente. Ecco le fasi chiave della gestione della chirurgia ambulatoriale:

1. Valutazione preoperatoria :
   - I pazienti devono sottoporsi a una valutazione medica completa per assicurarsi di essere idonei alla chirurgia ambulatoriale.
   - Vengono esaminati la storia medica, le allergie, i farmaci e le condizioni preesistenti.

2. Pianificazione della procedura:
   - Scelta appropriata della procedura chirurgica in base alla fattibilità ambulatoriale e al recupero previsto.
   - Determinare le attrezzature, il personale e le risorse necessarie.

3. Consenso informato :
   - I pazienti devono comprendere i benefici, i rischi e le alternative della chirurgia ambulatoriale.
   - Il consenso informato deve essere ottenuto in conformità ai protocolli etici.

4. Preparazione del paziente :
   - I pazienti ricevono istruzioni dettagliate sulla preparazione pre-operatoria, compresi il digiuno, i farmaci e la cura della pelle.

5. Anestesia :
   - L'anestesia viene scelta in base alla procedura e alle esigenze del paziente. Può essere utilizzata l'anestesia locale, regionale o generale.

6. Chirurgia :
   - La procedura chirurgica viene eseguita con precisione e attenzione ai dettagli.
   - I protocolli di asepsi e sterilizzazione vengono seguiti scrupolosamente per prevenire le infezioni.

7. Recupero postoperatorio :
   - I pazienti vengono attentamente monitorati in una sala di recupero fino a quando non sono stabili e svegli.
   - Il dolore viene gestito e i pazienti sono pronti a tornare a casa.

8. Educazione del paziente e del caregiver:
   - I pazienti e i loro accompagnatori ricevono istruzioni specifiche sulla cura post-operatoria, sui segnali da osservare e su chi contattare in caso di dubbi.

9. Follow-up post-operatorio:
   - Vengono fissati appuntamenti di follow-up per valutare la guarigione e il recupero del paziente.

10. Gestione delle complicazioni:
   - I pazienti ricevono informazioni su come gestire le potenziali complicazioni, come il sanguinamento eccessivo o le infezioni.

11. Comunicazione continua:
   - La comunicazione tra l'équipe medica, i pazienti e gli assistenti è essenziale per garantire un recupero senza problemi.

12. Accesso alle cure di emergenza:
   - I pazienti devono essere informati sulle misure da adottare in caso di complicazioni gravi dopo la dimissione.

13. Monitoraggio e valutazione della qualità:
   - L'équipe medica valuta regolarmente i protocolli di chirurgia ambulatoriale e implementa i miglioramenti, se necessario.

La gestione della chirurgia ambulatoriale mira a fornire un'assistenza di alta qualità in un ambiente sicuro e confortevole. Una comunicazione aperta, protocolli ben definiti e un'attenta pianificazione contribuiscono a garantire il successo di queste procedure e la soddisfazione del paziente.

La preparazione del paziente e il monitoraggio post-operatorio per le dimissioni in giornata, conosciute anche come chirurgia ambulatoriale o ambulatoriale, sono fasi essenziali per garantire la sicurezza e il recupero dei pazienti dopo l'intervento. Ecco le fasi chiave della preparazione e del monitoraggio post-operatorio delle dimissioni in giornata:

Preparazione del paziente :
1. Valutazione preoperatoria :
   - I pazienti vengono sottoposti a un'accurata valutazione medica per garantire che siano idonei alla dimissione in giornata.
   - Vengono valutati l'anamnesi, le allergie, i farmaci attuali e le condizioni preesistenti.

2. Educazione preoperatoria :
   - I pazienti ricevono informazioni dettagliate sulla procedura, sulla cura post-operatoria, sui segni di complicazioni e su cosa fare in caso di necessità.

3. Preparare a casa:
   - I pazienti ricevono istruzioni specifiche sul digiuno, sui farmaci preoperatori e sulla cura della pelle prima dell'intervento.

4. Consenso informato :
   - I pazienti comprendono i dettagli dell'intervento, i rischi associati e danno il loro consenso informato in conformità ai protocolli etici.

Monitoraggio post-operatorio :
1. Sala di recupero :
   - I pazienti vengono monitorati attentamente in una sala di rianimazione finché non sono svegli, stabili e i loro segni vitali sono normali.

2. Gestione del dolore :
   • Ai pazienti vengono somministrati farmaci analgesici appropriati per gestire il dolore postoperatorio.

3. Recupero e reattività :
   • Il team monitora i segni di ripresa e controlla la reattività del paziente dopo l'anestesia.

4. Valutazione dei segni vitali:
   • I segni vitali come la pressione sanguigna, la frequenza cardiaca, la frequenza respiratoria e la saturazione di ossigeno vengono monitorati regolarmente.

5. Controllo delle ferite e dei drenaggi :
   • Le medicazioni, i drenaggi e le incisioni chirurgiche vengono controllati per individuare eventuali segni di infezione, sanguinamento eccessivo o problemi.

6. Valutazione dell'uscita:
   • Vengono valutati criteri specifici di dimissione, come la stabilità emodinamica e la capacità di bere, urinare e camminare.

7. Educazione postoperatoria :
   • I pazienti e i loro accompagnatori ricevono istruzioni dettagliate sull'assistenza post-operatoria a casa, sui farmaci da assumere e sui segnali di complicazioni.

8. Follow-up post-uscita :
   • I pazienti ricevono una telefonata di follow-up o un appuntamento per valutare il loro recupero e risolvere eventuali dubbi.

La preparazione del paziente e il monitoraggio post-operatorio per le dimissioni in giornata mirano a garantire un recupero sicuro ed efficace dall'intervento chirurgico ambulatoriale. Una comunicazione chiara tra l'équipe medica, il paziente e i suoi accompagnatori è fondamentale per garantire che il paziente sia ben informato e pronto a gestire i primi giorni di recupero a casa.

Capitolo 7

Gestione degli strumenti e delle apparecchiature

L'importanza di una gestione efficiente degli strumenti e delle attrezzature

La preparazione adeguata degli strumenti chirurgici ha un impatto significativo sulla sicurezza del paziente durante la procedura chirurgica. Una preparazione attenta e rigorosa degli strumenti aiuta a ridurre il rischio di infezioni, complicazioni ed errori medici, garantendo un ambiente chirurgico sicuro e ottimale per il paziente. Ecco come una corretta preparazione degli strumenti influisce sulla sicurezza del paziente:

1. Prevenzione delle infezioni :
   - Una sterilizzazione efficace degli strumenti elimina i microrganismi potenzialmente patogeni, riducendo in modo significativo il rischio di infezioni post-operatorie.

2. Ridurre le complicazioni:
   - Gli strumenti adeguatamente preparati riducono al minimo il rischio di complicazioni come il sanguinamento eccessivo, le infezioni della ferita e le reazioni avverse.

3. Precisione chirurgica:
   - Gli strumenti affilati e pronti all'uso consentono ai chirurghi di effettuare incisioni e suture più precise, migliorando i risultati chirurgici.

4. Evitare i ritardi:
   - Una preparazione adeguata degli strumenti assicura che l'attrezzatura necessaria sia disponibile immediatamente, evitando ritardi durante la procedura.

5. Ridurre al minimo gli errori:
   - Le fasi di preparazione e controllo degli strumenti aiutano a ridurre gli errori medici legati all'uso di strumenti sbagliati o mal preparati.

6. Procedura fluida:
   - Quando gli strumenti sono pronti e ben organizzati, la procedura chirurgica si svolge senza intoppi, il che può ridurre la durata dell'operazione e lo stress per il team e il paziente.

7. Conformità agli standard di sicurezza:
   • Una corretta preparazione degli strumenti è essenziale per soddisfare i rigorosi standard di sterilizzazione e asepsi, garantendo un ambiente chirurgico sicuro.

8. Gestione post-operatoria:
   • Un intervento chirurgico di successo, grazie alla corretta preparazione degli strumenti, può avere un impatto positivo sul periodo di recupero e sulla guarigione del paziente.

9. Fiducia di squadra :
   • Quando l'équipe chirurgica sa che gli strumenti sono preparati correttamente, aumenta la fiducia nel processo e incoraggia una collaborazione senza problemi.

10. Soddisfazione del paziente:
   • Una procedura chirurgica non complicata, che utilizzi strumenti adeguatamente preparati, può contribuire alla soddisfazione del paziente e a una guarigione di successo.

In sintesi, la corretta preparazione degli strumenti chirurgici è una componente essenziale della sicurezza del paziente. Svolge un ruolo importante nel ridurre i rischi, migliorare i risultati chirurgici e garantire un ambiente chirurgico sicuro ed efficace per tutti i pazienti.

Il ruolo dell'infermiera nel garantire la funzionalità delle apparecchiature è fondamentale per la sicurezza e il successo delle procedure chirurgiche. Le attrezzature mediche e chirurgiche svolgono un ruolo essenziale nello svolgimento di una procedura chirurgica efficace e sicura, ed è responsabilità dell'infermiera assicurarsi che queste attrezzature siano in perfetto stato di funzionamento. Ecco come l'infermiera contribuisce a garantire la funzionalità delle apparecchiature:

1. Controllo preoperatorio :
   • Prima dell'inizio di ogni procedura chirurgica, l'infermiera esegue un controllo approfondito di tutte le attrezzature necessarie. Questo include gli strumenti chirurgici, i monitor dei segni vitali, le macchine per l'anestesia, l'illuminazione e i tavoli operatori.

2. Calibrazione e test:
   - L'infermiera si assicura che l'apparecchiatura sia calibrata e testata correttamente per garantirne l'accuratezza. Questo include il controllo di parametri come la pressione, la temperatura e la frequenza cardiaca.

3. Preparazione dell'apparecchiatura :
   - Prima dell'intervento, l'infermiera prepara tutte le attrezzature necessarie e le mette a portata di mano del chirurgo e dell'équipe chirurgica.

4. Manutenzione preventiva :
   - L'infermiera partecipa a regolari attività di manutenzione preventiva, come la pulizia, la lubrificazione e la manutenzione delle apparecchiature, per evitare guasti imprevisti.

5. Identificare i problemi:
   - Se un'apparecchiatura non funziona o mostra segni di guasto, l'infermiera segnala immediatamente il problema al team di manutenzione o al manager designato.

6. Risposta alle emergenze:
   - In caso di emergenza o di guasto alle apparecchiature durante una procedura, l'infermiera deve essere in grado di agire rapidamente per risolvere il problema e garantire la continuità dell'intervento.

7. Collaborazione interdisciplinare:
   - L'infermiera lavora a stretto contatto con i tecnici biomedici, gli ingegneri biomedici e altri membri dell'équipe sanitaria per garantire che le apparecchiature siano mantenute e riparate in modo adeguato.

8. Formazione continua :
   - Gli infermieri partecipano a programmi di formazione continua sull'uso, la manutenzione e la sicurezza delle apparecchiature mediche, per tenersi aggiornati sulle ultime pratiche e tecnologie.

9. Documentazione :
   - L'infermiera registra con precisione i controlli, i test e gli interventi effettuati sulle apparecchiature, garantendo la tracciabilità e la trasparenza.

Il ruolo dell'infermiera nel garantire la funzionalità delle apparecchiature è essenziale per creare un ambiente chirurgico sicuro ed efficace. Lavorando a stretto contatto con i team medici e di manutenzione, gli infermieri contribuiscono a ridurre al minimo il rischio di malfunzionamenti delle apparecchiature, a garantire la qualità dell'assistenza e a migliorare i risultati chirurgici per i pazienti.

Identificazione e organizzazione degli strumenti chirurgici

Gli strumenti chirurgici sono classificati in diverse categorie in base al loro uso specifico nel contesto chirurgico. Ogni categoria di strumenti ha un ruolo specifico nell'esecuzione delle procedure chirurgiche. Di seguito è riportata una classificazione comune degli strumenti in base al loro utilizzo:

1. Strumenti di dissezione :
   • Questi strumenti vengono utilizzati per tagliare, separare e rimuovere i tessuti durante l'intervento chirurgico. Esempi: bisturi, forbici da dissezione, sollevatori.

2. Strumenti per afferrare e tenere:
   • Questi strumenti vengono utilizzati per afferrare, tenere e manipolare tessuti e organi durante l'intervento chirurgico. Esempi: pinze anatomiche, pinze di Kocher, pinze da presa.

3. Strumenti di restringimento :
   • Questi strumenti sono progettati per tenere separati i tessuti, offrendo una migliore visibilità del sito chirurgico. Esempi: divaricatori Farabeuf, divaricatori Cushing.

4. Strumenti di sutura e anastomosi:
   • Vengono utilizzati per realizzare suture e punti, oltre che per anastomizzare (collegare) i tessuti. Esempi: aghi da sutura, portaaghi, pinze da sutura.

5. Strumenti per la coagulazione e l'emostasi:
   • Questi strumenti vengono utilizzati per controllare l'emorragia cauterizzando i vasi sanguigni. Esempi: pinze emostatiche, bisturi elettrico, coagulatore bipolare.

191

6. Strumenti di aspirazione e irrigazione :
   - Utilizzati per rimuovere i fluidi e i detriti dal sito chirurgico e per irrigare e pulire l'area. Esempi: cannule di aspirazione, siringhe di irrigazione.

7. Strumenti di misura :
   - Vengono utilizzati per misurare le dimensioni e le profondità dei tessuti e per valutare le distanze durante procedure specifiche. Esempi: righelli chirurgici, calibri.

8. Strumenti di ricostruzione :
   - Questi strumenti vengono utilizzati per la ricostruzione dei tessuti, il fissaggio degli impianti o la creazione di forme anatomiche. Esempi: pinzatrice chirurgica, apparecchiatura per osteosintesi.

9. Strumenti specifici per la chirurgia :
   - Alcuni strumenti sono specifici per un particolare tipo di chirurgia, come quelli ortopedici, oftalmici, ginecologici e neurochirurgici.

10. Strumenti di misurazione e valutazione:
    - Utilizzato per valutare la funzione degli organi, la circolazione sanguigna o altri parametri fisiologici. Esempi: Doppler, monitor della pressione sanguigna, pulsossimetro.

È importante notare che questa classificazione non è esaustiva e che possono essere sviluppati nuovi strumenti in linea con i progressi tecnologici e le esigenze cliniche. Ogni strumento ha un ruolo specifico nel processo chirurgico e richiede una gestione esperta da parte dell'équipe chirurgica per garantire la sicurezza del paziente e il successo dell'intervento.

Durante l'intervento chirurgico, un'organizzazione efficiente e uno smistamento appropriato di strumenti, attrezzature e forniture sono essenziali per garantire un recupero rapido e senza intoppi. Ecco alcune tecniche di smistamento e organizzazione che possono aiutare a migliorare il flusso di lavoro in sala operatoria:

1. Ordinati per uso:
   * Ordini gli strumenti e le attrezzature in base al loro uso specifico nella procedura chirurgica. Questo le permette di individuare rapidamente ciò che le serve in ogni fase dell'operazione.

2. Vassoi preparati :
   * Preparare vassoi di strumenti preassemblati in base alle fasi dell'intervento. Ogni vassoio deve contenere gli strumenti necessari per una parte specifica della procedura.

3. Organizzazione spaziale :
   * Disponga gli strumenti e le attrezzature in modo logico sul tavolo operatorio, mettendo gli articoli necessari a portata di mano del chirurgo e degli assistenti.

4. Utilizzo di sacchetti di preparazione :
   * Utilizzi sacchetti o buste sterili per raggruppare strumenti simili. Questo aiuta a mantenere l'asepsi e a facilitare l'accesso agli strumenti necessari.

5. Etichettatura chiara:
   * Etichetti vassoi, sacchetti e contenitori in modo chiaro e leggibile per identificare rapidamente il loro contenuto.

6. Comunicazione preoperatoria :
   * Discuta il piano chirurgico con l'équipe prima dell'intervento, per chiarire i requisiti degli strumenti e dei materiali in ogni fase.

7. Preparazione del team :
   * Coinvolgere tutti i membri dell'équipe chirurgica nella preparazione e nell'organizzazione dell'attrezzatura, per garantire un migliore coordinamento.

8. Rimozione rapida degli strumenti inutilizzati :
   * Rimuova immediatamente gli strumenti inutilizzati dall'area di lavoro per evitare il disordine e consentire al team di concentrarsi sui compiti da svolgere.

9. Monitoraggio continuo:
   * L'infermiera circolante monitora l'uso degli strumenti e delle attrezzature, sostituisce rapidamente gli articoli

esauriti e si assicura che tutto sia pronto per la fase successiva.

10. Eviti le ridondanze:
   • Limitare il numero di strumenti simili sul tavolo operatorio per evitare confusione e disordine.

11. Utilizzo di cruscotti digitali:
   • Utilizzi touch screen o dashboard digitali per visualizzare le informazioni essenziali sugli strumenti, le fasi dell'intervento e i segni vitali del paziente.

12. Rivalutazione durante la procedura :
   • Rivalutare regolarmente i requisiti di strumenti e materiali con il progredire dell'intervento, e adattare l'organizzazione di conseguenza.

Un'organizzazione efficiente in sala operatoria aiuta a ridurre i tempi di intervento, a minimizzare gli errori e i ritardi e a garantire un recupero rapido e sicuro del paziente. Adottando queste tecniche di triage e organizzazione, l'équipe chirurgica può migliorare il coordinamento, la comunicazione e la sicurezza durante l'intervento.

Preparazione degli strumenti e controllo di qualità

La pulizia, la disinfezione e l'ispezione visiva degli strumenti chirurgici sono fasi cruciali per mantenere l'asepsi, prevenire le infezioni e garantire la sicurezza del paziente. Ecco una panoramica di questi processi essenziali:

1. Pulizia :
   • La pulizia iniziale mira a rimuovere i detriti organici, i fluidi corporei e i residui di tessuto dagli strumenti. Può includere fasi come il pre-ammollo, la spazzolatura manuale e l'uso di ultrasuoni. La pulizia è spesso il primo passo per preparare gli strumenti a un'ulteriore disinfezione.

2. Disinfezione :
   - Dopo la pulizia, gli strumenti vengono sottoposti a disinfezione per eliminare i microrganismi potenzialmente patogeni. Esistono vari metodi di disinfezione, tra cui la disinfezione chimica e la disinfezione termica. Alcuni strumenti possono essere sottoposti a sterilizzazione dopo la disinfezione, per ottenere un elevato livello di asepsi.

3. Ispezione visiva :
   - Dopo la pulizia e la disinfezione, viene effettuata un'accurata ispezione visiva per individuare eventuali residui, danni o segni di usura sugli strumenti. Questo aiuta a identificare gli strumenti che richiedono una riparazione, una sostituzione o un'ulteriore fase di pulizia.

4. Uso di lenti d'ingrandimento e illuminazione:
   - Durante l'ispezione visiva si utilizzano lenti d'ingrandimento e un'illuminazione adeguata per individuare particelle residue o problemi minori che potrebbero non essere visibili a occhio nudo.

5. Documentazione :
   - Ogni fase del processo di pulizia, disinfezione e ispezione visiva è accuratamente documentata per garantire la tracciabilità e la conformità agli standard di sicurezza.

6. Prevenzione della corrosione :
   - Gli strumenti in acciaio inossidabile devono essere asciugati correttamente dopo la pulizia e la disinfezione, per evitare la corrosione. L'uso di agenti essiccanti appropriati è importante.

7. Riparazione e sostituzione :
   - Gli strumenti danneggiati o che mostrano segni di usura eccessiva vengono riparati o sostituiti secondo i protocolli stabiliti. Gli strumenti devono essere in perfetto stato di funzionamento prima di essere riutilizzati.

8. Controllo di qualità :
   - I processi di pulizia, disinfezione e ispezione sono sottoposti a regolari controlli di qualità per garantire l'efficacia e la conformità agli standard.

È essenziale che l'équipe chirurgica, compresi gli infermieri e i tecnici della sterilizzazione, segua rigorosamente i protocolli stabiliti per la pulizia, la disinfezione e l'ispezione degli strumenti. Questi passaggi sono essenziali per mantenere un ambiente sterile e sicuro in sala operatoria, ridurre al minimo il rischio di infezioni nosocomiali e garantire risultati chirurgici ottimali.

L'uso dell'autoclave e di altre apparecchiature di sterilizzazione è una fase cruciale nella preparazione degli strumenti e delle apparecchiature chirurgiche, per garantire un ambiente sterile in sala operatoria. Ecco come vengono utilizzate queste apparecchiature nel processo di sterilizzazione:

1. Autoclavi :

- Le autoclavi sono dispositivi di sterilizzazione a vapore pressurizzato. Vengono utilizzate per distruggere i microrganismi patogeni presenti sugli strumenti chirurgici. Ecco le fasi tipiche dell'utilizzo delle autoclavi:

- Caricamento: Gli strumenti puliti e preparati vengono collocati in vassoi, sacchetti o contenitori adatti alla sterilizzazione.

- Programmazione: il ciclo di sterilizzazione viene scelto in base al tipo di strumenti e materiali utilizzati.

- Preriscaldamento: l'autoclave viene preriscaldata alla temperatura e alla pressione richieste.

- Sterilizzazione: gli strumenti vengono esposti a vapore pressurizzato per un determinato periodo di tempo. L'alta temperatura e il vapore eliminano i microrganismi.

- Raffreddamento: una volta completata la sterilizzazione, gli strumenti vengono raffreddati prima di essere rimossi dall'autoclave.

2. Altri metodi di sterilizzazione:

- Oltre alle autoclavi, altri metodi di sterilizzazione includono :

- Sterilizzazione con ossido di etilene: questo gas viene utilizzato per sterilizzare strumenti sensibili al calore e all'umidità.

- Sterilizzazione con radiazioni: Gli strumenti vengono esposti ai raggi gamma o ai raggi X per distruggere i microrganismi.

- Sterilizzazione chimica: gli agenti chimici vengono utilizzati per sterilizzare gli strumenti sensibili al calore.

3. Controllo della sterilità:
   - Una volta completato il processo di sterilizzazione, le autoclavi e gli altri dispositivi sono dotati di sistemi di monitoraggio e indicatori chimici per verificare che la sterilizzazione sia avvenuta con successo. Anche i test biologici e chimici vengono utilizzati periodicamente per convalidare l'efficacia del processo di sterilizzazione.

4. Manipolazione dopo la sterilizzazione :
   - Gli strumenti sterilizzati devono essere maneggiati con cura per evitare la contaminazione. Vengono conservati in aree specifiche e in confezioni sterili fino al loro utilizzo in sala operatoria.

5. Monitoraggio e documentazione:
   - Tutte le fasi del processo di sterilizzazione, compresi i parametri di sterilizzazione, i risultati dei test e la durata di conservazione della sterilità, sono meticolosamente documentate per garantire la tracciabilità e la conformità agli standard.

L'uso appropriato dell'autoclave e di altri dispositivi di sterilizzazione è essenziale per mantenere un ambiente chirurgico sicuro e sterile. Gli operatori sanitari devono essere formati sui protocolli di sterilizzazione, sulla manipolazione degli strumenti sterilizzati e sulle procedure di follow-up per garantire un'assistenza di alta qualità e prevenire le infezioni nosocomiali.

Gestione di impianti e dispositivi medici

La conservazione sicura e la tracciabilità degli impianti chirurgici sono aspetti critici della gestione degli strumenti e dei materiali in sala operatoria. Ecco come garantire una gestione efficace di questi impianti:

1. Conservazione sicura :
   - Gli impianti chirurgici devono essere conservati in ambienti specifici e controllati per evitare contaminazioni o danni. Le misure comprendono:
   - Armadietti chiusi a chiave: Utilizzi armadietti sicuri per conservare gli impianti, con accesso limitato ai membri autorizzati dell'équipe chirurgica.

   - Aree di stoccaggio dedicate: separi gli impianti in modo che non siano a contatto diretto con altri articoli.

   - Controllo della temperatura e dell'umidità: si assicuri che gli impianti siano conservati in condizioni ambientali adeguate per evitare il deterioramento.

2. Etichettatura e tracciabilità :
   - Ogni impianto deve essere chiaramente etichettato con informazioni essenziali come il nome del prodotto, il numero di lotto, la data di scadenza e il fornitore. Questo facilita la tracciabilità e la rapida identificazione degli impianti.

3. Sistemi di gestione delle scorte:
   - Utilizzi sistemi computerizzati di gestione delle scorte per tracciare elettronicamente gli impianti. Questi sistemi possono monitorare i livelli delle scorte, gestire i rifornimenti e generare rapporti per una gestione efficiente.

4. Rotazione delle scorte:
   - Applicare il principio "primo entrato, primo uscito" per garantire una rotazione appropriata degli impianti per ridurre al minimo il rischio di scadenza.

5. Controllo degli accessi :
   • Limitare l'accesso all'area di stoccaggio degli impianti e monitorare le attività di entrata e uscita utilizzando dispositivi di controllo degli accessi, come i sistemi a chiave elettronica.

6. Formazione del personale:
   • Istruire l'équipe chirurgica sulla corretta identificazione, manipolazione e documentazione degli impianti. Inoltre, sensibilizzare il personale sull'importanza di mantenere la sterilità durante la manipolazione degli impianti.

7. Rapporti di utilizzo :
   • Registra ogni impianto utilizzato in una procedura chirurgica, associando le informazioni del paziente all'impianto specifico utilizzato. Questo assicura una tracciabilità completa e accurata.

8. Monitoraggio dei richiami dei prodotti:
   • Si tenga aggiornato sui richiami di prodotti registrati e si assicuri che gli impianti interessati vengano ritirati dalla circolazione e documentati in modo adeguato.

9. Integrazione dei dati :
   • Integrare le informazioni sull'impianto nelle cartelle cliniche elettroniche dei pazienti per garantire una comunicazione continua tra i team di cura.

Assicurare la conservazione sicura e la tracciabilità accurata degli impianti è essenziale per garantire la sicurezza del paziente, mantenere l'efficienza delle procedure chirurgiche e rispettare gli standard normativi. La corretta gestione degli impianti contribuisce alla qualità dell'assistenza e alla prevenzione degli errori medici.

Una documentazione accurata dei numeri di serie e delle informazioni sugli impianti è essenziale per garantire la tracciabilità, la sicurezza del paziente e la conformità normativa. Ecco come garantire una documentazione rigorosa:

1. Registrazione iniziale :
   • Non appena riceve gli impianti, registra ogni impianto in un sistema di tracciamento elettronico o manuale.

Raccogliere informazioni come il nome del produttore, il numero di lotto, la data di produzione, la data di scadenza, le specifiche del prodotto e i numeri di serie.

2. Etichettatura :
   • Ogni impianto deve essere chiaramente etichettato con tutte le informazioni pertinenti, compresi i numeri di serie. Utilizzi etichette resistenti all'acqua e all'usura, per evitare che le informazioni si sbiadiscano.

3. Documentazione del paziente:
   • Collegare ogni impianto alla cartella clinica elettronica del paziente. Registra i numeri di serie associati a ogni procedura chirurgica, oltre ai dettagli dell'operazione.

4. Database centrale:
   • Utilizzare un database centralizzato per registrare e archiviare le informazioni sull'impianto. Questo database deve essere facilmente accessibile al team medico autorizzato.

5. Monitoraggio dell'uso:
   • Registra i numeri di serie degli impianti utilizzati durante ogni procedura chirurgica. Associare questi numeri alle cartelle cliniche e ai referti chirurgici.

6. Aggiornamenti :
   • Aggiornare regolarmente il database per riflettere l'utilizzo, lo stato delle scorte ed eventuali richiami di prodotti.

7. Sistema di numerazione unico:
   • Utilizzi un sistema di numerazione unico per i numeri di serie degli impianti. In questo modo è più facile trovare e recuperare le informazioni.

8. Formazione del personale:
   • Assicurarsi che il personale sia addestrato a documentare correttamente le informazioni sull'impianto, compresi i numeri di serie, al momento della ricezione e durante il processo chirurgico.

9. Gestione dei promemoria:
   • Monitorare i richiami dei prodotti e garantire che tutti gli impianti interessati siano adeguatamente documentati e ritirati dall'uso.

10. Integrazione dei sistemi:
   • Se possibile, integrare le informazioni sull'impianto nei sistemi elettronici esistenti dell'ospedale, per un'accessibilità e una comunicazione ottimali.

La documentazione accurata dei numeri di serie e delle informazioni sugli impianti è un aspetto essenziale della sicurezza del paziente e della gestione dell'assistenza chirurgica. Una corretta tracciabilità significa che gli impianti possono essere identificati rapidamente quando necessario, evitando errori e garantendo un'assistenza di alta qualità.

Preparazione di attrezzature chirurgiche specifiche

Il controllo dei dispositivi di anestesia, monitoraggio e aspirazione è una fase cruciale prima dell'inizio di qualsiasi intervento chirurgico, per garantire la sicurezza del paziente e il regolare svolgimento della procedura. Ecco come fare:

1. Dispositivi anestetici :
   • Verificare che il carrello per l'anestesia sia funzionale e correttamente rifornito di farmaci, agenti anestetici e attrezzature essenziali.

   • Si assicuri che il circuito di anestesia, le maschere facciali, i palloni e i tubi siano puliti, in buone condizioni e pronti all'uso.

   • Verificare che i sistemi di somministrazione dell'ossigeno e dell'anestetico funzionino correttamente.
   • Assicurarsi che i dispositivi di ventilazione meccanica, come il ventilatore per anestesia, siano calibrati e pronti all'uso.

2. Dispositivi di monitoraggio :
   - Controlli i monitor dei segni vitali come la frequenza cardiaca, la pressione sanguigna, la saturazione di ossigeno e la frequenza respiratoria. Si assicuri che siano accesi, funzionino correttamente e siano calibrati.
   - Preparare gli elettrodi e i sensori necessari per monitorare i segni vitali del paziente.
   - Verifichi che gli allarmi del monitor siano configurati correttamente per avvisare dei cambiamenti critici.

3. Dispositivi di aspirazione :
   - Si assicuri che i dispositivi di aspirazione siano operativi e che i flaconi di drenaggio siano installati correttamente.
   - Verificare che le cannule e le sonde di aspirazione siano pronte per l'uso e sterili.
   - Provi il vuoto per assicurarsi che sia efficace.

4. Documentazione :
   - Documenta tutti i controlli effettuati, compresi i numeri di serie dei dispositivi, i controlli funzionali e le calibrazioni.

5. Formazione del personale:
   - Si assicuri che il team di anestesia sia formato sull'uso corretto dei dispositivi, sulla risoluzione dei problemi più comuni e sulla gestione delle situazioni di emergenza.

6. Comunicazione :
   - Comunicare chiaramente con l'équipe anestesiologica e chirurgica sulle condizioni e la funzionalità dei dispositivi.

7. Procedura di arresto di emergenza:
   - Si assicuri che l'équipe anestesiologica conosca la procedura per interrompere i dispositivi anestetici in caso di emergenza, se necessario.

Il controllo accurato dei dispositivi di anestesia, monitoraggio e aspirazione prima dell'intervento chirurgico aiuta a prevenire problemi tecnici durante la procedura e garantisce la sicurezza del paziente. Inoltre, consente all'équipe medica di reagire rapidamente in caso di anomalie, malfunzionamenti o situazioni di emergenza.

- Preparazione degli strumenti elettrici e degli utensili da taglio

La preparazione degli strumenti elettrici e degli utensili da taglio in sala operatoria è una fase cruciale per garantire la sicurezza del paziente e il successo dell'intervento chirurgico. Ecco come farlo in modo efficace:

1. Ispezione iniziale :
   - Prima della procedura, controlli visivamente gli strumenti elettrici e gli utensili da taglio per assicurarsi che siano in buone condizioni, puliti e pronti all'uso.

2. Funzionamento corretto :
   - Provi ogni strumento elettrico per assicurarsi che funzioni correttamente. Controlli gli interruttori, le impostazioni di velocità e le funzioni specifiche di ogni strumento.

3. Manutenzione preventiva :
   - Si assicuri che gli strumenti elettrici siano stati sottoposti a una regolare manutenzione preventiva, secondo le raccomandazioni del produttore.

4. Pulizia e sterilizzazione :
   - Prima della procedura, si assicuri che gli strumenti elettrici e gli utensili da taglio siano stati puliti, disinfettati e sterilizzati in conformità ai protocolli di asepsi e agli standard di sterilizzazione.

5. Preparazione del campo operatorio :
   - Preparare il campo operatorio posizionando gli strumenti elettrici e gli utensili da taglio necessari a portata di mano del chirurgo e del team.

6. Controllo del collegamento elettrico :
   - Si assicuri che gli strumenti elettrici siano collegati correttamente e che i cavi di alimentazione siano in buone condizioni.

7. Sicurezza elettrica :
   - Verifichi che le prese elettriche siano in buone condizioni e conformi agli standard di sicurezza. Utilizzi dispositivi di messa a terra per evitare rischi elettrici.

8. Utilizzi in conformità alle specifiche:
   - Assicurarsi che gli strumenti elettrici siano utilizzati in conformità alle specifiche del produttore e alle pratiche chirurgiche appropriate.

9. Squadra informata :
   - Informare l'équipe chirurgica dei dettagli specifici degli strumenti elettrici da utilizzare, compreso il nome, il numero di serie e qualsiasi considerazione speciale.

10. Formazione del personale:
    - Assicurarsi che il personale della sala operatoria sia addestrato all'uso corretto e sicuro degli strumenti elettrici, comprese le tecniche di manipolazione e le precauzioni di sicurezza.

11. Documentazione :
    - Documentare la preparazione degli strumenti elettrici e di taglio nella cartella clinica del paziente e nei registri della sala operatoria.

Un'attenta preparazione degli strumenti elettrici e degli utensili da taglio aiuta a minimizzare il rischio di errori, a garantire la sicurezza del paziente e a ottimizzare la procedura chirurgica.

Manutenzione preventiva e risoluzione dei problemi delle apparecchiature

Pianificare la manutenzione regolare delle apparecchiature mediche in sala operatoria è essenziale per assicurarne il corretto funzionamento, prevenire i guasti e garantire la sicurezza del paziente. Ecco come redigere un piano di manutenzione efficace:

1. Inventario delle attrezzature:
   - Redigere un elenco completo delle attrezzature mediche presenti in sala operatoria, compresi strumenti, dispositivi anestetici, monitor, apparecchiature elettriche, ecc.

2. Identificare i requisiti di manutenzione :
   - Identificare le esigenze di manutenzione specifiche di ciascuna apparecchiatura, facendo riferimento alle raccomandazioni del produttore, alle linee guida normative e agli standard industriali.

3. Programma di manutenzione :
   - Stabilisca un programma di manutenzione regolare per ogni apparecchiatura, determinando la frequenza delle ispezioni, delle riparazioni e degli aggiornamenti.

4. Manutenzione preventiva :
   - Incorporare misure di manutenzione preventiva pianificata per evitare guasti. Ciò può includere la pulizia, la lubrificazione, la calibrazione e la sostituzione delle parti usurate.

5. Manutenzione correttiva :
   - Prevedere una manutenzione correttiva in caso di guasti o malfunzionamenti. Si assicuri che il personale sappia come segnalare i problemi e chi contattare.

6. Responsabilità del personale:
   - Definire chiaramente le responsabilità del personale in merito alla manutenzione delle apparecchiature. Designare persone o team responsabili del monitoraggio, dell'esecuzione e della documentazione della manutenzione.

7. Formazione del personale:
   - Offrire una formazione continua al personale sulla manutenzione delle apparecchiature, concentrandosi sulle buone pratiche di manipolazione, manutenzione e riparazione.

8. Monitoraggio e documentazione:
   - Tenga un registro dettagliato di tutte le attività di manutenzione, comprese le date, le azioni intraprese, le parti sostituite e i problemi risolti.

9. Fermate di pianificazione :
   - Pianificare i tempi di inattività necessari per eseguire lavori di manutenzione più approfonditi senza interrompere le procedure chirurgiche programmate.

10. Controllo di qualità :
   • Stabilire processi di controllo della qualità per verificare l'efficacia della manutenzione effettuata e per assicurare che le apparecchiature funzionino secondo gli standard richiesti.

11. Risorse e fornitori :
   • Identificare le risorse necessarie, compresi i fornitori di manutenzione qualificati e i pezzi di ricambio, per supportare il piano di manutenzione.

12. Revisione periodica :
   • Rivedere e adattare regolarmente il piano di manutenzione in linea con le nuove informazioni, le migliori pratiche e gli aggiornamenti del produttore.

Un piano di manutenzione ben sviluppato assicura che le apparecchiature mediche in sala operatoria funzionino in modo affidabile e sicuro, contribuendo alla qualità dell'assistenza e alla sicurezza del paziente.

Risolvere i guasti alle apparecchiature durante un intervento chirurgico è un'abilità essenziale per l'équipe chirurgica, in particolare per gli infermieri di sala operatoria. Ecco i passi da seguire per gestire efficacemente i guasti alle apparecchiature durante un intervento chirurgico:

1. Mantenere la calma:
   • Rimanga calmo e razionale. Una reazione calma permetterà al team di risolvere la situazione in modo più efficace.

2. Informi il team :
   • Informare immediatamente il chirurgo, l'anestesista e gli altri membri del team chirurgico del guasto all'apparecchiatura.

3. Garantire la sicurezza del paziente:
   • Se il guasto dell'apparecchiatura rappresenta un rischio per la sicurezza del paziente, prendere le misure necessarie per garantire la sicurezza del paziente, come ad esempio interrompere la procedura, se appropriato.

4. Isolare il guasto:
   - Identificare la fonte esatta del guasto esaminando l'apparecchiatura e controllando i collegamenti, i fili e i componenti.

5. Soluzione:
   - Se possibile, considerare una soluzione per mantenere la stabilità della procedura. Ad esempio, utilizzare altre apparecchiature o un metodo alternativo, se è sicuro.

6. Contatti il servizio tecnico:
   - Se il guasto non può essere risolto rapidamente, contatti il servizio tecnico competente per ricevere assistenza. Alcune apparecchiature possono richiedere l'intervento di un tecnico qualificato.

7. Avvisare il team chirurgico:
   - Tenere informata l'équipe chirurgica della situazione e delle misure adottate per risolvere il guasto.

8. Redigere un piano di emergenza:
   - Se la procedura non può essere continuata a causa del guasto, assicurarsi che sia in atto un piano di emergenza per stabilizzare il paziente e completare la procedura, se necessario.

9. Documentazione :
   - Documentare accuratamente il guasto, le azioni intraprese per risolverlo e le decisioni prese per garantire la sicurezza del paziente.

10. Rivalutazione :
    - Una volta eliminato il guasto, si assicuri che l'apparecchiatura funzioni correttamente prima di riprendere la procedura.

11. Feedback :
    - Dopo l'intervento, discutete del guasto dell'apparecchiatura come team, delle misure adottate e di come si potrebbe evitare in futuro.

Una gestione efficace dei guasti alle apparecchiature richiede una comunicazione rapida, un processo decisionale solido e un'azione coordinata da parte del team chirurgico. La sicurezza del paziente è sempre la priorità assoluta.

Utilizzo di tecnologie mediche avanzate

La formazione sulle apparecchiature all'avanguardia, come la robotica e l'imaging avanzato in sala operatoria, è essenziale per garantire un uso sicuro ed efficace di queste tecnologie. Ecco come pianificare ed erogare la giusta formazione:

1. Identificare le esigenze di formazione:
   - Identificare le attrezzature specifiche all'avanguardia utilizzate in sala operatoria, come i sistemi di robotica chirurgica, le apparecchiature di imaging avanzate (scanner, risonanza magnetica, ecc.) e altre tecnologie emergenti.

2. Progettazione del programma di formazione:
   - Sviluppare un programma di formazione strutturato che copra tutti gli aspetti dell'uso delle apparecchiature, tra cui la manipolazione, la programmazione, la calibrazione, i protocolli di sicurezza, ecc.

3. Formazione iniziale :
   - Fornire una formazione iniziale completa ai membri dell'équipe chirurgica, compresi chirurghi, infermieri e tecnici, per garantire una comprensione approfondita della funzionalità e delle capacità delle apparecchiature.

4. Formazione pratica :
   - Includere sessioni pratiche per far toccare con mano ai partecipanti le attrezzature. Utilizzare simulatori o ambienti di formazione per riprodurre scenari chirurgici realistici.

5. Formazione continua :
   - Si assicuri che la formazione sia continua, con aggiornamenti regolari per stare al passo con gli sviluppi tecnologici, le nuove funzionalità e le migliori pratiche.

6. Sessioni di gruppo e individuali:
   - Organizza sessioni di formazione di gruppo per coprire le nozioni di base, nonché sessioni individuali per soddisfare le esigenze specifiche di ciascun partecipante.

7. Lavorare con i fornitori:
   • Collabora con i fornitori di attrezzature per ottenere la loro esperienza nella progettazione del programma di formazione e nell'organizzazione di sessioni di formazione specifiche per le attrezzature.

8. Documentazione e materiale didattico:
   • Fornisce documenti di riferimento, manuali d'uso, guide alla risoluzione dei problemi e altre risorse educative a supporto della formazione.

9. Valutazione delle competenze:
   • Valutare regolarmente le competenze acquisite dai partecipanti, utilizzando test pratici o simulazioni per garantire la padronanza dell'attrezzatura.

10. Incoraggiare la sperimentazione:
   • Incoraggiare i partecipanti a esplorare la funzionalità dell'apparecchiatura in modo sicuro e controllato, sotto la supervisione di qualcuno, per aumentare la loro fiducia e competenza.

11. Feedback :
   • Incoraggiare i partecipanti a condividere le loro esperienze e le loro domande con i colleghi, favorendo l'apprendimento collettivo e lo scambio di conoscenze.

La formazione sulle apparecchiature all'avanguardia richiede un impegno costante per garantire che l'équipe chirurgica sia esperta nell'uso di queste tecnologie avanzate, contribuendo a migliorare i risultati chirurgici e la sicurezza del paziente.

L'integrazione della tecnologia nelle procedure chirurgiche si è evoluta notevolmente negli ultimi anni, portando a miglioramenti significativi in termini di precisione, efficienza e risultati per il paziente. Ecco come la tecnologia viene integrata nelle procedure chirurgiche:

1. Imaging avanzato :
   • L'uso di immagini mediche avanzate come la tomografia computerizzata (TC), la risonanza magnetica (RM) e le immagini 3D offre ai chirurghi una visione dettagliata e in

tempo reale dell'area di lavoro, facilitando la pianificazione e la navigazione durante l'intervento.

2. Robotica chirurgica :
   - I sistemi di robotica chirurgica aiutano i chirurghi a eseguire interventi chirurgici con maggiore precisione. Questi robot sono controllati dai chirurghi tramite console e consentono movimenti più fini e stabili.

3. Guida e navigazione :
   - I sistemi di guida chirurgica utilizzano indicazioni visive o a infrarossi per tracciare la posizione degli strumenti e guidare i chirurghi durante l'intervento.

4. Realtà aumentata e virtuale :
   - Le tecnologie di realtà aumentata e virtuale offrono visualizzazioni 3D in tempo reale dell'anatomia del paziente, consentendo ai chirurghi di comprendere meglio la disposizione delle strutture interne.

5. Endoscopia e miniaturizzazione :
   - Gli endoscopi miniaturizzati e le telecamere ad alta definizione forniscono immagini interne chiare e dettagliate, riducendo la necessità di grandi incisioni.

6. Imaging intra-operatorio :
   - I dispositivi di imaging intraoperatorio consentono ai chirurghi di visualizzare direttamente l'area interessata in tempo reale, il che è particolarmente utile negli interventi complessi.

7. Laser ed energia :
   - Le tecnologie laser ed energetiche avanzate vengono utilizzate per tagliare, coagulare o vaporizzare i tessuti durante l'intervento chirurgico, riducendo il sanguinamento e favorendo un recupero più rapido.

8. Strumenti robotici e telecomandati :
   - Gli strumenti robotici o telecomandati consentono ai chirurghi di eseguire movimenti precisi e complessi con grande stabilità, anche in spazi ristretti.

9. Telemedicina e collaborazione a distanza :
   • Le tecnologie di telemedicina consentono a chirurghi esperti di guidare e consigliare le procedure a distanza, incoraggiando l'apprendimento e la collaborazione.

10. Dati in tempo reale :
   • Sensori e monitor forniscono dati vitali in tempo reale sui segni vitali del paziente, aiutando a prendere decisioni rapide e informate.

11. Documentazione elettronica :
   • Le cartelle cliniche elettroniche e i sistemi informativi ospedalieri rendono più facile la gestione delle informazioni su pazienti, procedure e risultati.

L'integrazione della tecnologia nelle procedure chirurgiche ha trasformato il modo in cui vengono eseguite le operazioni, consentendo interventi più precisi e meno invasivi, con risultati migliori per i pazienti. Tuttavia, è fondamentale che i membri dell'équipe chirurgica siano addestrati all'uso di queste tecnologie per massimizzarne i vantaggi e garantirne l'uso sicuro.

Gestione sostenibile di strumenti e attrezzature

Prolungare la vita degli strumenti chirurgici è essenziale per ottimizzare il loro utilizzo e ridurre i costi associati alla loro frequente sostituzione. Ecco alcuni modi pratici per raggiungere questo obiettivo:

1. Manipolazione e stoccaggio adeguati:
   • Maneggi gli strumenti con cura per evitare urti e cadute che potrebbero danneggiare i bordi taglienti.

   • Conservi gli strumenti in custodie specifiche o in contenitori adeguati per proteggerli da polvere, umidità e agenti contaminanti.

2. Manutenzione e pulizia regolari:
   • Pulisca gli strumenti immediatamente dopo l'uso, secondo le procedure consigliate.

- Utilizzi soluzioni di pulizia appropriate ed eviti prodotti corrosivi o abrasivi.
- Ispezioni gli strumenti per verificare che non ci siano danni o usura dopo la pulizia.

3. Sterilizzazione corretta :
   - Seguire le linee guida di sterilizzazione consigliate per ogni tipo di strumento.

   - Eviti cicli di sterilizzazione troppo lunghi, che potrebbero danneggiare gli strumenti.

4. Affilatura regolare :
   - Si assicuri che gli strumenti affilati siano regolarmente affilati per mantenere la loro efficacia ed eviti gesti più aggressivi che potrebbero danneggiarli.

5. Uso appropriato :
   - Utilizzi ogni strumento per lo scopo previsto. Eviti di forzare uno strumento a svolgere un compito per il quale non è stato progettato.

6. Eviti l'immersione prolungata:
   - Eviti di immergere gli strumenti per lunghi periodi, perché questo può danneggiare i materiali e i meccanismi.

7. Lubrificazione e protezione :
   - Utilizzi lubrificanti appropriati per gli strumenti articolati o meccanici, per ridurre l'usura e facilitare il movimento.

   - Protegga gli strumenti affilati con cappucci o manicotti quando non li usa.

8. Ispezione regolare :
   - Implementare processi di ispezione regolari per identificare gli strumenti danneggiati o usurati che devono essere riparati o sostituiti.

9. Formazione del personale:
   - Assicurarsi che tutto il personale della sala operatoria sia addestrato alle buone prassi per l'uso e la cura degli strumenti.

10. Documentazione :
- Tenga un registro della vita, dell'uso e della manutenzione di ogni strumento, per aiutare a monitorare le loro condizioni e prendere decisioni informate.

Adottando queste pratiche, gli strumenti chirurgici possono essere mantenuti in buone condizioni, con conseguenti operazioni più efficaci e sicure. Prestare particolare attenzione alla manutenzione e all'uso corretto degli strumenti aiuterà a prolungarne la vita e a garantire che funzionino al meglio.

La gestione dei rifiuti medici ha un impatto ambientale significativo, a causa della natura potenzialmente pericolosa dei rifiuti prodotti nelle strutture sanitarie. Ecco come la gestione dei rifiuti medici può avere un impatto sull'ambiente:

1. Inquinamento dell'aria, dell'acqua e del suolo:
- Alcuni rifiuti medici, come i prodotti chimici, i farmaci scaduti o inutilizzati e i disinfettanti, possono contaminare l'aria, l'acqua e il suolo se smaltiti in modo improprio.

2. Rischi per la salute umana e animale:
- Lo smaltimento non corretto dei rifiuti medici può comportare rischi per la salute umana e animale, in quanto le sostanze chimiche e gli agenti patogeni possono contaminare gli ecosistemi e le fonti d'acqua.

3. Utilizzo delle risorse:
- La gestione dei rifiuti medici richiede risorse come l'acqua e l'energia per i processi di trattamento e smaltimento, che possono contribuire allo sfruttamento eccessivo delle risorse naturali.

4. Emissioni di gas a effetto serra:
- I processi coinvolti nel trattamento e nell'incenerimento dei rifiuti sanitari possono provocare emissioni di gas serra, contribuendo al cambiamento climatico.

5. Smaltimento improprio di aghi e oggetti taglienti:
- Lo smaltimento improprio di aghi e altri oggetti appuntiti può causare lesioni potenzialmente fatali alle persone coinvolte nella gestione dei rifiuti, oltre che agli addetti alla raccolta dei rifiuti.

6. Resistenza agli antibiotici :
   - I rifiuti medici contenenti residui di farmaci, compresi gli antibiotici, possono contribuire alla resistenza agli antibiotici, un problema di salute pubblica in crescita.

7. Impatto sulla biodiversità :
   - La contaminazione degli ecosistemi acquatici e terrestri da parte di sostanze chimiche e rifiuti medici può avere un impatto sulla biodiversità, alterando gli habitat e mettendo in pericolo le specie animali e vegetali.

Per ridurre l'impatto ambientale della gestione dei rifiuti medici, è fondamentale implementare pratiche di gestione dei rifiuti sicure, efficaci ed ecologiche. Ciò include la selezione, la raccolta, lo stoccaggio, il trattamento e lo smaltimento appropriati dei rifiuti medici, nonché la promozione di un uso responsabile dei prodotti chimici e dei farmaci. Anche la sensibilizzazione e l'educazione degli operatori sanitari, del personale delle strutture e del pubblico sono essenziali per incoraggiare pratiche di gestione dei rifiuti medici rispettose dell'ambiente.

Monitoraggio e documentazione di strumenti e apparecchiature

L'utilizzo di sistemi di tracciamento elettronico per gestire gli strumenti chirurgici può migliorare significativamente l'efficienza, la tracciabilità e la sicurezza in sala operatoria. Ecco come possono essere utilizzati questi sistemi:

1. Identificazione e monitoraggio degli strumenti :
   - Ogni strumento può essere dotato di un chip RFID (identificazione a radiofrequenza) o di un codice a barre unico, che consente di tracciarne l'uso, la posizione e lo stato in tempo reale.

2. Gestione delle scorte:
   - I sistemi elettronici possono aiutare a gestire i livelli di stock in tempo reale, segnalando automaticamente quando è il momento di ordinare nuovi strumenti.

3. Pianificazione degli interventi:
   - Gli strumenti necessari per una procedura specifica possono essere identificati e preparati in anticipo, evitando inutili ritardi.

4. Prevenzione delle perdite e dei furti:
   - I sistemi elettronici possono avvisare il personale se uno strumento lascia la sala operatoria senza autorizzazione, riducendo il rischio di perdita o furto.

5. Manutenzione e follow-up della calibrazione :
   - I sistemi possono registrare le date in cui gli strumenti vengono revisionati, affilati o calibrati, garantendo un funzionamento corretto e sicuro.

6. Documentazione e rapporti:
   - Le informazioni sull'uso degli strumenti possono essere registrate automaticamente e integrate nelle cartelle cliniche elettroniche, facilitando la creazione di rapporti e analisi.

7. Tracciabilità e conformità:
   - I sistemi di tracciamento elettronico consentono una tracciabilità completa di ogni strumento, fondamentale per la conformità agli standard di sicurezza e sterilizzazione.

8. Gestione dei promemoria:
   - I sistemi elettronici possono avvisare automaticamente il personale quando uno strumento viene richiamato per motivi di sicurezza o di qualità.

9. Ridurre l'errore umano:
   - Automatizzando il monitoraggio e la gestione degli strumenti, si riducono i rischi di errore umano, come una documentazione errata o l'uso di strumenti non sterili.

10. Migliorare l'efficienza :
    - I sistemi elettronici forniscono un accesso rapido alle informazioni sugli strumenti, riducendo i tempi di ricerca e aiutando a fare un uso più efficiente delle risorse.

L'uso di sistemi elettronici di tracciamento può contribuire a una migliore organizzazione, a una gestione più accurata degli strumenti, a una maggiore sicurezza e a un miglioramento generale dei processi all'interno della sala operatoria. Tuttavia, è essenziale fornire una formazione adeguata al personale per garantire un uso corretto e ottimale di questi sistemi.

La conservazione di registri accurati è essenziale per garantire la tracciabilità, la conformità e la sicurezza in sala operatoria. Ecco come mantenere registri efficaci per questi scopi:

1. Identificazione degli strumenti e delle apparecchiature :
   • Ogni strumento e pezzo di equipaggiamento deve essere chiaramente identificato con un numero di serie, un codice a barre o un chip RFID per consentire una tracciabilità accurata.

2. Utilizzo di strumenti:
   • Registrare i dettagli di ogni utilizzo dello strumento, compreso il nome del paziente, il tipo di procedura, la data e l'ora.

3. Sterilizzazione e disinfezione :
   • Documentare i cicli di sterilizzazione e disinfezione per ogni strumento, indicando date, metodi utilizzati e risultati.

4. Manutenzione e assistenza:
   • Tenga un registro delle operazioni di manutenzione, affilatura e calibrazione degli strumenti, includendo date e dettagli.

5. Gestione delle scorte:
   • Monitorare i livelli delle scorte di strumenti e attrezzature per evitare carenze ed eccedenze.

6. Conformità agli standard:
   • Assicurarsi che i registri siano conformi agli standard e alle normative vigenti, in particolare in termini di sicurezza, sterilizzazione e gestione dei rifiuti.

7. Tracciabilità del paziente:
   • Associare ogni strumento utilizzato a un paziente specifico, per consentire una tracciabilità completa in caso di problemi o richiami.

8. Rapporti e analisi :
   - Utilizza i registri per generare rapporti e analisi per identificare tendenze, rischi potenziali e aree di miglioramento.

9. Integrazione elettronica :
   - Ove possibile, utilizzi sistemi computerizzati per registrare le informazioni e automatizzare la generazione di rapporti.

10. Formazione e responsabilità:
   - Si assicuri che tutto il personale coinvolto nell'uso, nella sterilizzazione e nella manutenzione degli strumenti sia adeguatamente formato e consapevole dell'importanza di tenere registri accurati.

11. Durata di conservazione :
   - Rispetta le linee guida sulla durata di conservazione dei registri, assicurandosi che vengano conservati per il tempo necessario alla tracciabilità e alla conformità.

La conservazione accurata dei registri è fondamentale per la sicurezza del paziente, la gestione efficiente delle risorse e la conformità agli standard e alle normative. Seguendo queste pratiche, contribuisce a rendere l'ambiente della sala operatoria più sicuro, più efficiente e meglio organizzato.

Capitolo 8

Dopo l'intervento e l'assistenza post-operatoria

Trasferimento del paziente nella sala di rianimazione

La preparazione del paziente al trasferimento nella sala di rianimazione è un passo importante per garantire un risveglio tranquillo e una transizione sicura dopo l'intervento. Ecco le fasi principali di questa preparazione:

1. Monitoraggio continuo :
   - Prima del trasferimento, si assicuri che i segni vitali del paziente siano stabili e monitorizzi attentamente qualsiasi cambiamento nel suo stato di salute.

2. Controllo delle vie respiratorie :
   - Si assicuri che le vie respiratorie del paziente siano libere e che possa respirare liberamente.

3. Estubazione (se necessaria) :
   - Se il paziente viene intubato durante l'intervento, si prepari all'estubazione seguendo i protocolli appropriati.

4. Gestione del dolore :
   - Somministrare farmaci antidolorifici come prescritto dal medico, in modo che il paziente sia a suo agio durante il trasferimento.

5. Imballaggio appropriato:
   - Assicurarsi che il paziente sia vestito in modo confortevole e corretto per il trasferimento, tenendo conto delle considerazioni mediche e di sicurezza.

6. Documentazione :
   - Documentare accuratamente le condizioni del paziente, i farmaci somministrati, i segni vitali e qualsiasi altro dettaglio rilevante nella cartella clinica.

7. Preparazione dell'apparecchiatura :
   - Raccogliere tutte le attrezzature e i documenti necessari per il trasferimento, compresa la cartella clinica del paziente, i farmaci, i dispositivi di monitoraggio e l'attrezzatura per l'ossigeno.

8. Comunicazione :
- Contattare il team della sala di rianimazione per informarlo dell'imminente trasferimento e condividere tutte le informazioni rilevanti sul paziente.

9. Preparazione della barella :
- Si assicuri che la barella sia pulita, confortevole e dotata di tutto il necessario per il trasferimento, come coperte e supporti per braccia e gambe.

10. Informazioni per il paziente :
- Informare il paziente sul trasferimento nella sala di rianimazione, rassicurarlo su ciò che accadrà e rispondere alle sue domande.

11. Consenso informato :
- Se necessario, ottenere il consenso informato del paziente o del suo rappresentante legale per il trasferimento.

12. Assistenza al trasferimento :
- Se il paziente non è in grado di muoversi da solo, si assicuri di avere abbastanza personale per aiutarlo in modo sicuro.

Una volta che il paziente è pronto, lo trasferisce con cura e attenzione, seguendo i protocolli della struttura. Una comunicazione perfetta tra l'équipe chirurgica e l'équipe della sala di rianimazione è essenziale per garantire una transizione fluida e la continuità delle cure per il paziente.

Comunicare informazioni rilevanti al team di recupero è fondamentale per garantire la sicurezza e il benessere del paziente durante la fase post-operatoria. Ecco come comunicare efficacemente con il team di recupero:

1. Rapporto verbale:
- Prima che il paziente venga trasferito nella sala di rianimazione, faccia un rapporto verbale all'infermiera o all'anestesista. Fornire informazioni essenziali sulla procedura chirurgica, sulle condizioni attuali del paziente, sui farmaci somministrati, sui segni vitali, sui problemi potenziali e su qualsiasi altra informazione rilevante.

2. Cartella clinica :
   - Assicurarsi che la cartella clinica del paziente, comprese le note operatorie, le prescrizioni, i risultati degli esami e i rapporti anestetici, sia disponibile e trasmessa al team di recupero.

3. Rapporti scritti :
   - Se possibile, rediga una relazione scritta o utilizzi dei moduli standardizzati per trasmettere le informazioni importanti al team di recupero.

4. Identificatori del paziente:
   - Assicurarsi che l'identità del paziente sia comunicata in modo chiaro, includendo il nome completo, la data di nascita e qualsiasi altro identificativo unico.

5. Breve riassunto :
   - Fornisca un breve riassunto dell'intervento, la durata della procedura, le eventuali complicazioni sorte durante l'intervento e i problemi particolari incontrati.

6. Farmaci somministrati :
   - Informare l'équipe di recupero dei farmaci somministrati durante l'intervento, in particolare analgesici, sedativi e anestetici.

7. Reazioni allergiche :
   - Riferire qualsiasi allergia ai farmaci o reazione allergica nota che si è verificata durante l'intervento.

8. Fluidi e perdite :
   - Comunicare i dettagli dei liquidi somministrati durante l'intervento, nonché le perdite di sangue e di liquidi.

9. Monitoraggio e segni vitali:
   - Condividere gli ultimi segni vitali registrati, tra cui la frequenza cardiaca, la pressione sanguigna, la saturazione di ossigeno, la temperatura, ecc.

10. Condizione neurologica :
    - Informare l'équipe di recupero dello stato neurologico del paziente, in particolare se ci sono stati cambiamenti nei riflessi, nella coscienza o nella sensibilità.

11. Procedure speciali :
   • Se durante l'intervento sono state eseguite procedure speciali (ad esempio, il posizionamento di un catetere urinario), si assicuri che il team di recupero sia informato.

12. Considerazioni specifiche :
   • Se il paziente ha esigenze speciali, requisiti dietetici, restrizioni o altre considerazioni specifiche, si assicuri che queste informazioni vengano condivise.

Una comunicazione chiara e concisa delle informazioni rilevanti tra l'équipe chirurgica e l'équipe di recupero assicura una transizione fluida e una gestione appropriata del paziente durante la fase post-operatoria.

Monitorare i segni vitali e le condizioni del paziente

Il monitoraggio regolare dei parametri vitali è essenziale per garantire la sicurezza e il benessere dei pazienti nella sala di rianimazione e durante il recupero post-operatorio. Ecco come monitorare i segni vitali in modo efficace:

1. Frequenza cardiaca (HR) :
   • Utilizzi un monitor cardiaco per monitorare continuamente la frequenza cardiaca del paziente. Un aumento significativo o una diminuzione anomala della frequenza cardiaca possono indicare problemi cardiovascolari o dolore.

2. Pressione sanguigna (BP) :
   • Misuri la pressione arteriosa a intervalli regolari, utilizzando un misuratore di pressione. Variazioni significative della pressione arteriosa possono indicare un'instabilità emodinamica.

3. Saturazione di ossigeno (SaO2) :
   • Monitorare la saturazione di ossigeno del paziente con un pulsossimetro. Un calo della saturazione di ossigeno può richiedere un aumento dell'assunzione di ossigeno.

4. Frequenza respiratoria (RR) :
   - Contare i respiri al minuto per valutare la frequenza respiratoria del paziente. Variazioni anomale possono indicare problemi di respirazione.

5. Temperatura corporea :
   - Monitorare la temperatura corporea per rilevare eventuali segni di febbre o ipotermia post-operatoria.

6. Livello di consapevolezza:
   - Valutare regolarmente il livello di coscienza del paziente, osservando la sua reattività, lo stato di allerta e la capacità di rispondere agli stimoli.

7. Dolore :
   - Chiedere al paziente di riferire il suo livello di dolore utilizzando una scala del dolore standard. Regoli gli analgesici di conseguenza.

8. Vie aeree :
   - Monitorare la respirazione del paziente e assicurarsi che le vie aeree rimangano libere per prevenire eventuali problemi respiratori.

9. Volume dell'urina :
   - Registrare il volume delle urine per valutare la funzione renale e l'idratazione.

10. Reazioni allergiche o avverse:
   - Prestare attenzione ai segni di reazioni allergiche o avverse ai farmaci somministrati durante l'intervento.

11. Risposta agli stimoli :
   - Controllare regolarmente la risposta del paziente agli stimoli, valutando la sua capacità di muoversi, rispondere verbalmente e aprire gli occhi.

12. Documentazione precisa:
   - Registrare accuratamente tutte le misurazioni nella cartella clinica del paziente, compresi gli orari delle letture e le osservazioni specifiche.

13. Risposte appropriate :
- In caso di anomalie o fluttuazioni significative dei parametri vitali, informi immediatamente il medico o l'équipe medica per una valutazione e un intervento rapidi.

Un monitoraggio regolare e accurato dei parametri vitali significa che qualsiasi cambiamento nelle condizioni del paziente può essere rilevato rapidamente e che si può intervenire tempestivamente per prevenire o trattare le complicazioni post-operatorie. Questo gioca un ruolo fondamentale nella gestione complessiva del paziente durante il periodo di recupero.

Valutare il dolore e la reazione del paziente all'anestesia è un passo importante per garantire il suo comfort e la sua sicurezza durante la fase post-operatoria. Ecco come farlo:

1. Valutazione precoce :
- Non appena il paziente viene trasferito nella sala di rianimazione, si inizia con una valutazione iniziale del dolore e del livello di coscienza.

2. Utilizzando una scala del dolore:
- Chieda al paziente di valutare il suo dolore su una scala da 0 a 10, dove 0 rappresenta nessun dolore e 10 rappresenta il peggior dolore immaginabile. Questo può dare un'indicazione della gravità del dolore provato.

3. Osservazione dei segni di dolore:
- Cerchi i segni non verbali del dolore, come smorfie, tensione muscolare, respirazione rapida o superficiale e movimenti irrequieti.

4. Comunicazione verbale:
- Incoraggi i pazienti a esprimere verbalmente il loro dolore e chieda loro di descrivere la natura, la localizzazione e l'intensità del dolore.

5. Valutazione della risposta all'anestesia :
- Osservare le reazioni del paziente all'anestesia, come il livello di coscienza, la respirazione e la saturazione di ossigeno. Assicurarsi che il paziente si svegli in modo delicato e sicuro.

6. Comunicazione con l'anestesista :
   - Se si osservano complicazioni legate all'anestesia (ad esempio, difficoltà respiratorie, reazioni allergiche), contatti immediatamente l'anestesista per ricevere consigli e istruzioni.

7. Somministrazione di analgesici:
   - Se il paziente riferisce dolore, somministrare gli analgesici prescritti in conformità alle prescrizioni mediche.

8. Rivalutazione frequente:
   - Rivalutare regolarmente il dolore del paziente dopo la somministrazione di analgesici, per verificarne l'efficacia e regolare il dosaggio, se necessario.

9. Osservazione continua :
   - Monitorare costantemente i segni vitali del paziente durante questo periodo critico, prestando particolare attenzione alla respirazione, alla saturazione di ossigeno e alla pressione sanguigna.

10. Supporto emotivo :
   - Fornire al paziente un sostegno emotivo e spiegazioni rassicuranti sulla sua situazione, rispondendo alle sue domande e aiutandolo a gestire le sue preoccupazioni.

La valutazione del dolore e della risposta del paziente all'anestesia richiede un'attenta comunicazione e un monitoraggio continuo per garantire che il paziente si svegli in modo confortevole e sicuro dopo l'intervento.

Gestione del dolore post-operatorio

Somministrare e monitorare gli analgesici in conformità con i protocolli è essenziale per gestire efficacemente il dolore post-operatorio dei pazienti e garantire il loro comfort. Ecco i passaggi chiave per somministrare e monitorare gli analgesici in modo appropriato:

1. Prescrizione medica :
   - Prima di somministrare qualsiasi analgesico, si assicuri di avere una prescrizione medica precisa e aggiornata che indichi il tipo di analgesico, la dose, la via di somministrazione e la frequenza.

2. Scelta dell'analgesico:
   * Selezionare l'analgesico appropriato in base alla gravità del dolore, alla storia medica del paziente e ad eventuali allergie note.

3. Via di somministrazione :
   * Gli analgesici possono essere somministrati per via orale, endovenosa, intramuscolare, sottocutanea o epidurale, a seconda dei protocolli e delle esigenze del paziente.

4. Educazione del paziente:
   * Informare il paziente sul tipo di analgesico che viene somministrato, sulla sua modalità d'azione, sui possibili effetti collaterali e sulle misure da adottare per segnalare eventuali reazioni avverse.

5. Somministrazione precisa:
   * Si attenga rigorosamente al dosaggio prescritto e agli intervalli di tempo tra le dosi. Utilizzi dispositivi di misurazione appropriati per garantire una somministrazione accurata.

6. Monitoraggio continuo:
   * Monitorare regolarmente i segni vitali del paziente, in particolare la frequenza cardiaca, la pressione sanguigna, la saturazione dell'ossigeno e la respirazione, dopo ogni somministrazione di analgesico.

7. Valutazione del dolore :
   * Chieda regolarmente ai pazienti i livelli di dolore e come si sentono dopo la somministrazione dell'analgesico. Utilizzi delle scale del dolore per quantificare e monitorare l'intensità del dolore.

8. Rivalutazione e adeguamento :
   * A seconda della risposta del paziente all'analgesico, modifichi il dosaggio, se necessario, per migliorare il controllo del dolore e ridurre al minimo gli effetti collaterali.

9. Prevenzione degli effetti collaterali :
   * Faccia attenzione ai potenziali effetti collaterali come sedazione, nausea, vomito, prurito e vertigini e agisca di conseguenza.

10. Documentazione precisa:
- Registrare sistematicamente i tempi e le dosi somministrate, le risposte del paziente, gli interventi adottati e gli eventuali effetti collaterali osservati nella cartella clinica del paziente.

11. Comunicazione interdisciplinare :
- Comunicare con l'équipe medica, compresi medici, infermieri e farmacisti, per discutere l'efficacia della gestione del dolore e modificare i piani di trattamento, se necessario.

La somministrazione e il monitoraggio degli analgesici devono essere eseguiti con diligenza e attenzione per garantire un adeguato sollievo dal dolore, ridurre al minimo il rischio di effetti collaterali e promuovere un recupero confortevole del paziente dopo l'intervento.

Oltre agli analgesici, esistono diverse tecniche non farmacologiche che sono efficaci per ridurre il dolore post-operatorio e migliorare il comfort del paziente. Queste tecniche possono essere utilizzate da sole o in combinazione con i farmaci, a seconda delle esigenze e delle preferenze del paziente. Ecco alcune di queste tecniche non farmacologiche:

1. Rilassamento e respirazione profonda:
- Insegnare al paziente il rilassamento muscolare progressivo e le tecniche di respirazione profonda per ridurre l'ansia e la tensione muscolare, che possono aiutare a ridurre il dolore.

2. Tecniche di distrazione:
- Suggerisce attività di distrazione come la lettura, l'ascolto di musica rilassante, la visione di video o giochi mentali per distogliere l'attenzione del paziente dal dolore.

3. Immagini guidate :
- Guida il paziente a usare l'immaginazione per creare immagini mentali positive e rilassanti, che possono aiutare a ridurre la percezione del dolore.

4. Massoterapia :
- Utilizzi tecniche di massaggio delicate per rilassare i muscoli e stimolare il rilascio di endorfine, gli antidolorifici naturali del corpo.

5. Agopuntura e digitopressione :
   * Applicare la pressione o utilizzare gli aghi su punti specifici del corpo per stimolare il flusso energetico e alleviare il dolore.

6. TENS (Stimolazione elettrica transcutanea dei nervi) :
   * Utilizza elettrodi per inviare deboli correnti elettriche attraverso la pelle, che possono aiutare a bloccare i segnali del dolore.

7. Calore e freddo :
   * Applichi impacchi caldi o freddi sulla zona dolorosa per alleviare il dolore e ridurre l'infiammazione.

8. Yoga e meditazione :
   * Insegnare al paziente esercizi di yoga dolce e tecniche di meditazione per promuovere il rilassamento e la consapevolezza di sé, che possono aiutare a ridurre il dolore.

9. Ipnosi :
   * Guidare il paziente in uno stato di coscienza alterato per favorire un rilassamento profondo e ridurre la percezione del dolore.

10. Massoterapia :
   * Fornisce massaggi professionali per rilassare i muscoli e stimolare la circolazione sanguigna, che può ridurre il dolore.

È importante discutere con il paziente e lavorare a stretto contatto con l'équipe medica per selezionare le tecniche non farmacologiche appropriate in base alle condizioni del paziente, alla natura dell'intervento e alle preferenze personali. Questi approcci complementari possono svolgere un ruolo significativo nella gestione del dolore post-operatorio e nel miglioramento del benessere generale del paziente.

Cura delle incisioni e delle medicazioni

L'ispezione e la pulizia delle incisioni chirurgiche è parte integrante dell'assistenza post-operatoria per prevenire le infezioni e promuovere una guarigione ottimale. Ecco i passi da seguire per ispezionare e pulire correttamente le incisioni chirurgiche:

1. Preparazione :
   - Prima di iniziare, si assicuri che le sue mani siano pulite, lavandosi accuratamente con acqua e sapone o utilizzando un disinfettante per mani.

2. Impostazione di un ambiente pulito :
   - Scelga un'area pulita e ben illuminata per l'ispezione e la pulizia. Utilizzi guanti sterili e indossi una maschera, se necessario.

3. Ispezione visiva :
   - Esamini attentamente l'incisione per individuare segni di infezione, infiammazione, deiscenza (apertura dell'incisione) o drenaggio anomalo. Cerchi arrossamento, gonfiore, calore eccessivo o presenza di pus.

4. Pulizia dell'incisione :
   - Se l'incisione deve essere pulita, utilizzi una soluzione antisettica delicata raccomandata dal suo medico curante. Immerga un impacco sterile nella soluzione e pulisca delicatamente intorno all'incisione, evitando di sfregare eccessivamente.

5. Uso dell'asepsi :
   - Maneggi l'incisione con cura per evitare la contaminazione. Utilizzi un impacco pulito per ogni passaggio, per evitare di diffondere germi.

6. Essiccazione :
   - Lasci asciugare l'incisione all'aria o tamponi delicatamente con un impacco sterile pulito. Non strofini l'area.

7. Applicazione di una medicazione sterile:
   - Se necessario, applichi una medicazione sterile raccomandata dall'operatore sanitario per proteggere l'incisione. Si assicuri che sia ben aderente e non troppo stretta.

8. Documentazione :
   - Prenda appunti precisi sullo stato dell'incisione, su eventuali osservazioni insolite e sulle misure adottate.

Queste informazioni devono essere registrate nella cartella clinica del paziente.

9. Monitoraggio continuo:
   - Monitorare regolarmente l'incisione per verificare eventuali cambiamenti nel suo aspetto o nelle sue condizioni. Riferisca immediatamente all'équipe medica qualsiasi segno di infezione o complicazione.

10. Educazione del paziente :
    - Istruire il paziente sui segni di infezione da osservare a casa, su come pulire l'incisione, se necessario, e sulla frequenza con cui riferire all'équipe medica.

L'ispezione e la pulizia delle incisioni chirurgiche sono fasi cruciali per mantenere la salute del paziente e prevenire le complicazioni. Si assicuri di seguire i protocolli raccomandati dall'équipe medica e comunichi qualsiasi preoccupazione o cambiamento osservato nell'incisione.

L'applicazione di medicazioni sterili e il monitoraggio della guarigione sono fasi essenziali per garantire una guarigione ottimale delle incisioni chirurgiche. Ecco i passi da seguire per applicare le medicazioni sterili e monitorare la guarigione in modo appropriato:

1. Preparazione :
   - Prima di iniziare, si assicuri che le sue mani siano pulite, lavandosi accuratamente con acqua e sapone o utilizzando un disinfettante per mani.

2. Impostazione di un ambiente pulito :
   - Scelga un'area pulita e ben illuminata per applicare la medicazione. Utilizzi guanti sterili e indossi una maschera, se necessario.

3. Rimozione della vecchia medicazione :
   - Se è presente una medicazione precedente, la rimuova con cautela, evitando movimenti bruschi che potrebbero danneggiare la cicatrice o causare dolore.

4. Pulizia dell'area :
   • Pulisca delicatamente l'area intorno alla cicatrice con una soluzione antisettica delicata raccomandata dal suo medico curante. Utilizzi un impacco sterile per evitare la contaminazione.

5. Asciugatura :
   • Lasci asciugare la zona all'aria o tamponi delicatamente con un impacco sterile pulito. Non strofini la cicatrice.

6. Applicazione della medicazione sterile:
   • Applichi sulla cicatrice una medicazione sterile raccomandata dal team medico. Si assicuri che sia ben aderente e che copra completamente l'area.

7. Seguito di guarigione :
   • Controlli regolarmente la cicatrice per individuare eventuali segni di infezione, deiscenza o problemi di guarigione. Cerchi arrossamento, gonfiore, secrezione di fluidi anomali o fuoriuscita di pus.

8. Documentazione :
   • Prenda appunti precisi sulle condizioni della cicatrice, su eventuali osservazioni insolite e sulle misure adottate. Queste informazioni devono essere registrate nella cartella clinica del paziente.

9. Educazione del paziente :
   • Istruire il paziente su come prendersi cura della cicatrice a casa, su quali segni di infezione osservare e su quanto spesso riferire all'équipe medica.

10. Cambio della medicazione:
   • Segua le istruzioni del team medico su come e quanto spesso cambiare la medicazione. Si assicuri di mantenere un'igiene rigorosa quando cambia la medicazione.

11. Promuovere la guarigione :
   • Incoraggi il paziente a seguire una dieta equilibrata, a mantenersi idratato e a evitare di fumare, il che può favorire una guarigione ottimale.

12. Consultazione medica :
- Se vengono rilevati problemi di cicatrizzazione, contatti immediatamente il team medico per ulteriori consigli e cure.
-

L'applicazione di medicazioni sterili e un attento monitoraggio della guarigione sono essenziali per evitare complicazioni e promuovere un recupero di successo. Lavorare a stretto contatto con l'équipe medica e seguire i protocolli raccomandati garantirà una gestione efficace della guarigione post-operatoria.

Prevenzione delle complicazioni post-chirurgiche

Per evitare infezioni, coaguli di sangue e altre complicazioni post-operatorie, è necessario mettere in atto una serie di misure preventive. Ecco alcune strategie importanti per ridurre al minimo i rischi e promuovere un recupero senza problemi per i pazienti:

Prevenzione delle infezioni :
- **Igiene delle mani:** praticare una rigorosa igiene delle mani utilizzando acqua e sapone o un disinfettante per le mani prima e dopo qualsiasi contatto con il paziente o con gli strumenti.

- **Asepsi:** osservare rigorosamente i protocolli di asepsi durante la preparazione e la manipolazione degli strumenti e l'applicazione delle medicazioni, per evitare la contaminazione.

- **Antibiotici profilattici:** somministrare antibiotici profilattici in conformità alle linee guida mediche prima dell'intervento chirurgico per prevenire le infezioni.

- **Controllo ambientale: Si assicuri** che la sala operatoria sia pulita e sterile. Controlli la temperatura, l'umidità e il filtraggio dell'aria per ridurre il rischio di infezioni.

- **Uso appropriato delle attrezzature:** Verificare che tutte le attrezzature siano pulite, sterili e funzionino correttamente. Evitare le attrezzature contaminate o con scarsa manutenzione.

Prevenzione dei coaguli di sangue (trombosi venosa profonda - TVP) :
- **Mobilità precoce:** incoraggiare i pazienti a muoversi e camminare il prima possibile dopo l'intervento chirurgico, per evitare la formazione di coaguli.

- **Calze di sostegno:** utilizzi le calze di sostegno per migliorare la circolazione sanguigna e ridurre il rischio di coaguli di sangue.

- **Tromboprofilassi:** somministrare farmaci anticoagulanti profilattici secondo le linee guida mediche per ridurre il rischio di coaguli di sangue.

- **Esercizio fisico:** insegnare ai pazienti semplici esercizi, come i movimenti di piegamento delle caviglie, per stimolare la circolazione sanguigna quando sono costretti a letto.

Prevenzione di altre complicazioni :
- **Monitoraggio medico:** effettuare visite mediche regolari per monitorare le condizioni del paziente e individuare eventuali complicazioni in una fase precoce.

- **Prevenzione delle piaghe da decubito:** cambiare regolarmente la posizione del paziente e utilizzare materassi speciali per prevenire le piaghe da decubito.

- **Gestione del dolore: si assicuri** che il paziente riceva un'adeguata gestione del dolore per evitare complicazioni legate al dolore, come la ritenzione respiratoria.

- **Prevenzione della polmonite:** incoraggiare la respirazione profonda e gli esercizi di tosse per prevenire la polmonite post-operatoria.

- **Idratazione:** mantenere un'idratazione adeguata per favorire la circolazione sanguigna e la guarigione.

- **Educazione del paziente:** educare i pazienti sui segni di complicazioni da tenere d'occhio e su cosa fare se qualcosa va storto.

- **Prevenzione della confusione:** per i pazienti anziani, mettere in atto misure per prevenire la confusione e il delirio dopo l'intervento.

È essenziale che l'équipe medica collabori strettamente per attuare queste misure preventive. Poiché ogni paziente è unico, i protocolli possono variare a seconda dello stato di salute del paziente, del tipo di intervento e di altri fattori individuali. Seguendo rigorosamente queste misure, è possibile ridurre significativamente il rischio di complicazioni post-operatorie.

La mobilizzazione precoce e gli esercizi di respirazione sono misure essenziali per ridurre il rischio di complicazioni dopo l'intervento. Favoriscono la circolazione sanguigna, prevengono le infezioni, riducono il rischio di coaguli di sangue e migliorano la funzione polmonare. Ecco come utilizzarli in modo efficace:

Mobilitazione precoce :
- **Valutazione precoce:** non appena il paziente è stabile dal punto di vista medico, valutare la sua capacità di muoversi e stare in piedi. Identificare le esigenze specifiche del paziente in base al suo stato di salute e alla natura dell'intervento.

- **Piano di mobilizzazione:** rediga un piano di mobilizzazione personalizzato per ogni paziente, tenendo conto della sua tolleranza allo sforzo e della sua forza fisica. Incoraggi la mobilizzazione progressiva, iniziando con movimenti semplici.

- **Assistenza alla mobilizzazione:** se necessario, fornire assistenza per aiutare il paziente ad alzarsi, a sedersi sul bordo del letto e a camminare, utilizzando dispositivi di assistenza se necessario.

- **Frequenza:** incoraggi i pazienti ad alzarsi e a camminare più volte al giorno. Il movimento regolare favorisce la circolazione sanguigna e previene il ristagno.

- **Prevenire le cadute:** Garantire la sicurezza del paziente fornendo un'assistenza adeguata e utilizzando dispositivi come i corrimano.

Esercizi di respirazione :

- **Esercizi di respirazione profonda:** insegnare al paziente gli esercizi di respirazione profonda per prevenire le complicazioni polmonari. Gli esercizi consistono nell'inspirare lentamente attraverso il naso, trattenere l'aria per alcuni secondi e poi espirare lentamente attraverso la bocca.

- **Tosse assistita:** mostrare al paziente come tossire in modo efficace per eliminare le secrezioni e prevenire la polmonite. Incoraggiarlo a utilizzare una tecnica di tosse assistita, appoggiando le mani sull'addome per aiutare a espellere le secrezioni.

- **Esercizi di respirazione profonda in posizione:** incoraggiare il paziente a eseguire esercizi di respirazione profonda mentre cambia posizione (seduto, in piedi) per rafforzare i muscoli respiratori.

- **Spirometria ad incentivo:** utilizzare uno spirometro ad incentivo per aiutare i pazienti a visualizzare la loro capacità polmonare e monitorare i progressi.

- **Educazione continua:** si assicuri che il paziente comprenda l'importanza degli esercizi di respirazione e incoraggi la pratica regolare, anche dopo la dimissione dall'ospedale.

La mobilizzazione precoce e gli esercizi di respirazione devono essere adattati alle condizioni del paziente e alla natura dell'intervento. Sono parte integrante della gestione post-operatoria per ridurre le complicanze e accelerare il processo di recupero. L'équipe medica, compresa l'infermiera di sala operatoria, svolge un ruolo essenziale nell'incoraggiare e supervisionare queste pratiche benefiche.

Gestione degli effetti collaterali dell'anestesia

Il monitoraggio e il trattamento della nausea, del vomito e di altri eventi avversi dopo un intervento chirurgico è fondamentale per il benessere del paziente e per prevenire le complicazioni. La nausea e il vomito post-operatori (PONV) sono reazioni comuni all'anestesia e all'intervento chirurgico. Ecco come monitorarle e trattarle in modo efficace:

Monitoraggio :
- **Valutazione precoce:** non appena il paziente inizia a svegliarsi dall'anestesia, osservi attentamente i segni di nausea, vomito o malessere.

- **Fattori di rischio:** identificare i fattori di rischio che aumentano la probabilità di PONV, come una storia di precedente nausea postoperatoria, un intervento chirurgico addominale maggiore, la durata dell'intervento e il tipo di anestetico utilizzato.

- **Comunicazione con il paziente:** informare il paziente che dopo l'intervento possono verificarsi nausea e vomito. Incoraggiarlo a segnalare qualsiasi sintomo non appena si presenta.

- **Valutazione continua:** monitorare continuamente i segni vitali del paziente e osservare qualsiasi cambiamento nelle sue condizioni, compresi i segni verbali o non verbali di disagio.

Trattamento :
- **Prevenzione:** se il paziente presenta fattori di rischio elevati, considerare la somministrazione di farmaci profilattici anti-nausea prima o durante l'intervento, in conformità con i protocolli medici.

- **Somministrazione di farmaci: In** caso di nausea o vomito, somministrare farmaci anti-nausea secondo le linee guida mediche. Questi possono includere antagonisti dei recettori della serotonina, antagonisti dei recettori della dopamina o altri agenti.

- **Idratazione: si assicuri** che il paziente rimanga adeguatamente idratato. I liquidi per via endovenosa possono aiutare a prevenire la disidratazione dovuta al vomito.

- **Cibo leggero:** offrire al paziente un cibo leggero e non irritante, una volta che i sintomi si sono attenuati. Eviti cibi grassi o piccanti che potrebbero aggravare la nausea.

- **Riposizionamento:** Aiutare il paziente a mettersi in una posizione più comoda, per esempio alzando la testa del letto, per alleviare la nausea.

- **Distrazione:** offrire tecniche di distrazione, come musica soft o visualizzazione, per aiutare a ridurre l'ansia e la nausea.

- **Monitoraggio continuo:** dopo la somministrazione di farmaci anti-nausea, monitorare l'efficacia del trattamento e reagire di conseguenza. Si assicuri che il paziente sia comodo e ben idratato.

- **Educazione:** istruire il paziente sulle misure di autocura per ridurre il rischio di nausea e vomito, tra cui il movimento lento, l'idratazione e il consumo di pasti leggeri.

In qualità di infermiera di sala operatoria, il suo ruolo è essenziale nel monitoraggio e nella gestione dei sintomi di nausea, vomito e altri effetti collaterali post-operatori. La comunicazione con l'équipe medica e l'educazione del paziente sono fondamentali per garantire un recupero regolare e ridurre al minimo le complicazioni associate a questi sintomi.

Confortare il paziente e fornire informazioni rassicuranti sono aspetti cruciali del ruolo dell'infermiera di sala operatoria. I pazienti possono essere ansiosi e incerti prima dell'intervento, e la sua presenza compassionevole può avere un impatto significativo sulla loro esperienza. Ecco come può farlo in modo efficace:

Prima dell'intervento:

- **Stabilire un legame: si** prenda il tempo necessario per parlare con il paziente e creare un legame di fiducia. Ascolti attentamente le loro preoccupazioni e risponda alle loro domande.

- **Educazione preoperatoria:** spiegare le fasi della procedura chirurgica, le sensazioni che potrebbe provare sotto anestesia, le misure adottate per garantire la sua sicurezza e la presenza dell'équipe medica competente.

- **Ascolto attivo:** prestare attenzione alle preoccupazioni del paziente e incoraggiarlo a esprimere le proprie emozioni. Ascolti senza giudicare e offra un sostegno empatico.

- **Informazioni dettagliate:** fornire informazioni precise sui preparativi prima dell'intervento, sull'assistenza post-operatoria e sulle misure adottate per ridurre al minimo il dolore e le complicazioni.

In sala operatoria :

- **Presenza rassicurante:** Sia al fianco del paziente mentre si prepara all'intervento, tenendogli la mano se necessario. Rassicurarli sulla procedura.

- **Comunicazione rassicurante:** Utilizzi un tono di voce calmo e rassicurante per parlare con il paziente mentre è sotto anestesia. Spieghi che il team è lì per prendersi cura di lui.

- **Accompagnare l'anestesia:** se il paziente è cosciente quando viene somministrato l'anestetico, rimanga al suo fianco per rassicurarlo. Spieghi il processo e lo incoraggi a concentrarsi sulla respirazione.

Dopo l'intervento chirurgico :

- **Risveglio delicato:** una volta terminato l'intervento, sia presente quando il paziente riprende conoscenza. Spieghi brevemente che la procedura è finita e che tutto è andato bene.

- **Conforto fisico:** usare gesti gentili per confortare il paziente, come aggiustare il cuscino o aiutarlo a posizionarsi comodamente.

- **Comunicazione empatica:** non appena il paziente è sveglio, inizi una conversazione dolce e rassicurante. Informi il paziente dei risultati dell'intervento, se è il caso.
- **Prevenzione del dolore:** spiegare le misure adottate per gestire il dolore post-operatorio e rassicurare i pazienti che il loro comfort è una priorità.

- **Disponibilità: si assicuri** che il paziente sappia che può chiamarla se ne ha bisogno e che lei è a disposizione per rispondere alle sue domande e ai suoi dubbi.

Il suo ruolo di infermiera di sala operatoria va oltre gli aspetti tecnici. Fornire supporto emotivo e informazioni rassicuranti crea un ambiente favorevole alla fiducia e al recupero del paziente. La sua compassione e la sua presenza rassicurante possono contribuire in modo significativo a migliorare l'esperienza complessiva del paziente.

Educazione del paziente e della famiglia

Dopo l'intervento chirurgico, l'assistenza post-operatoria svolge un ruolo cruciale nel recupero del paziente. In qualità di infermiera di sala operatoria, svolge un ruolo fondamentale nel fornire informazioni sull'assistenza, sui farmaci e sulle restrizioni. Ecco alcune cose da tenere a mente:

Cura post-operatoria :
- **Monitoraggio continuo:** spiegare al paziente che sarà monitorato nella sala di rianimazione e nell'unità post-anestesia per garantire che le sue condizioni siano stabilizzate.

- **Posizionamento:** Dare istruzioni sulla posizione migliore per il riposo, a seconda dell'intervento chirurgico eseguito. Incoraggiare cambi regolari di posizione per evitare complicazioni.

- **Nutrizione e idratazione:** spiegare le istruzioni per la nutrizione e l'idratazione post-operatoria. In alcuni casi, il paziente può essere autorizzato a bere liquidi chiari prima di passare gradualmente a una dieta solida.

- **Respirazione profonda e tosse:** incoraggiare esercizi di respirazione profonda e tosse per prevenire complicazioni polmonari e aiutare a eliminare le secrezioni.

Farmaci :
- **Analgesici:** spiegare al paziente i farmaci prescritti per alleviare il dolore post-operatorio. Fornisca istruzioni sulla frequenza e sulla dose da assumere, nonché su come gestire eventuali effetti collaterali.

- **Antibiotici:** se vengono prescritti degli antibiotici, informi il paziente dell'importanza di seguire l'intero regime posologico per prevenire le infezioni.

- **Anticoagulanti:** Per i pazienti a rischio di coaguli di sangue, spiegare l'uso degli anticoagulanti, i segnali di allarme di un'emorragia eccessiva e le misure da adottare.

Restrizioni e precauzioni :
- **Attività fisica:** fornisca linee guida chiare sulle limitazioni all'attività fisica, in particolare per quanto riguarda il sollevamento di oggetti pesanti e i movimenti improvvisi.

- **Igiene personale:** spiegare come fare la doccia o il bagno senza bagnare le incisioni o le medicazioni.

- **Evitare le infezioni:** fornire consigli su come curare le incisioni chirurgiche, evitare l'esposizione all'acqua stagnante e identificare i segni di una potenziale infezione.

- **Follow-up medico:** informare il paziente sugli appuntamenti di follow-up con il medico e sulla necessità di segnalare eventuali cambiamenti o complicazioni.

- **Dieta e farmaci:** Se sono necessarie restrizioni dietetiche o interazioni farmacologiche, spieghi chiaramente queste linee guida.

- **Segnali di emergenza:** informare il paziente sui sintomi che richiedono un'attenzione medica immediata, come un'emorragia eccessiva, febbre alta o dolore grave.

Una comunicazione efficace di queste informazioni è essenziale per garantire al paziente un recupero sicuro dopo l'intervento. Fornendo istruzioni chiare, rispondendo alle domande del paziente e offrendo un supporto continuo, lei contribuisce a garantire il benessere del paziente in questo periodo critico.

Preparare i pazienti e le loro famiglie alla transizione a casa dopo l'intervento chirurgico è un passo essenziale per garantire un recupero di successo. In qualità di infermiera di sala operatoria, lei svolge un ruolo cruciale in questo processo. Ecco come può aiutare a preparare il paziente e la famiglia a questa transizione:

- **Educazione precoce:** non appena il paziente è cosciente dopo l'intervento, iniziare a fornire informazioni sull'assistenza domiciliare e sulle misure da adottare per facilitare un recupero ottimale.

- **Cura dell'incisione:** Fornire istruzioni dettagliate su come curare le incisioni chirurgiche, tra cui come pulire, cambiare le medicazioni e monitorare i segni di infezione.

- **Farmaci:** Riveda i farmaci prescritti e spieghi come assumerli correttamente, comprese le dosi, gli orari e gli effetti collaterali a cui prestare attenzione.

- **Attività fisiche:** fornire linee guida sulle attività fisiche consentite e sulle restrizioni da seguire. Spiegare l'importanza di bilanciare il riposo e la mobilità.

- **Alimentazione e idratazione:** fornire consigli sui tipi di cibo da mangiare, sull'idratazione adeguata e su eventuali restrizioni dietetiche.

- **Dolore e comfort:** discutere le misure per gestire il dolore a casa, compresi gli analgesici prescritti e le tecniche non farmacologiche.

- **Segnali di avvertimento:** informare il paziente e la famiglia dei segnali che richiedono un'attenzione medica immediata, come un'emorragia eccessiva, segni di infezione o complicazioni respiratorie.

- **Follow-up medico:** programmare appuntamenti di follow-up con il medico e assicurarsi che il paziente e la famiglia comprendano l'importanza di queste visite per monitorare la guarigione e adeguare l'assistenza, se necessario.

- **Assistenza domiciliare:** se il paziente ha bisogno di assistenza domiciliare o di cure continue, fornisca informazioni sulle opzioni disponibili e aiuti a coordinare gli accordi necessari.

- **Sostegno emotivo:** offrire sostegno emotivo al paziente e alla sua famiglia e incoraggiarli a esprimere le loro preoccupazioni e necessità.

- **Coordinamento con l'assistenza successiva:** assicurarsi che tutte le informazioni pertinenti siano trasmesse agli operatori sanitari che continueranno a monitorare il paziente.

- **Documentazione:** fornire istruzioni scritte in modo che il paziente possa consultare le informazioni a casa. Si assicuri che il paziente abbia tutti i contatti necessari in caso di domande o dubbi.

Preparare il paziente e la famiglia al passaggio a casa è un passo importante per garantire un recupero sicuro e la continuità delle cure. Il suo ruolo come infermiera di sala operatoria in questo processo è quello di fornire informazioni chiare, supporto emotivo e coordinare l'assistenza necessaria per garantire il benessere del paziente una volta lasciato l'ospedale.

Trasferimento del paziente all'unità di cura

La preparazione del paziente per il trasferimento dalla sala di rianimazione è un passo fondamentale per garantire un recupero sicuro. In qualità di infermiere di sala operatoria, ecco come può aiutare:

- **Stabilità del paziente:** Prima del trasferimento, assicurarsi che il paziente sia stabile dal punto di vista emodinamico, respiratorio e neurologico. Tutti i parametri vitali devono essere monitorati e rientrare in intervalli accettabili.

- **Valutazione post-anestetica:** verificare che il paziente si sia ripreso sufficientemente dall'anestesia per consentire un trasferimento sicuro. Assicurarsi che i criteri di trasferimento siano soddisfatti.

- **Preparazione dell'attrezzatura:** Assicurarsi che il paziente sia adeguatamente equipaggiato per il trasferimento, compresi i dispositivi di monitoraggio continuo come i monitor cardiaci, della saturazione di ossigeno e della pressione sanguigna.

- **Informazioni per il personale:** fornire un rapporto dettagliato al personale dell'unità di assistenza post-anestesia sulle condizioni attuali del paziente, sui farmaci somministrati, sulle procedure eseguite e sulle risposte del paziente.

- **Stimolazione del risveglio:** se necessario, incoraggiare il paziente a riprendere lentamente conoscenza, aprire gli occhi e rispondere verbalmente prima del trasferimento.

- **Supporto emotivo:** si assicuri che il paziente si senta sicuro e a suo agio prima del trasferimento. Spieghi brevemente la procedura di trasferimento e risponda a tutte le domande.

- **Controllo delle vie aeree: si assicuri** che le vie aeree del paziente siano libere e che la respirazione sia stabile.

- **Stabilità emodinamica:** se il paziente ha ricevuto liquidi o farmaci per mantenere la pressione sanguigna, si assicuri che la pressione sanguigna sia stabile e che non vi siano segni di eccessivo sanguinamento.

- **Comfort: si assicuri** che il paziente sia comodamente installato su una barella o un letto di trasferimento, con cuscini per sostenere le parti del corpo necessarie.

- **Coordinamento:** collaborare con l'équipe di assistenza post-anestesia per garantire un trasferimento fluido e senza interruzioni. Si assicuri che tutte le attrezzature necessarie siano pronte per il trasferimento.

- **Rapporto scritto:** fornire un rapporto scritto dettagliato sulle condizioni attuali del paziente, sulle procedure eseguite, sui farmaci somministrati e sulle risposte del paziente. Si assicuri che vengano comunicate tutte le informazioni essenziali.

- **Istruzioni per il paziente:** se possibile, fornisca al paziente le istruzioni su cosa aspettarsi al suo arrivo nell'unità di cura post-anestetica e su come può partecipare al suo recupero.

La preparazione del paziente per il trasferimento dalla sala di rianimazione richiede una comunicazione efficace, un'attenta valutazione e il coordinamento tra i membri del team di cura. Il suo ruolo è quello di garantire che il paziente sia fisicamente ed emotivamente pronto per questo importante trasferimento alla fase successiva del suo recupero.

Trasmettere informazioni cruciali al team dell'unità di assistenza post-anestetica è un passo essenziale per garantire la continuità dell'assistenza e il recupero sicuro del paziente. In qualità di infermiera di sala operatoria, ecco come può trasmettere queste informazioni in modo efficace:

- **Rapporto verbale:** prima che il paziente venga trasferito, fornisca un rapporto verbale dettagliato all'infermiera dell'unità di assistenza post-anestetica. Parli delle condizioni attuali del paziente, dei farmaci somministrati, dell'anestesia ricevuta, delle risposte del paziente e di eventuali eventi o complicazioni che si sono verificati durante l'intervento.
- **Documentazione scritta:** preparare un rapporto scritto completo nella cartella clinica del paziente. Includa i dettagli delle procedure, dei farmaci, dei dosaggi, delle risposte del paziente, delle attrezzature utilizzate, di eventuali complicazioni e di qualsiasi altra informazione rilevante.

- **Parametri vitali:** trasmettere gli ultimi parametri vitali del paziente, tra cui la frequenza cardiaca, la pressione sanguigna, la saturazione di ossigeno e la frequenza respiratoria.

- **Anamnesi medica:** informare l'équipe di assistenza post-anestesia dell'anamnesi del paziente, comprese le allergie, le malattie preesistenti, i farmaci attuali e qualsiasi condizione medica che possa influire sull'assistenza post-operatoria.

- **Esami di laboratorio:** se sono stati eseguiti esami di laboratorio, la preghiamo di fornire i relativi risultati, come i livelli di emoglobina, gli elettroliti, i gas ematici, ecc.

- **Fluidi e farmaci:** Fornire informazioni sui fluidi somministrati per via endovenosa, sui farmaci e sulle dosi somministrate durante l'intervento.

- **Apparecchiature specifiche:** se durante l'intervento chirurgico sono state utilizzate apparecchiature specifiche, come drenaggi o dispositivi di monitoraggio, si assicuri che il team dell'unità di assistenza post-anestesia ne sia a conoscenza e sappia come gestirle.

- **Piano di cura:** spiegare brevemente il piano di cura post-operatorio, compresi i requisiti analgesici, le attività consentite, le restrizioni e le fasi successive del recupero.

- **Reazioni del paziente:** informare l'équipe di eventuali reazioni insolite o cambiamenti nelle condizioni del paziente durante l'intervento o il recupero.
- **Domande e dubbi: Si assicuri** che il team dell'unità di assistenza post-anestesia sappia dove contattarla in caso di domande o dubbi.

- **Coordinamento:** lavorare a stretto contatto con l'infermiera dell'unità di cura post-anestesia per facilitare un trasferimento senza problemi e garantire una comunicazione fluida.

- **Empatia e sostegno:** mostrare empatia nei confronti del paziente e dell'équipe dell'unità di assistenza post-anestesia e assicurarsi che l'équipe si senta sostenuta nella cura del paziente.

La trasmissione accurata e completa di informazioni cruciali assicura che il team dell'unità di assistenza post-anestesia abbia tutte le informazioni necessarie per fornire un'assistenza di alta qualità al paziente durante la fase di recupero e oltre. La sua comunicazione efficace contribuisce a un'assistenza coerente e sicura durante tutto il percorso del paziente.

Follow-up post-operatorio e appuntamenti di follow-up

Pianificare le consultazioni di follow-up con medici e specialisti è un passo importante per garantire al paziente un recupero continuo e completo dopo l'intervento. In qualità di infermiere di sala operatoria, può contribuire a questo processo nei seguenti modi:

- **Coordinamento precoce:** non appena è stata fissata la data dell'intervento, inizi a coordinarsi con i medici e gli specialisti coinvolti nell'assistenza post-operatoria. Identificare le esigenze specifiche del paziente in termini di follow-up medico.

- **Comunicazione con i medici:** contatti i medici responsabili del monitoraggio del paziente per discutere dell'operazione, dei risultati, delle raccomandazioni post-operatorie e di qualsiasi necessità di consultazione specialistica.

- **Programmazione degli appuntamenti:** Aiuta a pianificare gli appuntamenti di follow-up con medici e specialisti, tenendo conto delle esigenze mediche e della disponibilità del paziente.

- **Preparare le informazioni:** Preparare una cartella clinica completa del paziente, compresi i risultati degli esami, i referti chirurgici, i farmaci prescritti e qualsiasi altra informazione rilevante, da condividere con i medici di follow-up.

- **Trasmettere informazioni:** fornire ai medici di controllo tutte le informazioni necessarie sull'intervento, sulle potenziali complicazioni, sulle procedure eseguite e sui farmaci somministrati.

- **Cooperazione interdisciplinare:** lavorare a stretto contatto con gli infermieri dell'unità di assistenza post-anestesia e con l'équipe di assistenza dell'unità chirurgica per garantire una transizione fluida al follow-up medico.

- **Appuntamenti di follow-up: Si assicuri che i** pazienti siano informati dei loro appuntamenti di follow-up e che abbiano tutte le informazioni necessarie, compresi i contatti dei medici e i dettagli degli appuntamenti.

- **Coordinamento dei risultati:** quando sono disponibili i risultati delle consultazioni di follow-up, assicurarsi che siano adeguatamente documentati nella cartella clinica del paziente e condivisi con i membri competenti dell'équipe medica.

- **Rispondere alle domande:** rispondere alle domande del paziente sugli appuntamenti di follow-up, sulle raccomandazioni mediche e sulle cure post-operatorie.
- **Educazione del paziente:** informare il paziente sull'importanza delle consultazioni di follow-up, sugli obiettivi di ogni consultazione e sui benefici di un monitoraggio medico regolare.

- **Monitoraggio continuo:** tenersi in contatto con il paziente dopo l'intervento chirurgico per assicurarsi che segua le raccomandazioni mediche e che effettui le consultazioni di follow-up come previsto.

- **Comunicazione bidirezionale: si assicuri** che i medici e gli specialisti comunichino con lei anche i risultati delle consultazioni di follow-up e le raccomandazioni aggiuntive.

Una pianificazione e un coordinamento efficaci delle consultazioni di follow-up sono essenziali per garantire che il paziente riceva un'assistenza medica adeguata dopo l'intervento. Il suo ruolo nella comunicazione, nella documentazione e nel coordinamento contribuisce a una transizione fluida verso l'assistenza post-operatoria e al successo complessivo del recupero del paziente.

Il monitoraggio dei progressi del paziente e la risoluzione dei problemi sono aspetti cruciali del suo ruolo di infermiera di sala operatoria. Ecco come può farlo in modo efficace:

- **Comunicazione regolare:** mantenere una comunicazione regolare con il paziente e le persone che lo circondano per monitorare i progressi e risolvere le preoccupazioni. Ascolti attentamente il loro feedback e le loro domande.

- **Osservazione attenta:** monitorare i segni vitali, i livelli di dolore, le reazioni ai farmaci e qualsiasi altro cambiamento nelle condizioni del paziente durante il periodo post-operatorio.

- **Documentazione accurata:** documentare accuratamente tutti i dettagli della condizione del paziente, l'assistenza fornita, i farmaci somministrati e le risposte del paziente nella cartella clinica.

- **Valutazione sistematica:** eseguire valutazioni regolari delle condizioni del paziente in conformità con i protocolli stabiliti, annotando i miglioramenti, le sfide e le preoccupazioni.

- **Rispondere alle preoccupazioni:** Quando il paziente o la famiglia esprimono preoccupazioni, ascoltare con attenzione, chiarire i punti critici e assicurarsi che vengano intraprese azioni appropriate per risolverli.

- **Comunicazione con l'équipe medica:** comunicare con i medici e gli altri membri dell'équipe medica per discutere le preoccupazioni del paziente e sviluppare un piano d'azione adeguato.

- **Educazione continua:** fornire informazioni continue al paziente e alla famiglia sulle fasi del recupero, sulle attività consentite, sull'assistenza a casa, sui segni di complicazioni e sulle precauzioni da prendere.

- **Necessità di rinvio:** se emergono esigenze mediche specifiche, si assicuri che il paziente venga indirizzato agli specialisti appropriati per una valutazione approfondita.

- **Empatia e sostegno:** mostrare empatia nei confronti del paziente e della sua famiglia, offrire sostegno emotivo e rispondere alle loro esigenze di informazione e assistenza.

- **Collaborazione interdisciplinare:** lavorare a stretto contatto con gli infermieri dell'unità di assistenza post-anestesia e con gli altri membri del team di assistenza per garantire un'assistenza completa e coordinata al paziente.

- **Follow-up a lungo termine:** il monitoraggio dei progressi del paziente può continuare anche dopo la dimissione dall'ospedale. Si assicuri di fornire istruzioni chiare per l'assistenza domiciliare e di fissare appuntamenti di follow-up, se necessario.

- **Valutazione complessiva:** durante il recupero del paziente, valutare le sue condizioni generali, il suo benessere fisico e psicologico e assicurarsi che stia raggiungendo i suoi obiettivi di recupero.

In qualità di infermiera di sala operatoria, il suo ruolo non si esaurisce con la fine dell'intervento. Monitorare attentamente i progressi del paziente e risolvere rapidamente i problemi contribuisce in modo significativo a un recupero senza problemi e alla soddisfazione del paziente. Il suo coinvolgimento continuo e le sue cure attente svolgono un ruolo essenziale nel processo di guarigione.

Capitolo 9

Sviluppo professionale ed etica

Impegno nella formazione continua

Mantenersi aggiornati sui progressi medici e sulle nuove pratiche è essenziale per gli infermieri di sala operatoria. Ciò garantisce l'erogazione di un'assistenza di alta qualità, la sicurezza del paziente e una pratica professionale efficace. Ecco perché è così importante:

- **Sicurezza del paziente:** I progressi medici stanno portando a migliori tecniche chirurgiche, farmaci più efficaci e protocolli di sicurezza migliorati, riducendo i rischi per i pazienti.

- **Best practice:** le nuove pratiche sono spesso basate sulle prove scientifiche attuali, il che significa che lei utilizza i metodi più efficaci per fornire assistenza ai pazienti.

- **Ridurre gli errori:** tenendosi al corrente di nuovi metodi e tecnologie, può evitare potenziali errori medici e implementare misure preventive adeguate.

- **Ottimizzare l'assistenza:** l'accesso alle informazioni più recenti consente di ottimizzare l'assistenza, ridurre i tempi di intervento e promuovere un recupero più rapido del paziente.

- **Adattarsi alle nuove tecnologie:** I progressi medici spesso includono l'uso di tecnologie all'avanguardia. Essere informati la aiuta a familiarizzare con questi strumenti e a utilizzarli con competenza.

- **Standard in evoluzione:** i protocolli e gli standard di cura si evolvono nel tempo. Mantenersi aggiornati permette di rispettare gli standard attuali e di garantire una pratica etica.

- **Miglioramento continuo:** incorporando nuove conoscenze nella sua pratica, promuove un miglioramento continuo delle sue competenze e della qualità delle sue cure.

- **Leadership professionale:** essendo all'avanguardia nei progressi medici, può condividere le sue conoscenze con i suoi colleghi, diventando un leader nel suo campo.

- **Fiducia del paziente: I** pazienti tendono ad avere più fiducia negli operatori sanitari informati e aggiornati.

- **Sviluppo professionale: la** ricerca costante di nuove conoscenze e competenze contribuisce al suo sviluppo professionale e alla soddisfazione sul lavoro.

- **Risposte alle sfide: La** medicina è in continua evoluzione, ed essere aggiornati la prepara ad affrontare nuove sfide e a prendere decisioni informate.

- **Etica professionale:** rimanendo informato, soddisfa il suo obbligo etico di fornire cure basate sulle migliori prove disponibili.

Per rimanere aggiornati, partecipi regolarmente a corsi di formazione continua, partecipi a conferenze, legga riviste mediche, segua le nuove linee guida e collabori con i suoi colleghi per scambiare conoscenze. Il suo impegno a rimanere informato contribuisce in modo significativo a migliorare l'assistenza ai pazienti e a far progredire la professione dell'infermiera di sala operatoria.

La partecipazione a conferenze, workshop e programmi di formazione è essenziale per gli infermieri di sala operatoria. Permette loro di tenersi aggiornati sugli ultimi progressi medici, di migliorare le loro competenze e di migliorare la loro pratica professionale. Ecco come queste attività possono essere utili agli infermieri di sala operatoria:

- **Aggiornare le sue conoscenze: le** conferenze, i workshop e i programmi di formazione la tengono al corrente delle nuove ricerche, delle scoperte mediche e delle migliori pratiche, in modo che possa mantenere aggiornate le sue conoscenze.

- **Apprendimento continuo:** questi eventi offrono opportunità di apprendimento continuo, aiutandola ad

253

acquisire nuove competenze e a migliorare la sua pratica professionale.

- **Nuove tecniche:** i workshop pratici le offrono l'opportunità di apprendere nuove tecniche chirurgiche, migliorare le sue capacità strumentali e scoprire approcci innovativi.

- **Networking:** le conferenze e i workshop sono eccellenti opportunità per incontrare altri professionisti del settore sanitario, scambiare idee e sviluppare collaborazioni.

- **Le ultime tecnologie:** I nostri programmi di formazione la espongono alle ultime tecnologie mediche e alle attrezzature all'avanguardia utilizzate in sala operatoria.

- **Condividere le esperienze:** le conferenze offrono l'opportunità di condividere esperienze e casi clinici con altri professionisti, il che può contribuire a una migliore comprensione e a nuove idee.

- **Sviluppo professionale:** partecipare a questi eventi dimostra il suo impegno nello sviluppo professionale e può rafforzare il suo CV e le opportunità di carriera.

- **Acquisire crediti di formazione continua:** molti programmi di formazione offrono crediti di formazione continua, necessari per mantenere la licenza e la certificazione.

- **Applicazione pratica immediata:** le competenze e le conoscenze acquisite in questi eventi possono essere applicate immediatamente nella sua pratica quotidiana.

- **Evoluzione della pratica:** tenendosi al corrente delle ultime tendenze e delle nuove pratiche, può contribuire all'evoluzione della pratica della sala operatoria.

È importante cercare attivamente le opportunità di partecipare a conferenze, workshop e programmi di formazione rilevanti per il suo settore. Si assicuri di seguire regolarmente gli annunci di questi eventi, cerchi il sostegno della sua organizzazione sanitaria per partecipare e approfitti di queste opportunità per accrescere le sue competenze e migliorare la qualità dell'assistenza che fornisce ai pazienti.

Perseguire certificazioni e specializzazioni

Gli infermieri di sala operatoria hanno a disposizione diverse opzioni di certificazione che consentono loro di dimostrare la loro esperienza e il loro impegno per l'eccellenza nel loro campo. Ecco alcune delle certificazioni più riconosciute e rilevanti per gli infermieri di sala operatoria:

- **Infermiere perioperatorio certificato (CNOR):** rilasciata dall'Associazione degli infermieri registrati periOperatori (AORN), questa certificazione attesta le competenze e le conoscenze in sala operatoria. Copre vari aspetti della pratica della sala operatoria, tra cui la preparazione, la gestione del rischio, l'assistenza al paziente e le abilità chirurgiche.

- **Certified Surgical Services Manager (CSSM):** questa certificazione, anch'essa rilasciata dall'AORN, è destinata agli infermieri di sala operatoria che ricoprono posizioni manageriali o esecutive. Riconosce le competenze di gestione, leadership e amministrazione nel contesto dei servizi chirurgici.

- **Certified Registered Nurse First Assistant (CRNFA):** questa certificazione è destinata agli infermieri di sala operatoria che lavorano come assistenti di prima linea dei chirurghi. Certifica competenze avanzate nell'assistenza chirurgica, nelle tecniche di sutura e nell'assistenza perioperatoria.

- **Certified Nurse Educator (CNE):** se è coinvolto nella formazione e nell'educazione dei futuri infermieri di sala operatoria, questa certificazione può essere rilevante. Dimostra le sue capacità di insegnamento e formazione.

- **Advanced Cardiac Life Support (ACLS):** sebbene non sia specificamente incentrata sulla sala operatoria, questa certificazione di rianimazione cardiopolmonare avanzata può essere fondamentale nella gestione delle emergenze in sala operatoria.

- **Pediatric Advanced Life Support (PALS):** se lavora spesso con i bambini in sala operatoria, questa certificazione in pediatric advanced life support può essere molto utile.

- **Certified Nurse Operating Room (CNOR):** questa certificazione, rilasciata dal Competency & Credentialing Institute (CCI), convalida competenze e conoscenze specifiche della sala operatoria.

- **Certified Surgical Services Manager (CSSM):** questa certificazione, anch'essa rilasciata dall'ICC, è destinata ai manager e ai leader dei servizi chirurgici.

- **Certified Surgical First Assistant (CSFA):** per gli infermieri che desiderano diventare assistenti chirurgici, questa certificazione può essere rilevante. Riconosce le competenze nell'assistenza chirurgica e nel supporto ai chirurghi.

Si assicuri di verificare i requisiti specifici di ciascuna certificazione, compresi i criteri di idoneità, gli esami richiesti e i requisiti di formazione continua. Le certificazioni offrono molti vantaggi, tra cui il riconoscimento professionale, maggiori opportunità di impiego e di avanzamento e una maggiore fiducia nella sua pratica in sala operatoria.

Ottenere le certificazioni come infermiere di sala operatoria può avere diversi vantaggi professionali e avere un impatto significativo sulla sua carriera. Ecco alcuni dei vantaggi e degli impatti che può aspettarsi:

Vantaggi professionali :
- **Riconoscimento delle competenze:** le certificazioni dimostrano il suo impegno verso l'eccellenza e dimostrano che ha acquisito un alto livello di competenze e conoscenze nel suo campo.

- **Opportunità di lavoro:** le certificazioni possono aumentare le sue possibilità di essere assunto, in quanto i datori di lavoro apprezzano i candidati con competenze specifiche e riconosciute.

- **Avanzamento di carriera:** le certificazioni possono aprire le porte a posizioni manageriali, di supervisione ed esecutive all'interno dei reparti chirurgici.

- **Stipendio competitivo:** le certificazioni possono spesso essere associate ad aumenti di stipendio, che riflettono il maggior valore che lei apporta al suo team e all'organizzazione.

- **Fiducia professionale:** ottenendo la certificazione, acquisisce fiducia nelle sue competenze e capacità, che possono aiutarla a prendere decisioni informate e a fornire un'assistenza di alta qualità.

- **Networking:** le certificazioni le consentono di entrare in contatto con altri professionisti certificati, il che può portare a opportunità di mentoring, apprendimento continuo e collaborazione.

Impatti sulla cava :
- **Progressione verso ruoli specialistici: Le** certificazioni possono prepararla a ruoli specialistici, come l'assistenza chirurgica avanzata, la gestione dei servizi chirurgici o la formazione.

- **Maggiori responsabilità:** le certificazioni possono permetterle di assumere maggiori responsabilità, come la supervisione di altri infermieri, il coordinamento di team chirurgici o l'assunzione di decisioni cliniche più complesse.

- **Prestigio professionale:** le certificazioni aumentano la sua credibilità e il suo prestigio come esperto nel suo campo, il che può aprirle l'opportunità di contribuire a comitati, progetti di ricerca o iniziative cliniche.

- **Mobilità professionale:** le qualifiche possono ampliare le sue opzioni di carriera e permetterle di lavorare in strutture sanitarie, regioni o Paesi diversi.

- **Soddisfazione professionale:** l'acquisizione di nuove competenze e il conseguimento di certificazioni possono portare grande soddisfazione personale e professionale, in quanto prova della sua dedizione e della sua crescita continua.

- **Migliorare l'assistenza ai pazienti:** Acquisendo conoscenze approfondite e applicando le migliori prassi, contribuirà a migliorare la sicurezza del paziente e i risultati chirurgici.

In sintesi, la certificazione come infermiera di sala operatoria può portare benefici tangibili in termini di opportunità professionali, sviluppo di carriera e riconoscimento. Dimostra il suo impegno verso l'eccellenza clinica e può avere un impatto positivo sull'assistenza ai pazienti che fornisce.

Sviluppare le capacità di leadership

In qualità di infermiera di sala operatoria, ci sono molte opportunità di assumere ruoli di leadership e responsabilità di gestione all'interno della sala operatoria. Ecco alcune delle opportunità di leadership che potrebbe prendere in considerazione:

- **Supervisore di sala operatoria   o team leader: come** supervisore, può essere responsabile del coordinamento delle attività quotidiane, dell'assegnazione dei compiti, della gestione dei programmi e della supervisione del team chirurgico.

- **Manager dei servizi chirurgici:** in questo ruolo, sarà responsabile della gestione complessiva dei servizi chirurgici, tra cui la pianificazione, il budget, il reclutamento, la gestione delle risorse e l'attuazione di politiche e protocolli.

- **Coordinatore della qualità e della sicurezza:** potrebbe essere responsabile della supervisione e del miglioramento della qualità dell'assistenza chirurgica, del monitoraggio dei protocolli di sicurezza, della garanzia della conformità normativa e dell'attuazione di iniziative di miglioramento continuo.

- **Educatore clinico:** se è interessato alla formazione e allo sviluppo professionale, potrebbe diventare un educatore clinico in sala operatoria, formando nuovi infermieri, organizzando sessioni di formazione continua e facilitando workshop educativi.

- **Consulente in pratiche chirurgiche:** alcuni infermieri di sala operatoria diventano consulenti esterni o interni, offrendo la loro esperienza per migliorare le pratiche chirurgiche, la sicurezza dei pazienti e l'efficienza operativa.

- **Care Quality Manager:** in questo ruolo, potrà supervisionare le iniziative per garantire la qualità dell'assistenza ai pazienti, analizzare i dati, identificare le aree di miglioramento e implementare le soluzioni per migliorare i risultati clinici.

- **Specialista in gestione del rischio:** potrebbe svolgere un ruolo chiave nell'identificare, valutare e gestire i rischi associati alle procedure chirurgiche, implementando protocolli per ridurre al minimo gli errori e le complicazioni.

- **Coordinatore della formazione:** in qualità di Coordinatore della formazione, potrà essere responsabile della pianificazione e del coordinamento della formazione continua per il team chirurgico, assicurando che i membri del team mantengano le loro competenze aggiornate.

- **Direttore delle operazioni chirurgiche:** nei grandi ospedali, questo ruolo comporta la supervisione di tutte le attività chirurgiche, compresa la pianificazione dei programmi, la gestione dei flussi di lavoro, il coordinamento dei team e l'implementazione dei protocolli di qualità.

- **Direttore della gestione delle risorse umane:** potrebbe essere responsabile della gestione delle risorse umane all'interno della sala operatoria, tra cui l'assunzione, la formazione, la valutazione delle prestazioni e la risoluzione dei problemi del personale.

Questi ruoli di leadership richiedono spesso una combinazione di competenze cliniche, gestionali e comunicative. Offrono l'opportunità di dare forma alle operazioni chirurgiche, di migliorare l'assistenza ai pazienti e di contribuire in modo significativo all'efficienza e alla sicurezza della sala operatoria.

La gestione del team e la risoluzione dei conflitti sono competenze essenziali per gli infermieri di sala operatoria, in quanto lavorano come parte di un team multidisciplinare e possono trovarsi ad affrontare situazioni stressanti. Ecco alcune tecniche per una gestione efficace del team e per la risoluzione dei conflitti:

Gestione del team :

- **Comunicazione aperta:** incoraggiare una comunicazione aperta e trasparente all'interno del team. Incoraggi i membri del team a condividere le loro idee, preoccupazioni e suggerimenti.

- **Ruoli e responsabilità chiari:** definire chiaramente i ruoli e le responsabilità di ciascun membro del team. Questo evita i malintesi e contribuisce a una divisione efficiente del lavoro.

- **Sviluppo professionale:** incoraggia lo sviluppo professionale fornendo opportunità di formazione e di apprendimento continuo per il team. In questo modo si costruiscono competenze e fiducia.

- **Leadership positiva: dia** l'esempio dimostrando una leadership positiva, incoraggiando la collaborazione e offrendo sostegno ai membri del team.

- **Riunioni regolari:** organizzare riunioni regolari per discutere di problemi, sfide e potenziali miglioramenti. Questo favorisce la comunicazione e consente di risolvere rapidamente i problemi.

Risoluzione dei conflitti :

- **Ascolto attivo:** ascoltare attentamente tutte le parti coinvolte nel conflitto. Dia loro l'opportunità di esprimersi e di condividere i loro punti di vista.

- **Comprensione reciproca:** incoraggiare le parti in conflitto a mettersi nei panni dell'altro e a comprendere le prospettive e le preoccupazioni dell'altro.

- **Trovare soluzioni:** collaborare per individuare soluzioni reciprocamente accettabili. Incoraggi la creatività e l'apertura mentale per trovare dei compromessi.

- **Comunicazione non violenta:** Utilizzi una comunicazione rispettosa e non aggressiva quando risolve i conflitti. Eviti accuse e critiche.

- **Mediazione:** se necessario, consideri la possibilità di avere una terza parte neutrale che faciliti la mediazione e aiuti a risolvere il conflitto in modo imparziale.

- **Concentrarsi sugli interessi comuni:** concentrarsi sugli obiettivi comuni e sui risultati desiderati, piuttosto che sulle differenze personali.

- **Gestione dello stress:** aiuti i membri del team a gestire lo stress, poiché spesso lo stress può esacerbare i conflitti. Incoraggi le tecniche di gestione dello stress, come la respirazione profonda e il rilassamento.

- **Apprendimento continuo:** utilizzare i conflitti come opportunità di apprendimento e di crescita per il team. Identificare le lezioni apprese e i miglioramenti da apportare.

Sviluppando le sue capacità di gestione del team e di risoluzione dei conflitti, contribuirà a mantenere un ambiente di lavoro positivo, a rafforzare la collaborazione e a garantire un'assistenza di alta qualità in sala operatoria.

Gestire lo stress e il burn-out

Gestire lo stress e la pressione in sala operatoria è essenziale per mantenere prestazioni ottimali e garantire la sicurezza del paziente. Ecco alcune tecniche per gestire efficacemente lo stress e la pressione:

- **Respirazione profonda:** praticare tecniche di respirazione profonda per calmarsi e ridurre l'ansia. Faccia dei respiri lenti e profondi per favorire il rilassamento.

- **Mindfulness e meditazione:** praticare la mindfulness e la meditazione può aiutarla a rimanere presente nel momento e a ridurre lo stress. Alcuni minuti di meditazione prima o dopo l'intervento chirurgico possono essere utili.

- **Preparazione adeguata:** la fiducia deriva dalla preparazione. Si assicuri di essere ben preparato per ogni intervento, controllando in anticipo la documentazione, le attrezzature e le procedure.

- **Pausa e recupero:** faccia delle brevi pause per rilassarsi e ricaricarsi. Anche pochi minuti possono aiutare a ridurre lo stress accumulato.

- **Gestione del tempo:** pianificare in modo realistico per evitare di essere sopraffatti. Si organizzi in modo efficiente e assegni tempo sufficiente a ciascun compito.

- **Lavoro di squadra:** creare un ambiente di sostegno con i suoi colleghi in sala operatoria. Condividere esperienze, preoccupazioni e strategie può aiutare a ridurre lo stress.

- **Esercizio fisico:** l'esercizio fisico regolare può ridurre lo stress rilasciando endorfine, che sono ormoni del benessere. Trovi il tempo per un'attività fisica regolare al di fuori del lavoro.

- **Gestione del sonno:** si assicuri di dormire a sufficienza per mantenere una salute ottimale e affrontare lo stress. Una buona notte di sonno può rafforzare la sua resilienza.

- **Umorismo e prospettiva:** trovare momenti per ridere e mantenere una visione positiva. L'umorismo può essere un ottimo modo per scaricare la tensione.

- **Tecniche di rilassamento:** praticare tecniche di rilassamento come lo yoga, il tai chi o l'autoipnosi per ridurre lo stress e migliorare il suo benessere generale.

- **Parlare con un mentore o un supervisore:** se lo stress diventa opprimente, non esiti a parlare con un mentore, un supervisore o un professionista della salute mentale. Possono fornirle sostegno e consigli.

- **Apprendimento continuo:** investa nel suo sviluppo professionale partecipando a workshop sulla gestione dello stress e imparando nuove strategie per affrontare la pressione.

- **Staccare:** quando lascia la sala operatoria, cerchi di staccare mentalmente ed emotivamente dal lavoro. Si conceda del tempo per il tempo libero, gli hobby e la famiglia.

- **Supporto sociale:** mantenere relazioni sociali positive al di fuori del lavoro. Trascorrere del tempo con gli amici e la famiglia può aiutare a rafforzare la sua resilienza.

È importante scegliere le tecniche che funzionano meglio per lei e incorporarle nella sua routine quotidiana. Adottando strategie di gestione dello stress, può mantenere un alto livello di prestazioni, garantire il suo benessere e contribuire alla sicurezza del paziente in sala operatoria.

Prevenire il burn-out e mantenere il benessere sono fondamentali per gli infermieri di sala operatoria, dato l'ambiente impegnativo e stressante. Ecco alcune strategie per aiutarla a evitare il burn-out e a promuovere il suo benessere:

- **Equilibrio tra lavoro e vita privata:** definire confini chiari tra la sua vita professionale e quella personale. Si conceda del tempo per il tempo libero, la famiglia e gli amici, per ricaricare le batterie.

- **Cura di sé regolare:** si prenda cura di sé come priorità. Eserciti regolarmente, mangi in modo sano e si assicuri di dormire a sufficienza. Queste abitudini promuovono la resilienza fisica e mentale.

- **Gestione dello stress:** imparare e praticare tecniche di gestione dello stress come la meditazione, la respirazione profonda e lo yoga. Questi metodi possono aiutarla a mantenere la calma nelle situazioni di stress.

- **Sostegno sociale: si** circondi di colleghi, amici e familiari positivi che possano sostenerla emotivamente. Condividere le sue esperienze può aiutarla a sentirsi compresa e sostenuta.

- **Sviluppo personale:** investa nel suo sviluppo personale dedicandosi ad attività che la appassionano al di fuori del lavoro. Coltivi i suoi interessi e i suoi hobby per rilassarsi.

- **Apprendimento continuo:** rimanga curioso e continui a imparare cose nuove. Questo può aiutarla a mantenere l'entusiasmo per il suo lavoro e ad evitare la monotonia.

- **Gestione del tempo:** organizzare il suo tempo in modo efficace per evitare di sentirsi sopraffatto. Identifichi i compiti prioritari e utilizzi gli strumenti di gestione del tempo per rimanere organizzato.

- **Praticare la gratitudine: si** prenda del tempo ogni giorno per riflettere su ciò per cui è grato. Questo può promuovere un senso di benessere e positività.

- **Disconnessione digitale:** eviti di controllare costantemente le e-mail o i messaggi di lavoro al di fuori dell'orario di lavoro. Si conceda dei periodi di disconnessione digitale per ricaricarsi.

- **Supporto professionale:** se avverte segni di burn-out, non esiti a chiedere aiuto. Parli con un mentore, un supervisore o un professionista della salute mentale per ottenere supporto.

- **Attività rilassanti:** Incorporare attività rilassanti nella sua routine quotidiana, come fare un bagno caldo, leggere un libro, ascoltare musica rilassante o praticare l'arte.

- **Evitare il sovraccarico di lavoro:** sia consapevole dei suoi limiti ed eviti di assumersi troppe responsabilità. Impari a dire di no quando è sovraccarico.

- **Permessi e pause:** utilizzi i suoi giorni di riposo e faccia pause regolari durante la giornata lavorativa per riposare e ricaricarsi.

- **Consiglio professionale:** se lo stress o il burn-out persistono, prenda in considerazione la possibilità di consultare un professionista della salute mentale per una consulenza e un supporto adeguati.

Adottando queste strategie e prendendosi cura del suo benessere fisico ed emotivo, può ridurre il rischio di burn-out e mantenere un atteggiamento positivo e resiliente in sala operatoria.

Conformità agli standard etici e professionali

L'applicazione dei principi etici di autonomia, beneficenza, non-maleficenza e giustizia è essenziale per gli infermieri di sala operatoria, per garantire un'assistenza di qualità e il rispetto dei diritti e della dignità dei pazienti. Ecco come applicare questi principi:

- **Autonomia:** rispettare l'autonomia del paziente significa riconoscere e rispettare il diritto del paziente di prendere decisioni informate sul proprio trattamento. Gli infermieri devono informare i pazienti sulle opzioni terapeutiche, sui rischi e sui benefici e ottenere il loro consenso informato prima di qualsiasi intervento chirurgico. Devono anche rispettare le scelte dei pazienti, anche se differiscono da quelle raccomandate.

- **Beneficenza:** il principio della beneficenza implica fare del bene e cercare il benessere del paziente. Gli infermieri devono sforzarsi di fornire un'assistenza di qualità e di promuovere il benessere del paziente durante la sua permanenza in sala operatoria. Ciò include la gestione del dolore, la prevenzione delle infezioni e la garanzia della sicurezza del paziente.

- **Non-maleficenza:** questo principio richiede di non causare intenzionalmente danni al paziente e di minimizzare i rischi potenziali. Gli infermieri devono assicurarsi che tutte le procedure siano eseguite con competenza e sicurezza, evitando errori medici e complicazioni inutili. Devono anche riferire al team medico qualsiasi preoccupazione sulla sicurezza del paziente.

- **Giustizia:** applicare il principio di giustizia significa garantire una distribuzione equa dell'assistenza, delle risorse e del trattamento. Gli infermieri devono garantire che tutti i pazienti ricevano un'assistenza di qualità, indipendentemente dalla loro origine sociale, dallo status economico o da qualsiasi altra caratteristica. Devono anche impegnarsi a prevenire le disuguaglianze nell'accesso alle cure e a promuovere l'equità.

L'applicazione di questi principi etici può aiutare gli infermieri di sala operatoria a prendere decisioni etiche e moralmente corrette, a fornire un'assistenza di qualità e a mantenere la fiducia dei pazienti e delle loro famiglie. Inoltre, aiuta a creare un ambiente di assistenza rispettoso, sicuro e compassionevole in sala operatoria.

Nell'ambiente chirurgico, gli infermieri possono trovarsi di fronte a potenziali conflitti di interesse che richiedono un'attenta decisione etica. Ecco alcune situazioni comuni e gli approcci per gestirle in modo etico:

- **Rapporti con i fornitori:** gli infermieri possono essere contattati da rappresentanti dell'industria farmaceutica o da fornitori di apparecchiature mediche per promuovere o utilizzare i loro prodotti. È essenziale prendere decisioni basate su ciò che è meglio per il paziente, piuttosto che sugli incentivi finanziari. Si assicuri che le decisioni sull'uso dei prodotti siano basate su prove scientifiche e sulle esigenze del paziente.

- **Interessi personali e professionali:** Gli infermieri possono trovarsi di fronte a situazioni in cui i loro interessi personali (ad esempio, le relazioni personali con i pazienti) sono in conflitto con le loro responsabilità professionali. In tali situazioni, la priorità deve essere data alle esigenze e alla sicurezza del paziente. Evitare situazioni che potrebbero compromettere l'obiettività o la qualità dell'assistenza.

- **Allocazione di risorse limitate:** nell'ambiente chirurgico, possono esserci vincoli di risorse come tempo, attrezzature o personale. Gli Infermieri devono prendere decisioni eque in base alle esigenze cliniche dei pazienti. L'allocazione delle risorse deve essere guidata dal principio di equità per garantire una distribuzione equa.

- **Collaborazione interprofessionale:** gli infermieri lavorano in équipe con altri professionisti della salute, il che a volte può portare a divergenze di opinione sul miglior corso d'azione per il paziente. La comunicazione aperta, il rispetto reciproco e il processo decisionale collaborativo sono essenziali per gestire i potenziali conflitti di interesse e garantire i migliori risultati per il paziente.

- **Riservatezza e condivisione delle informazioni:** Gli Infermieri devono proteggere la riservatezza delle informazioni mediche dei pazienti. Tuttavia, ci possono essere situazioni in cui la condivisione delle informazioni è necessaria per garantire la sicurezza del paziente o il coordinamento delle cure. Trovare un equilibrio tra il rispetto della riservatezza e le decisioni etiche per garantire il benessere del paziente.

- **Difesa del paziente: in qualità di** difensori del paziente, gli infermieri devono essere pronti a difendere i diritti e gli interessi del paziente, anche se in conflitto con le preferenze di altri membri dell'équipe medica. Si assicuri di conoscere i diritti del paziente e di collaborare con gli altri operatori sanitari per prendere decisioni etiche e centrate sul paziente.

La gestione dei potenziali conflitti di interesse nell'ambiente chirurgico richiede una solida base etica, una comunicazione aperta e un processo decisionale basato su valori professionali e principi etici. Mettendo sempre al primo posto il benessere e la sicurezza del paziente, gli infermieri possono affrontare con successo queste situazioni complesse.

Riservatezza e protezione dei dati

Il rispetto delle regole che disciplinano la riservatezza delle informazioni mediche dei pazienti è di importanza cruciale nell'ambiente chirurgico, dove le informazioni sensibili vengono scambiate ed elaborate quotidianamente. Ecco alcune linee guida essenziali per garantire la riservatezza:

- **Conoscere le normative:** familiarizzare con le leggi e le normative che regolano la riservatezza delle informazioni mediche nella sua giurisdizione. Negli Stati Uniti, ad esempio, l'HIPAA (Health Insurance Portability and Accountability Act) stabilisce standard rigorosi per la protezione delle informazioni sanitarie.

- **Accesso limitato: si** assicuri che solo le persone autorizzate abbiano accesso alle informazioni mediche dei pazienti. Protegga le cartelle cliniche, i computer e i dispositivi elettronici con misure di sicurezza come password forti e protezioni fisiche.

- **Comunicazione sicura:** quando discute dei casi dei pazienti, si assicuri di trovarsi in un ambiente privato e sicuro. Eviti di discutere di dettagli sensibili in aree pubbliche o davanti a persone non autorizzate.

- **Consenso informato:** prima di condividere le informazioni mediche con altri membri del team di cura, si assicuri di ottenere il consenso informato del paziente. Spieghi al paziente perché questa comunicazione è necessaria e ottenga il suo consenso.

- **Uso appropriato delle cartelle cliniche:** utilizzare le cartelle cliniche solo per scopi legittimi e professionali legati alla cura del paziente. Evitare di accedere alle informazioni del paziente senza un motivo valido.

- **Anonimizzazione dei dati:** Durante le presentazioni didattiche o le discussioni di casi, si assicuri di anonimizzare le informazioni del paziente, rimuovendo qualsiasi informazione di identificazione personale.

- **Smaltimento sicuro:** quando lavora con documenti cartacei o supporti elettronici contenenti informazioni mediche, si assicuri che vengano smaltiti in modo sicuro, ad esempio distruggendo o utilizzando metodi di cancellazione dei dati.

- **Formazione continua: si** tenga aggiornato sulle pratiche e le normative più recenti in materia di riservatezza delle informazioni mediche, partecipando a corsi di formazione e workshop regolari.

- **Consapevolezza del team:** sensibilizzare gli altri membri del team chirurgico sull'importanza della riservatezza delle informazioni mediche e incoraggiare una cultura di rispetto della privacy.

- **Reazione in caso di violazione:** in caso di potenziale violazione della riservatezza, riferisca immediatamente l'incidente al suo supervisore o alla persona responsabile della compliance, in modo da poter intraprendere un'azione correttiva.

Il rispetto delle norme che regolano la riservatezza delle informazioni mediche è essenziale per stabilire la fiducia tra i pazienti e gli operatori sanitari, garantire la sicurezza dei dati sensibili e mantenere elevati standard etici nel settore chirurgico.

La gestione delle cartelle cliniche e delle informazioni sensibili è una responsabilità critica per gli infermieri di sala operatoria. Ecco alcune pratiche chiave per garantire una gestione efficace e sicura delle cartelle cliniche e delle informazioni sensibili:

- **Accesso limitato:** limitare l'accesso alle cartelle cliniche solo agli operatori sanitari autorizzati che hanno bisogno delle informazioni per gestire il paziente. Utilizzi sistemi di sicurezza informatica per controllare l'accesso elettronico alle cartelle cliniche.
- **Protezione fisica:** conservi le cartelle cliniche cartacee in armadi chiusi a chiave o in aree di stoccaggio sicure. Non lasci mai le cartelle senza supervisione in aree pubbliche.

- **Riservatezza online:** quando lavora con le cartelle cliniche elettroniche, si assicuri di collegarsi a reti sicure e di utilizzare password forti. Eviti di lasciare informazioni mediche visibili sugli schermi dei computer non presidiati.

- **Crittografia dei dati:** se invia informazioni mediche per via elettronica, si assicuri che siano crittografate per proteggerne la riservatezza durante il trasferimento.

- **Verifica degli accessi:** tenga un registro di chi accede alle cartelle cliniche, includendo la data, l'ora e il motivo dell'accesso. Questo può aiutare a monitorare l'uso appropriato delle informazioni.

- **Distruzione sicura:** quando i file non sono più necessari, li distrugga in modo sicuro in conformità alle normative vigenti. Ciò può includere la triturazione dei documenti cartacei o l'eliminazione sicura dei file elettronici.

- **Trasferimento sicuro:** se le informazioni mediche devono essere trasferite a un altro reparto o a un professionista sanitario, si assicuri che il trasferimento sia sicuro e autorizzato.

- **Consapevolezza del team:** educare i membri del team chirurgico sull'importanza della riservatezza medica e sulle pratiche di gestione appropriate.

- **Responsabilità personale:** essere consapevoli delle proprie azioni e rispettare sempre la riservatezza delle informazioni mediche.

- **Conformità normativa:** familiarizzare con le leggi e le normative locali e nazionali relative alla gestione delle cartelle cliniche e assicurarsi di rispettarle in ogni momento.

Una gestione appropriata delle cartelle cliniche e delle informazioni sensibili è essenziale per garantire la privacy del paziente, prevenire le violazioni della riservatezza e mantenere elevati standard etici nella pratica infermieristica in sala operatoria.

Difesa dei pazienti e dell'assistenza di qualità

Promuovere i diritti del paziente e il processo decisionale informato è un aspetto essenziale della pratica infermiera in sala operatoria. Ecco alcune strategie per garantire che i pazienti siano pienamente informati e coinvolti nella loro gestione chirurgica:

- **Informazioni complete:** fornire ai pazienti informazioni complete e comprensibili sulla loro condizione medica, sulle opzioni di trattamento, sulle procedure chirurgiche previste, sui rischi e sui benefici associati. Utilizzi un linguaggio semplice ed eviti termini medici complessi.

- **Consenso informato:** prima di qualsiasi intervento chirurgico, si assicuri che i pazienti abbiano dato il loro consenso informato. Spieghi in dettaglio i dettagli della procedura, le possibili alternative e i rischi potenziali. Risponda a tutte le loro domande.

- **Dare ai pazienti il tempo di decidere:** Lasciare ai pazienti il tempo necessario per pensare e prendere una decisione. Eviti di mettergli fretta e li incoraggi a fare domande e a discutere le loro preoccupazioni.

- **Coinvolgere la famiglia:** se il paziente lo desidera, coinvolgere la famiglia nel processo decisionale. Il sostegno della famiglia può aiutare a ridurre l'ansia e a prendere decisioni informate.

- **Documentazione: si assicuri** di documentare attentamente le discussioni con i pazienti, comprese le informazioni fornite, le domande poste e le decisioni prese. Questo crea una traccia cartacea del processo decisionale informato.

- **Materiale educativo:** utilizzare ausili visivi come opuscoli, video esplicativi o diagrammi per aiutare i pazienti a comprendere meglio informazioni mediche complesse.

- **Ascolto attivo:** sia un ascoltatore attento quando i pazienti esprimono le loro preoccupazioni, paure o domande. Risponda con empatia e si assicuri che si sentano ascoltati.

- **Rispettare le scelte:** rispettare le decisioni prese dai pazienti, anche se non si è personalmente d'accordo con esse. I pazienti hanno il diritto di prendere decisioni in linea con i loro valori e preferenze.

- **Consultazione con i medici:** lavorare a stretto contatto con i medici per garantire che le informazioni mediche siano trasmesse correttamente ai pazienti e che tutte le opzioni di trattamento siano presentate in modo chiaro.

- **Formazione continua: si** tenga aggiornato sulle nuove informazioni mediche e sui progressi delle procedure chirurgiche, in modo da poter fornire informazioni accurate e aggiornate ai pazienti.

Promuovere i diritti dei pazienti e il processo decisionale informato rafforza la fiducia tra i pazienti e gli operatori sanitari, migliora la qualità dell'assistenza e consente ai pazienti di svolgere un ruolo attivo nel proprio processo di guarigione.

La difesa della sicurezza del paziente e il miglioramento della pratica sono aspetti fondamentali del ruolo dell'infermiera di sala operatoria. Ecco come può contribuire a queste aree:

- **Segnalare gli incidenti:** Sia proattivo nel segnalare potenziali incidenti o errori al team di gestione o al responsabile della sicurezza dei pazienti. Questo aiuta a identificare i problemi e a mettere in atto misure preventive.

- **Partecipazione alle valutazioni della sicurezza:** collaborare con il team per partecipare alle valutazioni regolari della sicurezza delle procedure e dei protocolli. Suggerisce idee di miglioramento e contribuisce ai piani d'azione.

- **Monitoraggio degli indicatori di qualità:** monitorare e documentare gli indicatori di qualità, come i tassi di infezione post-operatoria, le complicanze e i tassi di riammissione. Identificare le tendenze e collaborare con il team per intraprendere azioni correttive.

- **Formazione continua:** segua la sua formazione personale per tenersi aggiornato sulle migliori prassi in materia di sicurezza del paziente. Frequenti corsi, seminari e workshop sulla sicurezza dell'assistenza chirurgica.

- **Consapevolezza del team:** istruire i membri del team sui problemi di sicurezza, sui protocolli e sulle nuove raccomandazioni. Incoraggiare una cultura della sicurezza aperta, in cui tutti si sentano a proprio agio nel segnalare potenziali problemi.

- **Utilizzo di strumenti di miglioramento continuo:** applicare metodologie di miglioramento continuo, come

Lean o Six Sigma, per identificare i colli di bottiglia, ottimizzare i processi e ridurre i rischi.

- **Analisi delle cause profonde:** quando si verifica un incidente, partecipi ad un'analisi approfondita per comprendere le cause profonde e mettere in atto misure correttive per evitare che si ripeta.

- **Implementare protocolli standardizzati:** utilizzare protocolli e liste di controllo standardizzate per le procedure chirurgiche. Questo può aiutare a evitare errori e a garantire la coerenza dell'assistenza.

- **Comunicazione efficace:** incoraggiare una comunicazione aperta e trasparente all'interno del team chirurgico. Incoraggiare la discussione dei problemi di sicurezza e le idee di miglioramento.

- **Leadership nella sicurezza:** essere un leader nella sicurezza promuovendo attivamente una cultura della sicurezza, incoraggiando la segnalazione di incidenti e implementando iniziative di miglioramento.

La difesa della sicurezza del paziente e il miglioramento della pratica richiedono un impegno costante per la qualità dell'assistenza. Adottando un approccio proattivo e lavorando a stretto contatto con il team, contribuirà a creare un ambiente di cura sicuro e a migliorare continuamente la qualità dei servizi chirurgici.

Integrità professionale e comportamento etico

Mantenere un comportamento professionale ed etico nei confronti dei pazienti e dei colleghi è essenziale per garantire un'assistenza di qualità e la fiducia all'interno del team medico. Ecco come può raggiungere questo obiettivo come infermiera di sala operatoria:

- **Rispetto e cura:** tratti ogni paziente con rispetto, compassione e dignità. Sia attento alle loro esigenze emotive e si assicuri di mantenere un ambiente rispettoso e non discriminatorio.

- **Riservatezza:** rispettare la riservatezza delle informazioni mediche dei pazienti. Non condivida le informazioni personali o mediche senza un adeguato consenso.

- **Comunicazione trasparente :** Incoraggiare una comunicazione aperta e trasparente con i pazienti e i colleghi. Ascolti attentamente, sia onesto e condivida le informazioni in modo chiaro e comprensibile.

- **Collaborazione interdisciplinare:** lavorare a stretto contatto con i membri del team chirurgico, compresi i chirurghi, gli anestesisti e gli assistenti operatori. Contribuire in modo attivo e rispettoso al processo decisionale interdisciplinare.

- **Rispettare i confini professionali:** evitare relazioni personali inappropriate con pazienti o colleghi. Mantenga una distanza professionale, pur essendo empatico e comprensivo.

- **Onestà:** sia onesto in tutte le sue interazioni. Se non conosce la risposta a una domanda, lo dica e poi cerchi le informazioni necessarie.

- **Gestione dei conflitti:** affrontare i disaccordi o i conflitti in modo professionale e rispettoso. Ascolti i diversi punti di vista e collabori per trovare soluzioni.

- **Integrità:** aderire ai più alti standard etici e professionali. Evitare qualsiasi condotta sleale o fraudolenta.

- **Riflessione etica: utilizzare il** discernimento etico quando valuta situazioni complesse. Se si trova di fronte a dilemmi etici, consulti i suoi colleghi, i codici etici professionali e le risorse etiche disponibili.

- **Formazione continua: si** tenga aggiornato sugli standard etici e sulle migliori prassi partecipando a corsi di formazione continua e tenendosi al corrente degli aggiornamenti nel settore sanitario.

- **Autocura: si** prenda cura del suo benessere fisico ed emotivo per evitare il burnout. Riconoscere le proprie esigenze la aiuterà a fornire un'assistenza ottimale ai pazienti e a mantenere relazioni positive con i colleghi.

- **Modello di ruolo: in qualità di** Infermiera, lei funge da modello per gli altri membri del team. Dia l'esempio dimostrando costantemente un comportamento professionale ed etico.

Mantenere un comportamento professionale ed etico non solo aiuta a garantire la sicurezza e il benessere dei pazienti, ma rafforza anche la credibilità e la fiducia all'interno del team medico. Questo è un aspetto cruciale della pratica infermiera in sala operatoria e influisce direttamente sulla qualità dell'assistenza fornita.

Come infermiera di sala operatoria, ha un'importante responsabilità personale nel mantenere e migliorare la reputazione della professione. Ecco come può aiutare:

- **Professionalità esemplare:** agire sempre in modo professionale. Rispetti gli standard etici, i valori e i comportamenti attesi dalla professione. Il suo comportamento deve riflettere positivamente la professione infermiera.

- **Competenza e formazione continua:** mantenere e migliorare costantemente le sue competenze professionali. Rimanga aggiornato sugli ultimi progressi medici e sulle migliori pratiche. La competenza rafforza la fiducia negli infermieri e la qualità dell'assistenza.

- **Comunicazione aperta:** Comunicare in modo aperto e trasparente con i pazienti, i colleghi e gli altri membri del team sanitario. Una comunicazione efficace contribuisce alla sicurezza del paziente e alla comprensione reciproca.

- **Rispettare i diritti dei pazienti:** Rispettare i diritti dei pazienti all'autodeterminazione, alla riservatezza e all'informazione. Li coinvolga nel processo decisionale e li informi in modo chiaro e onesto.

- **Collaborazione e lavoro di squadra:** collaborare efficacemente con gli altri membri del team di cura. Il lavoro di squadra promuove risultati ottimali per il paziente e crea fiducia nella professione.

- **Evitare i conflitti di interesse:** evitare le situazioni in cui i suoi interessi personali potrebbero entrare in conflitto con gli interessi dei pazienti o con l'etica professionale. Dimostri integrità e trasparenza nelle sue azioni.

- **Promuovere la sicurezza del paziente: Contribuire** attivamente alla sicurezza del paziente, seguendo i protocolli, segnalando i problemi di sicurezza e aiutando a migliorare le pratiche.

- **Aderenza alle politiche e alle normative:** rispettare le politiche e le normative in vigore nella sua struttura sanitaria. Questo dimostra il suo impegno verso elevati standard di assistenza.

- **Partecipazione al miglioramento continuo:** contribuire alle iniziative di miglioramento continuo della qualità proponendo idee, segnalando incidenti e partecipando alla valutazione delle pratiche.

- **Impegno nella professione:** essere un ambasciatore positivo della professione infermieristica, educando il pubblico sul ruolo degli infermieri di sala operatoria, partecipando a eventi professionali e condividendo la sua esperienza.

- **Riflessione etica:** dimostrare una riflessione etica approfondita in tutte le decisioni e le azioni che si intraprendono. Rispettare i principi etici fondamentali per mantenere l'integrità della professione.

- **Autocorrezione e responsabilità:** se commette un errore, lo riconosca, informi il suo supervisore o il suo team e si adoperi per mettere in atto misure correttive. L'assunzione di responsabilità crea fiducia negli operatori sanitari.

Il suo comportamento e le sue azioni come infermiera hanno un impatto diretto sul modo in cui la professione infermieristica viene percepita dai pazienti, dai colleghi e dalla società nel suo complesso. Agendo in modo responsabile e professionale, contribuisce a mantenere e migliorare la reputazione positiva dell'Infermiera di sala operatoria.

Prospettive e opportunità di carriera

Gli infermieri di sala operatoria hanno l'opportunità di esplorare diversi percorsi di carriera che consentono loro di progredire professionalmente e di ampliare le proprie competenze. Ecco alcuni dei possibili percorsi di carriera per gli infermieri di sala operatoria:

- **Infermiera specializzata di sala operatoria:** può scegliere di specializzarsi ulteriormente in un'area specifica della chirurgia, come quella cardiovascolare, ortopedica, neurochirurgica o pediatrica. Ciò le consentirà di sviluppare un'esperienza approfondita nel settore e di partecipare a procedure chirurgiche complesse.

- **Infermiere Anestesista Registrato (RNA): con un'**ulteriore formazione, può diventare Infermiere Anestesista Registrato (RNA) ed essere responsabile della somministrazione dell'anestesia ai pazienti prima dell'intervento chirurgico. I GNA lavorano a stretto contatto con gli anestesisti per garantire la sicurezza del paziente.

- **Infermiera di ricerca clinica:** se ha un interesse per la ricerca, potrebbe lavorare come infermiera di ricerca clinica. Parteciperà a studi clinici e contribuirà al progresso delle conoscenze mediche raccogliendo dati e collaborando con ricercatori e medici.

- **Infermiera di gestione dell'assistenza chirurgica:** potrebbe progredire verso un ruolo di gestione in cui supervisionerà le operazioni quotidiane della sala operatoria, compresa la gestione del personale, la pianificazione chirurgica e la garanzia di qualità.
- **Infermiere insegnante:** se ha un interesse per l'insegnamento, potrebbe diventare un formatore chirurgico per gli infermieri in formazione o per i nuovi membri del team chirurgico. Potrebbe lavorare nelle scuole per infermieri, nei programmi di formazione continua o nelle istituzioni sanitarie.

- **Consulente di apparecchiature mediche:** se ha esperienza nella gestione degli strumenti e delle apparecchiature in sala operatoria, potrebbe lavorare come consulente per aziende mediche per aiutare a progettare, testare e implementare nuovi strumenti chirurgici.

- **Infermiera di sanità pubblica:** potrebbe passare a ruoli di sanità pubblica, dove potrebbe aiutare a prevenire le infezioni nosocomiali, promuovere la sicurezza dei pazienti e implementare le politiche sanitarie.

- **Infermiera della gestione della qualità:** potrebbe lavorare come infermiera della gestione della qualità, concentrandosi sul miglioramento continuo delle pratiche chirurgiche e della sicurezza dei pazienti in tutta l'organizzazione sanitaria.

- **Ricercatore clinico:** se è appassionato di ricerca e innovazione, potrebbe lavorare come ricercatore clinico nel settore chirurgico. Potrebbe essere coinvolto nello sviluppo di nuove tecniche chirurgiche, tecnologie e protocolli.

- **Infermiera di cure palliative e di fine vita:** se desidera lavorare con pazienti terminali, potrebbe specializzarsi in cure palliative e di fine vita in sala operatoria. Aiuterà a gestire il dolore e fornirà supporto emotivo ai pazienti e alle loro famiglie.

Questi percorsi di carriera sono solo alcune delle tante opzioni. È importante seguire una formazione continua, cercare opportunità di sviluppo professionale ed esplorare le aree che la appassionano per dare forma al suo percorso di carriera come infermiera di sala operatoria.

Passare a ruoli di gestione, formazione o ricerca come infermiere di sala operatoria può essere un passo gratificante per chi desidera ampliare il proprio raggio d'azione e dare un contributo significativo al miglioramento dell'assistenza sanitaria. Ecco come potrebbe affrontare queste transizioni:

- Ruoli di gestione :
  - **Manager di sala operatoria: in qualità di** manager di sala operatoria, sarà responsabile della supervisione delle operazioni quotidiane, della gestione delle risorse umane e materiali e del rispetto dei protocolli e degli standard di sicurezza.
  - **Direttore dell'assistenza chirurgica:** questo ruolo prevede la supervisione dell'intero reparto chirurgico della struttura sanitaria, collaborando con altri reparti per garantire un coordinamento ottimale dell'assistenza chirurgica.

  - **Manager della qualità e della sicurezza:** in qualità di Manager della qualità, sarà responsabile dell'implementazione di iniziative volte a migliorare la sicurezza dei pazienti, la conformità agli standard e la qualità dell'assistenza chirurgica.

- Ruoli educativi :
  - **Formatore chirurgico:** potrebbe lavorare in una scuola per infermieri o in un centro di formazione insegnando le competenze chirurgiche agli infermieri in formazione e ai membri del team chirurgico.

  - **Coordinatore della formazione chirurgica:** questo ruolo prevede la pianificazione e il coordinamento dei programmi di formazione continua per il personale chirurgico, assicurando che sia aggiornato sugli ultimi progressi e sulle migliori pratiche

- Ruoli di ricerca :
  - **Ricercatore infermiere:** potrebbe essere coinvolto in progetti di ricerca volti a migliorare le pratiche chirurgiche, la sicurezza del paziente o la qualità dell'assistenza. Ciò potrebbe comportare la raccolta e l'analisi dei dati, nonché la pubblicazione di articoli di ricerca.

  - **Consulente di ricerca clinica:** in questo ruolo, può collaborare con i ricercatori medici per progettare e implementare studi clinici, assicurandosi che i protocolli siano seguiti e che i dati siano raccolti in modo rigoroso.

Per passare a questi ruoli, potrebbe prendere in considerazione i seguenti passi:

- **Formazione supplementare:** alcuni ruoli di gestione, formazione o ricerca possono richiedere titoli di studio avanzati, come un master in amministrazione sanitaria, formazione infermieristica o ricerca clinica. Si assicuri di ricevere la formazione necessaria per essere competente nel suo nuovo ruolo.

- **Esperienza pertinente:** Cerchi opportunità all'interno del suo attuale ambiente sanitario per assumere responsabilità di gestione, formazione o ricerca. Potrebbe anche prendere in considerazione posizioni temporanee o part-time in questi settori per acquisire esperienza.

- **Networking:** stabilire contatti con professionisti che già lavorano in questi settori e cercare mentori che possano guidarla nella transizione.

- **Sviluppo delle competenze:** identifichi le competenze specifiche richieste per il suo ruolo target e cerchi opportunità per svilupparle. Ciò potrebbe includere workshop, corsi online, certificazioni e altre opportunità di sviluppo professionale.

- **Evidenziare le sue attuali competenze:** si assicuri che la sua esperienza come infermiera di sala operatoria metta in evidenza competenze trasferibili come la comunicazione efficace, la gestione del tempo, la rapidità decisionale e la risoluzione dei problemi.

È importante notare che ogni transizione di carriera presenta sfide e requisiti propri. Si prenda il tempo necessario per riflettere sui suoi interessi, punti di forza e obiettivi, e non esiti a chiedere consiglio a professionisti che hanno già seguito questi percorsi di carriera.

Capitolo 10

Testimonianze di infermieri esperti

Una carriera variegata e un'esperienza in sala operatoria

Gli infermieri possono seguire diversi percorsi di carriera, a seconda dei loro interessi, delle loro competenze e delle loro aspirazioni. Ecco una panoramica di alcuni percorsi professionali comuni intrapresi dagli infermieri nel corso della loro carriera:

- **Infermiera clinica:** questo è il percorso tradizionale in cui l'infermiera lavora direttamente con i pazienti in ambienti come ospedali, cliniche, case di cura, ecc. Gli infermieri clinici forniscono assistenza diretta al paziente, somministrano farmaci, monitorano i segni vitali, forniscono consigli e coordinano l'assistenza.

- **Infermiera specializzata:** alcuni infermieri scelgono di specializzarsi in aree specifiche come la pediatria, la cardiologia, l'oncologia, la chirurgia, ecc. Acquisiscono competenze approfondite nel loro campo specialistico e spesso lavorano a fianco di medici specialisti per fornire un'assistenza di alta qualità. Acquisiscono competenze approfondite nel loro settore specialistico e spesso lavorano a fianco di medici specialisti per fornire un'assistenza di alta qualità.

- **Infermiere anestesista: gli** infermieri anestesisti sono professionisti sanitari che hanno seguito una formazione avanzata per somministrare l'anestesia e monitorare i pazienti durante le procedure chirurgiche. Svolgono un ruolo cruciale nella gestione del dolore e nella sicurezza durante gli interventi chirurgici.

- **Infermiere esperto (APN): gli** infermieri esperti, come gli infermieri professionisti e gli infermieri della salute mentale, hanno competenze più ampie e possono effettuare valutazioni diagnostiche, prescrivere farmaci, trattare determinate condizioni mediche e fornire assistenza autonoma nella loro area di specializzazione.

- **Infermiera di sala operatoria: gli** infermieri di sala operatoria sono responsabili della preparazione del paziente e della sala operatoria, assistono i chirurghi e gli anestesisti e coordinano l'assistenza durante le procedure chirurgiche.

- **Infermiera di ricerca clinica:** questi infermieri lavorano su progetti di ricerca clinica, raccogliendo dati, monitorando i pazienti che partecipano a studi clinici e garantendo la conformità ai protocolli di ricerca.

- **Infermiera educativa:** gli infermieri educativi lavorano nelle scuole per infermieri, nei centri di formazione o nelle strutture sanitarie per formare la prossima generazione di infermieri. Progettano programmi di insegnamento, tengono corsi e valutano le prestazioni degli studenti.

- **Infermiera per la gestione della qualità e della sicurezza:** questi infermieri si concentrano sul miglioramento continuo dell'assistenza sanitaria, garantendo il rispetto degli standard di qualità e sicurezza. Possono svolgere un ruolo chiave nella gestione del rischio e nell'assicurazione della qualità.

- **Consulente Infermiera :** I consulenti infermieri forniscono competenze in aree come la gestione dell'assistenza sanitaria, l'analisi dei dati medici, la conformità normativa, ecc. Spesso lavorano come fornitori di servizi indipendenti per le istituzioni sanitarie.

- **Infermiera imprenditrice:** alcuni infermieri scelgono di avviare un'attività in proprio, come una clinica di assistenza domiciliare, un'agenzia di assistenza sanitaria o una società di consulenza sanitaria.

È importante notare che questi percorsi di carriera non sono esaustivi e che esistono molte altre opportunità per gli infermieri. La bellezza della professione infermieristica risiede nella sua diversità e flessibilità, che offre agli infermieri la possibilità di evolvere e sviluppare la propria carriera in base ai loro interessi e alle loro passioni.

L'esperienza precedente e le specializzazioni di un infermiere giocano un ruolo significativo nel suo ruolo in sala operatoria. Questi fattori possono influenzare il modo in cui l'infermiere interagisce con l'équipe chirurgica, le competenze che apporta e le responsabilità che gli vengono affidate. Ecco come l'esperienza precedente e le specializzazioni possono influenzare il ruolo in sala operatoria:

- **Esperienza nell'assistenza clinica: gli** infermieri con una solida esperienza nell'assistenza clinica avranno una migliore comprensione delle esigenze del paziente, dei protocolli medici e delle procedure chirurgiche. La loro capacità di valutare rapidamente i cambiamenti nelle condizioni del paziente e di prendere decisioni informate contribuirà a un coordinamento fluido durante l'intervento.

- **Specializzazioni mediche: gli** Infermieri con specializzazioni mediche specifiche, come cardiologia, chirurgia ortopedica o neurochirurgia, apportano competenze preziose agli interventi chirurgici relativi al loro campo. La loro conoscenza approfondita di procedure e attrezzature specifiche può migliorare la qualità dell'assistenza e la sicurezza del paziente.

- **Formazione in anestesia: gli** Infermieri formati in anestesia avranno una conoscenza approfondita dei farmaci anestetici, delle tecniche di monitoraggio e della gestione delle vie aeree. Possono svolgere un ruolo chiave nella somministrazione e nel monitoraggio dell'anestesia durante l'intervento chirurgico.

- **Esperienza in terapia intensiva: gli** infermieri che hanno lavorato in unità di terapia intensiva o coronarica hanno competenze nella gestione di pazienti critici, che possono essere essenziali in situazioni in cui i pazienti sono sottoposti a interventi chirurgici complessi o ad alto rischio.
- **Formazione chirurgica: gli** Infermieri con formazione chirurgica possono avere competenze specialistiche nel maneggiare strumenti, preparare aree chirurgiche e chiudere incisioni. La loro esperienza può contribuire all'esecuzione accurata ed efficiente delle procedure chirurgiche.

- **Esperienza nella gestione delle emergenze: gli** infermieri con esperienza nella gestione delle emergenze possono reagire in modo rapido ed efficace alle complicazioni inattese durante l'intervento chirurgico, contribuendo a ridurre al minimo i rischi per il paziente.

- **Esperienza nella gestione del rischio:** gli infermieri con esperienza nella gestione del rischio possono aiutare a prevenire gli errori medici e a migliorare la sicurezza del paziente, identificando e riducendo i rischi potenziali.

- **Specializzazioni in cure pediatriche: gli** infermieri specializzati in cure pediatriche apportano una sensibilità e delle competenze speciali nel lavoro con i bambini in chirurgia. Sanno come calmare i bambini, comunicare efficacemente con loro e adattare l'assistenza alle loro esigenze specifiche.

Nel complesso, l'esperienza precedente e le specializzazioni di un infermiere arricchiscono il suo contributo al team chirurgico e alla qualità dell'assistenza. Questi elementi consentono agli infermieri di svolgere una varietà di ruoli in sala operatoria e di contribuire in modo significativo alla sicurezza e al recupero del paziente.

Sfide e lezioni apprese in sala operatoria

- **Complicazioni inaspettate:** durante un intervento chirurgico all'addome, il paziente ha improvvisamente sviluppato una grave emorragia interna. Il team chirurgico ha dovuto agire rapidamente per controllare l'emorragia. L'infermiera di sala operatoria ha coordinato la somministrazione di prodotti ematici, ha monitorato i segni vitali e ha mantenuto una comunicazione chiara tra il team. La sua reattività e la gestione efficace della situazione hanno contribuito a stabilizzare il paziente.

- **Reazione allergica:** durante un intervento di chirurgia ortopedica, il paziente ha sviluppato una grave reazione allergica all'anestetico. L'infermiera ha dovuto allertare rapidamente l'anestesista e l'équipe chirurgica, prendendo al contempo provvedimenti per trattare la reazione allergica. La sua comunicazione rapida e la sua capacità di gestire la situazione hanno permesso di stabilizzare il paziente e di continuare l'intervento in sicurezza.

- **Decisione di emergenza:** durante un intervento di cardiochirurgia, il team ha scoperto una grave anomalia che non era stata rilevata durante le valutazioni pre-operatorie. Era necessaria una decisione rapida per modificare il piano chirurgico, garantendo al contempo la sicurezza del paziente. L'infermiera ha svolto un ruolo essenziale nel comunicare efficacemente le nuove informazioni e nell'aiutare a coordinare le modifiche necessarie.

- **Paziente pediatrico:** durante un'operazione neurochirurgica su un bambino, il team ha dovuto affrontare sfide particolari legate alla sensibilità dei tessuti e delle strutture cerebrali. L'infermiera ha lavorato a stretto contatto con i chirurghi per mantenere le condizioni di sterilità, monitorare i delicati segni vitali del paziente e rassicurare i genitori preoccupati.

- **Dilemma etico:** durante una procedura di trapianto di organi, il team si è trovato di fronte a un dilemma etico riguardante l'assegnazione di un organo raro. L'infermiera ha partecipato alle discussioni etiche, tenendo conto dei principi di equità e beneficenza, assicurandosi che la decisione finale fosse presa nel migliore interesse del paziente.

- **Gestione delle complicazioni post-operatorie:** dopo un intervento di chirurgia vascolare, il paziente ha sviluppato un'embolia polmonare. L'infermiera della sala di rianimazione ha monitorato attentamente il paziente, ha adattato i trattamenti e ha comunicato con l'équipe medica per un intervento rapido. Il suo intervento ha stabilizzato il paziente e ha evitato ulteriori complicazioni.

Queste storie evidenziano la diversità delle sfide affrontate dagli infermieri di sala operatoria e la varietà di competenze necessarie per prendere decisioni rapide e informate. Illustrano anche il ruolo essenziale che gli infermieri svolgono nel contribuire a risultati positivi per i pazienti e nel garantire la sicurezza e il benessere durante le procedure chirurgiche.

Imparare dagli errori e dai successi ottenuti nel corso del tempo in sala operatoria è prezioso per migliorare la pratica e garantire un'assistenza ottimale al paziente. Ecco alcune lezioni importanti che gli infermieri di sala operatoria possono imparare:

Errori :

- **Comunicazione chiara:** gli errori spesso derivano da una comunicazione insufficiente o confusa. Una comunicazione aperta e trasparente tra i membri del team chirurgico è essenziale per evitare malintesi ed errori.

- **Doppio controllo: gli** errori di medicazione o di attrezzatura possono essere evitati implementando protocolli di doppio controllo. Assicurarsi che le dosi e gli strumenti siano corretti prima dell'uso aiuta a prevenire gli errori.

- **Formazione continua:** gli errori possono essere legati alla mancanza di competenze. Investire nella formazione continua permette agli infermieri di aggiornarsi sulle nuove tecniche, tecnologie e procedure, riducendo così il rischio di errori.

- **Gestione dello stress: gli** errori possono verificarsi quando lo stress è elevato. Imparare a gestire lo stress e a mantenere la concentrazione nei momenti critici è essenziale per evitare errori.

Storie di successo:

- **Collaborazione efficace: il** successo è spesso il risultato di una collaborazione armoniosa tra i membri del team. Lavorare insieme, scambiarsi informazioni e sostenersi a vicenda migliora i risultati.

- **Preparazione accurata: il** successo è spesso il risultato di una preparazione accurata. Assicurarsi che tutte le attrezzature siano in ordine, che le cartelle cliniche siano complete e che il team sia ben informato porta a interventi di maggior successo.

- **Comunicazione aperta: il** successo deriva da una comunicazione chiara e aperta con i pazienti e le loro famiglie. Fornire informazioni accurate sulla procedura, sulle aspettative post-operatorie e sull'assistenza a casa contribuisce a un'esperienza positiva del paziente.

- **Apprendimento continuo:** il successo è rafforzato dall'impegno nell'apprendimento continuo. Gli infermieri che cercano di migliorare costantemente le proprie competenze e di tenersi aggiornati sugli ultimi progressi medici sono meglio equipaggiati per ottenere risultati positivi.

- **Etica e rispetto: il** successo è strettamente legato alla pratica etica e al rispetto dei diritti e della dignità dei pazienti. Il mantenimento di standard elevati di assistenza e di comportamento professionale contribuisce a risultati positivi.

In definitiva, ogni errore e ogni successo è un'opportunità di apprendimento. Gli infermieri di sala operatoria devono essere pronti a esaminare criticamente le loro azioni, a condividere le loro esperienze con i colleghi e a implementare cambiamenti per migliorare continuamente la sicurezza, l'assistenza e i risultati dei pazienti.

Collaborazione all'interno del team chirurgico

Ecco alcune testimonianze di operatori sanitari che lavorano in sala operatoria, che evidenziano l'importanza della comunicazione interprofessionale e delle relazioni all'interno del team chirurgico:
- Testimonianza di un'infermiera di sala operatoria:
"Lavorare in sala operatoria mi ha fatto capire quanto sia fondamentale la comunicazione interprofessionale. Chirurghi, anestesisti, infermieri e assistenti di sala operatoria devono lavorare fianco a fianco per garantire la sicurezza del paziente. I momenti di calma in cui condividiamo informazioni critiche sul paziente e sulla procedura sono essenziali. I rapporti di fiducia che abbiamo costruito nel corso degli anni hanno contribuito a rendere ogni operazione fluida e ben coordinata".

- Testimonianza di un chirurgo :
"La sala operatoria è una sinfonia complessa e la comunicazione tra i membri del team è fondamentale per mantenere la melodia armoniosa. Lavorare a stretto contatto con gli infermieri e gli anestesisti è essenziale per garantire che ogni fase dell'intervento avvenga senza intoppi. Le discussioni pre-

operatorie e gli scambi in tempo reale ci aiutano a prendere decisioni informate e a reagire rapidamente agli imprevisti".

- Testimonianza di un anestesista :
"Come anestesista, la mia comunicazione con l'équipe chirurgica è fondamentale. Devo garantire che il paziente sia al sicuro durante l'operazione. Ciò significa spiegare i rischi anestetici, condividere le informazioni sulle condizioni del paziente e monitorare costantemente i segni vitali. Una comunicazione trasparente con gli infermieri e i chirurghi assicura che lavoriamo insieme per il benessere del paziente".

- Testimonianza di un assistente di sala operatoria:
"Il mio ruolo di assistente operatorio implica una stretta comunicazione con il chirurgo e gli infermieri. Preparare gli strumenti, anticipare le esigenze e seguire le fasi dell'intervento richiede un coordinamento preciso. Anche la comunicazione non verbale è fondamentale: un semplice sguardo può indicare che è necessario uno strumento. La nostra comprensione reciproca fa la differenza.

- Testimonianza di un'infermiera della sala di rianimazione:
"Il mio ruolo inizia quando il paziente lascia la sala operatoria. Comunico con l'anestesista per avere un quadro completo delle condizioni del paziente. La comunicazione interprofessionale mi permette di monitorare i segni vitali, gestire il dolore e rispondere rapidamente a qualsiasi potenziale complicazione. Lavorare come parte di un team mi dà la fiducia necessaria per garantire una transizione fluida alla fase di recupero.

Queste testimonianze sottolineano quanto la comunicazione interprofessionale sia essenziale per la sicurezza e il successo delle procedure chirurgiche. I rapporti di fiducia e la stretta collaborazione tra i membri del team sono la pietra miliare di una sala operatoria efficiente e ben coordinata.

Ecco alcune storie e testimonianze che illustrano i momenti di coesione e coordinamento all'interno dell'équipe chirurgica, nonché le sfide di collaborazione che si incontrano in sala operatoria:

- Momenti di coesione :

"Ricordo un intervento complesso in cui tutto era perfettamente allineato. Il team, composto da chirurghi, anestesisti, infermieri e assistenti operatori, lavorava in sincronia. Tutti sapevano cosa dovevano fare, i movimenti erano precisi e la comunicazione era fluida. Era come una danza ben orchestrata e il paziente si è ripreso senza problemi. Questi momenti di coesione rafforzano la fiducia nel nostro team e nelle nostre capacità.

- Le sfide della collaborazione :

"La collaborazione in sala operatoria può talvolta essere messa alla prova in situazioni di emergenza. Durante un'operazione complessa, è sorta una complicazione inaspettata, che ha richiesto un rapido processo decisionale. Le opinioni divergevano sull'approccio migliore da adottare. Questo ha creato un momento di tensione all'interno del team. Tuttavia, grazie alla comunicazione aperta e all'ascolto attivo, alla fine abbiamo scelto il percorso più sicuro per il paziente. Questo evento ha evidenziato l'importanza di superare le differenze per il bene del paziente".

- Momenti di coesione :

"Durante un delicato intervento di riparazione vascolare, sono rimasto colpito dal modo in cui il team ha gestito ogni fase con precisione. Gli infermieri hanno anticipato la necessità di strumenti, l'anestesista ha mantenuto la stabilità emodinamica e il chirurgo ha eseguito un'operazione impeccabile. Alla fine, ci siamo guardati tutti con un senso di soddisfazione. L'impeccabile coordinamento del team ha permesso di portare a termine con successo una procedura complessa".

- Le sfide della collaborazione :

"La comunicazione a volte è complicata dalle personalità e dalle gerarchie all'interno del team. Durante un intervento d'emergenza, ho avvertito una mancanza di chiarezza nei ruoli assegnati, che ha portato a una temporanea confusione. Fortunatamente, abbiamo rapidamente risolto la situazione stabilendo una comunicazione aperta e chiarendo le aspettative di tutti. Quel momento mi ha fatto capire l'importanza della gerarchia informale in sala operatoria e la necessità di risolvere rapidamente i malintesi".

- Momenti di coesione :

"Dopo un intervento particolarmente complesso e lungo, ci siamo riuniti tutti per una breve riunione di squadra. Tutti hanno espresso la loro gratitudine reciproca per il duro lavoro e la dedizione. Questo ha rafforzato il nostro legame come squadra e ha creato un senso di orgoglio collettivo. Questi momenti di riflessione e gratitudine rafforzano il nostro impegno verso il nostro lavoro e i pazienti che serviamo".

- Le sfide della collaborazione :

"Ci sono state occasioni in cui le barriere linguistiche hanno complicato la comunicazione. Lavorando in un ambiente multiculturale, a volte è difficile trasmettere le informazioni in modo accurato e rapido. Tuttavia, utilizzando strumenti di comunicazione visiva, gesti e pazienza, abbiamo superato questi ostacoli. Questo ha rafforzato la nostra capacità di trovare soluzioni creative per garantire una comunicazione efficace".

Queste storie illustrano come la coesione e il coordinamento all'interno dell'équipe chirurgica siano fondamentali per garantire risultati positivi, evidenziando al contempo le potenziali sfide del lavoro in comune. La comunicazione aperta, la comprensione reciproca e la risoluzione proattiva dei problemi giocano un ruolo chiave nella creazione di un ambiente di lavoro armonioso ed efficace in sala operatoria.

Momenti memorabili e impatto sui pazienti

- **Un nuovo inizio:** "Ho assistito all'intervento di trapianto di cuore su un paziente la cui vita dipendeva dall'operazione. Dopo ore di intervento intenso, il cuore trapiantato ha iniziato a battere in modo indipendente. Vedere il paziente svegliarsi con una nuova prospettiva di vita e l'emozione negli occhi dell'équipe medica è stato incredibilmente gratificante. È stato un potente promemoria dell'impatto positivo che possiamo avere sulla vita dei pazienti".

- **La magia della riparazione:** "Ho partecipato a un'operazione per correggere una labiopalatoschisi in un neonato. Al termine dell'operazione, quando il chirurgo è riuscito a riparare la fessura e abbiamo sentito il primo pianto del bambino, è stato un momento davvero commovente. Sapere che il nostro lavoro stava contribuendo a dare al bambino la possibilità di una vita normale è stata un'esperienza che ha cambiato la vita".

- **L'arte della precisione:** "Ho assistito ad un intervento di riparazione della colonna vertebrale su un paziente affetto da una grave scoliosi. Osservando il chirurgo utilizzare tecniche complesse per correggere la curvatura e stabilizzare la colonna vertebrale, sono rimasta stupita dall'arte della chirurgia. Vedere il paziente in piedi e camminare con una postura migliorata dopo il recupero è stata un'esperienza incredibile".

- **Un legame speciale:** "Ho lavorato con un paziente pediatrico con un difetto cardiaco congenito. Dopo un intervento chirurgico di successo per correggere il problema, ho fatto amicizia con la famiglia del paziente. Vederli tornare per le visite di controllo con un bambino più sano e i sorrisi sui loro volti è stata una ricompensa in sé. Costruire relazioni con i pazienti e le loro famiglie è uno degli aspetti più gratificanti di questo lavoro".

- **Un caso complesso risolto:** "Recentemente abbiamo trattato un paziente con un tumore cerebrale raro e complesso. L'équipe medica ha lavorato a stretto contatto per pianificare ed eseguire l'intervento con precisione. Dopo un'operazione di successo, abbiamo monitorato il recupero del paziente. Vedere il paziente riprendersi e riprendere la sua vita normale è stato un momento estremamente gratificante, a dimostrazione che la perseveranza e la competenza possono superare le sfide più difficili".

- **L'impatto di un team dedicato:** "Ho assistito a un'operazione di trapianto di rene in cui l'organo donato da un donatore vivente è stato trapiantato con successo nel ricevente. Entrambi i pazienti si sono ripresi rapidamente e sono stati in grado di tornare a una vita normale grazie all'impegno e al duro lavoro dell'équipe medica. Questa esperienza mi ha mostrato quanto la collaborazione e la dedizione del team possano avere un impatto positivo diretto sulla vita dei pazienti".

Queste storie raccontano i momenti di soddisfazione, gioia ed emozione che gli infermieri di sala operatoria possono provare quando contribuiscono al successo delle procedure chirurgiche e migliorano la qualità di vita dei pazienti. Questi momenti speciali rafforzano il senso di realizzazione professionale e ci ricordano l'importanza del lavoro svolto come parte del team chirurgico.

- **Guarire una lesione grave:** "Ho assistito a un intervento di ricostruzione per un paziente che aveva avuto un incidente stradale e aveva subito gravi lesioni al viso. Dopo un intervento meticoloso e mesi di follow-up, il paziente non solo è tornato normale, ma ha ritrovato la fiducia in se stesso. Vedere il suo sorriso radioso e la sua gratitudine mi ha ricordato il profondo impatto che la chirurgia può avere sulla qualità della vita di una persona".

- **Un nuovo udito:** "Ho avuto l'onore di assistere all'impianto cocleare di un bambino sordo. Alcune settimane dopo l'intervento, quando ha sentito sua madre dire 'ti amo' per la prima volta, sono stata sopraffatta dall'emozione. Questo evento ha sottolineato come il nostro lavoro in sala operatoria possa creare momenti magici e trasformare la vita dei pazienti e delle loro famiglie".

- **Il miracolo del cuore:** "Abbiamo eseguito un intervento di bypass coronarico su un paziente con una malattia cardiaca avanzata. Dopo il recupero, mi ha detto che i suoi dolori al petto erano scomparsi e che si sentiva rivitalizzato. La sua storia testimonia l'impatto immediato che l'intervento chirurgico può avere sulla salute e sulla qualità di vita di un paziente".

- **Un Sourire Retrouvé:** "Ho partecipato all'intervento di riparazione della labiopalatoschisi su un bambino. Alcuni mesi dopo l'operazione, sua madre mi ha mostrato le foto del sorriso radioso di suo figlio, trasformato grazie all'intervento. Questa esperienza mi ha ricordato quanta gioia e fiducia può portare il nostro lavoro ai pazienti, soprattutto ai più giovani.

- **La Marcia dell'Indipendenza:** "Dopo un intervento di sostituzione dell'anca, ho seguito il recupero di un paziente anziano che aveva faticato a camminare per anni a causa del dolore. Poche settimane dopo l'intervento, ha camminato senza aiuto per la prima volta dopo molto tempo. Vedere il suo volto raggiante di orgoglio e indipendenza è stata un'esperienza gratificante e motivante".

- **Bright Futures:** "Ho assistito all'intervento di correzione spinale di un adolescente con una grave scoliosi. Dopo l'operazione, mi ha detto quanto si sentisse più a suo agio e sicuro del suo corpo. Mi ha detto che era entusiasta di riprendere le attività che aveva dovuto abbandonare. Questa esperienza ha dimostrato quanto il nostro lavoro possa aprire le porte a un futuro più luminoso".

Queste storie evidenziano i momenti emotivi, di trasformazione e di guarigione che gli infermieri di sala operatoria possono vivere mentre contribuiscono all'assistenza chirurgica. Ogni storia ricorda l'importanza del nostro ruolo nel migliorare la salute e il benessere dei pazienti, oltre a creare momenti significativi che rimangono impressi nella memoria delle persone.

Adattarsi ai progressi tecnologici

- **Chirurgia robotica:** "Quando ho conosciuto la chirurgia robotica, sono rimasto stupito dalla precisione e dalla flessibilità offerte da questa tecnologia. Ho avuto l'opportunità di eseguire una prostatectomia robotica e sono rimasto impressionato dalla visualizzazione 3D e dai movimenti precisi del braccio robotico. Questa esperienza ha aperto una nuova dimensione nella mia carriera e mi ha mostrato quanto la tecnologia possa migliorare le nostre capacità chirurgiche".

- **Imaging medico avanzato:** "L'introduzione dell'imaging medico avanzato ha cambiato radicalmente il nostro approccio in sala operatoria. Ho assistito a un'operazione vascolare in cui abbiamo utilizzato immagini in tempo reale per guidare la procedura. Questo ci ha permesso di ottimizzare il posizionamento dello stent e di migliorare drasticamente i risultati del paziente. È stato sorprendente vedere come la fusione dei dati radiologici e chirurgici possa trasformare le nostre procedure".

- **Navigazione chirurgica:** "Ho conosciuto la navigazione chirurgica durante un intervento ortopedico complesso. La tecnologia di navigazione ci ha permesso di pianificare e seguire ogni fase con estrema precisione. Questo non solo ha migliorato l'accuratezza dell'impianto del dispositivo, ma ha anche ridotto i rischi per il paziente. È stata un'esperienza illuminante che ha rafforzato la mia fiducia nell'adozione di nuove tecnologie".

- **Telemedicina in tempo reale:** "Grazie alla telemedicina in tempo reale, ho potuto collaborare con esperti dall'altra parte del mondo durante un complesso intervento alla colonna vertebrale. Abbiamo condiviso immagini e dati in tempo reale, consentendo agli esperti di fornire consigli preziosi. Questa collaborazione virtuale ha rafforzato il nostro team e ha contribuito al successo dell'operazione. È stata una prova concreta dell'impatto positivo della connettività globale sull'assistenza chirurgica".

- **Stampa 3D per la pianificazione chirurgica:** "Quando abbiamo iniziato a usare la stampa 3D per creare modelli anatomici specifici per il paziente, è stata una svolta. Ho avuto la fortuna di partecipare a un intervento di ricostruzione facciale in cui avevamo precedentemente stampato un modello del cranio del paziente. Questo ci ha permesso di pianificare ogni incisione e ogni fase con incredibile precisione. Vedere la tecnologia concretizzarsi in sala operatoria è stato estremamente gratificante.

- **Endoscopia chirurgica avanzata:** "L'endoscopia chirurgica avanzata ha aperto nuove possibilità nel campo della chirurgia minimamente invasiva. Ho assistito a una colecistectomia laparoscopica, dove abbiamo utilizzato una telecamera ad alta definizione e strumenti in miniatura. Le incisioni erano minuscole e il paziente si è ripreso molto più rapidamente. Questa esperienza mi ha mostrato come la tecnologia all'avanguardia possa rivoluzionare il nostro approccio chirurgico.

Queste storie illustrano come l'integrazione di nuove tecnologie e tecniche avanzate abbia trasformato la pratica chirurgica, migliorato i risultati per i pazienti e aperto nuove prospettive per i professionisti della sala operatoria. Sottolineano l'importanza di rimanere aperti all'innovazione e all'apprendimento continuo per offrire la migliore assistenza possibile ai pazienti.

Gli sviluppi tecnologici nel settore medico e chirurgico offrono sia enormi opportunità che sfide entusiasmanti per i professionisti della sala operatoria. Ecco alcune riflessioni su questi aspetti:

Opportunità :

- **Maggiore precisione:** i progressi tecnologici consentono una maggiore precisione chirurgica, riducendo il rischio di errore e migliorando i risultati per il paziente. Strumenti come la robotica, la navigazione chirurgica e l'imaging 3D guidano le operazioni con una precisione senza pari.

- **Chirurgia minimamente invasiva:** le tecniche minimamente invasive, rese possibili dalla tecnologia, riducono le incisioni, i tempi di recupero e le complicazioni post-operatorie. Questo migliora il comfort del paziente, pur offrendo risultati comparabili o addirittura migliori.

- **Collaborazione virtuale:** le piattaforme di telemedicina consentono ai chirurghi di collaborare con esperti di tutto il mondo in tempo reale. Questo apre le porte allo scambio di conoscenze, all'apprendimento continuo e alla risoluzione di casi complessi.

- **Cure personalizzate:** le tecnologie avanzate, come la stampa 3D, consentono di creare modelli anatomici specifici per il paziente, facilitando la pianificazione chirurgica e migliorando i risultati grazie alla considerazione delle caratteristiche uniche di ogni individuo.

Sfide :

- **Formazione continua:** l'adozione di nuove tecnologie richiede un'intensa formazione continua per i professionisti della sala operatoria. La curva di apprendimento può

296

essere ripida, ma i vantaggi a lungo termine ne valgono la pena.

- **Costo e accessibilità:** le attrezzature e le tecnologie all'avanguardia possono essere costose da acquisire e mantenere. L'accesso a queste tecnologie può variare in base alla posizione geografica e alle risorse finanziarie.

- **Dipendenza tecnologica:** sebbene le tecnologie stiano migliorando la pratica chirurgica, non devono essere viste come una soluzione miracolosa. Le competenze cliniche tradizionali rimangono essenziali per garantire la sicurezza del paziente in caso di fallimento tecnologico.

- **Etica e riservatezza:** l'uso di tecnologie avanzate solleva questioni etiche, in particolare per quanto riguarda la riservatezza dei dati e delle decisioni prese sulla base delle informazioni fornite dai dispositivi tecnologici.

- **Resistenza al cambiamento:** alcuni professionisti possono resistere al cambiamento e preferire i metodi tradizionali. L'adozione di successo delle nuove tecnologie richiede una mente aperta e una cultura dell'apprendimento.

In definitiva, gli sviluppi tecnologici in sala operatoria offrono la promessa di migliorare l'assistenza al paziente, ampliare le competenze professionali e promuovere la collaborazione globale. Le sfide possono essere superate con una formazione continua, un approccio etico e la volontà di adattarsi alle nuove realtà mediche.

Bilanciare carriera e vita personale

La gestione del tempo, dello stress e del benessere è essenziale per gli infermieri che lavorano in sala operatoria, dove le giornate possono essere intense e impegnative. Ecco alcune riflessioni su questi aspetti chiave della vita lavorativa in sala operatoria:

Gestione del tempo:
- **Pianificazione anticipata:** una preparazione accurata prima di ogni operazione è essenziale per ottimizzare i

tempi. Ciò include la preparazione delle attrezzature, degli strumenti e dei documenti necessari.

- **Definizione delle priorità:** impari a identificare i compiti prioritari e a gestirli per primi. Una buona definizione delle priorità riduce al minimo i ritardi e le emergenze dell'ultimo minuto.

- **Collaborazione:** lavorare in team e comunicare in modo efficace significa che i compiti possono essere coordinati ed evitare duplicazioni. Una collaborazione fluida può accelerare le procedure.

- **Gestione delle interruzioni:** Impari a gestire le interruzioni in modo strategico, per non perdere tempo prezioso. Trovi i momenti giusti per rispondere alle domande e alle preoccupazioni.

Gestione dello stress :
- **Respirazione e rilassamento:** le tecniche di respirazione profonda e di rilassamento possono aiutare a ridurre istantaneamente lo stress durante la giornata. Si prenda qualche minuto per rilassarsi tra una sessione e l'altra.

- **Gestire le emozioni:** Impari a riconoscere e a gestire le sue emozioni in tempo reale. La meditazione Mindfulness può aiutare a mantenere una prospettiva calma.

- **Supporto sociale:** costruire relazioni positive con i suoi colleghi. Il supporto sociale può aiutarla a condividere le sfide e a trovare soluzioni insieme.

- **Disconnettersi:** al di fuori del lavoro, si prenda il tempo per disconnettersi completamente. Trascorra del tempo con i suoi cari, si dedichi a hobby e passatempi che le procurano gioia.

Benessere :
- **Equilibrio vita-lavoro:** trovi un equilibrio tra la sua carriera e la sua vita personale. Si conceda del tempo per attività che la rivitalizzino al di fuori della sala operatoria.

- **Attività fisica:** l'esercizio fisico regolare può aiutare a ridurre lo stress e a mantenere l'energia fisica e mentale.

- **Alimentazione sana:** una dieta equilibrata può avere un impatto positivo sui suoi livelli di energia e sulla resistenza allo stress.
- **Sonno di qualità: si** assicuri di dormire la qualità necessaria per dare il meglio sul lavoro.

- **Formazione continua:** continuare a sviluppare le sue competenze e conoscenze può aumentare la sua fiducia e la soddisfazione sul lavoro.

Gestire il tempo, lo stress e il benessere è un viaggio continuo. Incorporando strategie di gestione efficaci nella sua routine quotidiana, può non solo migliorare la sua qualità di vita, ma anche fornire un'assistenza ottimale ai pazienti e contribuire a un ambiente di lavoro positivo in sala operatoria.

Mantenere un sano equilibrio tra lavoro e vita privata è fondamentale per il suo benessere a lungo termine. Ecco alcuni consigli per aiutarla a trovare questo equilibrio come infermiera di sala operatoria:

- **Stabilire confini chiari:** definisca i confini tra la sua vita professionale e quella personale. Cerchi di non portarsi il lavoro a casa e di staccarsi dalle sue responsabilità professionali al di fuori dell'orario di lavoro.

- **Pianificare il suo tempo:** utilizzi un calendario o un'applicazione di gestione del tempo per pianificare i suoi compiti professionali e personali. Questo la aiuterà ad evitare conflitti di programmazione e a dedicare tempo alle sue attività personali.

- **La salute   è la sua priorità: si prenda** cura della sua salute fisica e mentale facendo esercizio fisico regolare, mangiando una dieta equilibrata e praticando tecniche di gestione dello stress.

- **Imparare a dire di no:** non sopravvaluti la sua capacità di assumere impegni extra al lavoro. Impari a dire di no quando è necessario per proteggere il suo tempo personale.

- **Incoraggiare la flessibilità:** cerchi opportunità di lavoro che offrano un certo grado di flessibilità, come orari flessibili o la possibilità di lavorare part-time.

- **Stabilisca dei momenti di qualità:** dedichi del tempo di qualità ai suoi cari e alle sue attività preferite. Spenga l'elettronica e sia pienamente presente durante questi momenti.

- **Sviluppare interessi al di fuori del lavoro:** coltivare hobby, passioni o attività creative al di fuori del lavoro. Questo può essere una fonte di realizzazione personale.

- **Prendere tempo libero e vacanze:** utilizzare il tempo libero e le vacanze per rilassarsi, ricaricare le batterie ed esplorare nuovi luoghi.

- **Chiedere supporto:** se necessario, discuta con il suo datore di lavoro la possibilità di modificare il suo orario di lavoro o di prendere giorni di ferie in più.

- **Praticare la cura di sé:** si prenda del tempo per coccolarsi. Questo può includere massaggi, bagni rilassanti, lettura di un libro, meditazione o qualsiasi altra attività che le porti conforto.

- **Rimanere consapevoli:** sia consapevole delle sue esigenze e dei suoi limiti. Se inizia a sentirsi stressato o esausto, prenda provvedimenti per riequilibrarsi.

- **Comunicare con il suo team:** se sente di avere difficoltà a mantenere l'equilibrio, ne parli con i suoi colleghi o con il suo manager. Una comunicazione aperta può portare a soluzioni appropriate.

- **Evitare la perfezione:** cerchi un equilibrio realistico, non la perfezione. È normale avere giorni in cui l'equilibrio pende più da una parte che dall'altra.

Si ricordi che il bilanciamento della sua vita professionale e personale è un viaggio costante. Può richiedere aggiustamenti periodici a seconda delle circostanze della sua vita. Dedicando la stessa attenzione al suo benessere personale e professionale, sarà meglio equipaggiato per essere un infermiere di sala operatoria di successo e soddisfatto.

Sviluppo della carriera e aspirazioni future

In qualità di infermiera esperta di sala operatoria, è naturale pensare alle prospettive e alle opportunità future a sua disposizione. Ecco alcune riflessioni sulle prospettive da considerare:

- **Leadership clinica:** la sua esperienza e competenza in sala operatoria la posizionano bene per assumere ruoli di leadership clinica. Come team leader o coordinatore, potrebbe contribuire a ottimizzare i flussi di lavoro, migliorare i protocolli e fare da mentore ai nuovi membri del team.

- **Insegnamento e formazione:** trasmettere le sue conoscenze alle nuove generazioni di infermieri può essere un'opzione gratificante. Potrebbe prendere in considerazione la possibilità di diventare istruttore di sala operatoria, partecipare a programmi di formazione continua o addirittura insegnare nelle scuole per infermieri.

- **Gestione del rischio e della qualità:** se è appassionato di sicurezza del paziente, potrebbe prendere in considerazione la possibilità di lavorare nella gestione del rischio o nel miglioramento della qualità all'interno dell'ospedale. La sua esperienza in sala operatoria le offre una visione unica delle aree che necessitano di particolare attenzione.

- **Ricerca clinica:** se è curioso e interessato a esplorare nuovi progressi medici, la ricerca clinica potrebbe essere una strada da prendere in considerazione. La sua comprensione delle procedure chirurgiche e l'esperienza nella gestione dei pazienti la rendono una risorsa preziosa negli studi clinici.

- **Specializzazione avanzata:** se ha sviluppato un interesse particolare per un'area specifica della chirurgia, potrebbe prendere in considerazione una specializzazione avanzata. Questo potrebbe includere aree come la cardiochirurgia, la neurochirurgia, la chirurgia plastica o qualsiasi altra disciplina che la appassiona.

- **Consulente di dispositivi medici:** la sua conoscenza approfondita degli strumenti chirurgici e delle apparecchiature mediche potrebbe consentirle di lavorare come consulente per aziende di dispositivi medici, contribuendo alla progettazione, allo sviluppo e alla formazione di nuovi prodotti.

- **Pratica avanzata:** se aspira ad avere un ruolo più indipendente nell'assistenza ai pazienti, potrebbe prendere in considerazione la possibilità di diventare Infermiera chirurgica. Ciò le permetterebbe di diagnosticare, trattare e gestire l'assistenza ai pazienti in modo più indipendente.

- **Rappresentanza professionale: in qualità di** infermiera esperta, potrebbe prendere in considerazione la possibilità di essere coinvolta in associazioni professionali e di svolgere un ruolo attivo nella promozione della professione di infermiera di sala operatoria a livello locale, nazionale o internazionale.

- **Consulente per la formazione:** se ha sviluppato capacità didattiche, potrebbe diventare un consulente per la formazione per le strutture sanitarie, aiutando a sviluppare e implementare programmi di formazione per le équipe chirurgiche.

- **Imprenditorialità:** se ha idee innovative per migliorare le pratiche chirurgiche o la gestione delle cure, potrebbe prendere in considerazione l'idea di avviare un'attività in proprio nel campo dei servizi sanitari o della formazione.

In definitiva, le possibilità sono vaste e dipendono dai suoi interessi personali, dalle sue competenze e dai suoi obiettivi di carriera. Pensando alle aree che la appassionano di più e continuando a imparare, potrà dare forma a un futuro professionale gratificante e ricco di opportunità come infermiera esperta di sala operatoria.

Consigli per i nuovi infermieri di sala operatoria

Per avere successo e prosperare nel ruolo di infermiera di sala operatoria, ecco alcune raccomandazioni pratiche da considerare:

- **Impegno per la sicurezza del paziente:** Mettere sempre la sicurezza del paziente al primo posto. Rispettare rigorosamente i protocolli di asepsi, sterilizzazione e controllo delle infezioni per ridurre al minimo i rischi.

- **Formazione continua: si** tenga aggiornato sui nuovi progressi medici, sulle tecnologie e sulle migliori pratiche. Partecipi a programmi di formazione e workshop per sviluppare le sue competenze.

- **Abilità comunicative:** migliorare le sue abilità comunicative verbali e non verbali. Una comunicazione efficace con i membri dell'équipe chirurgica e con i pazienti è essenziale.

- **Gestione dello stress:** impari a gestire lo stress e le situazioni di emergenza. Controllare le emozioni in situazioni critiche è fondamentale per prendere decisioni rapide ed efficaci.

- **Spirito di squadra:** dimostri collaborazione e rispetto per tutti i membri del team. Contribuire a creare un ambiente di lavoro positivo e armonioso.

- **Adattabilità:** la sala operatoria è dinamica. Sia pronto ad adattarsi ai cambiamenti e alle situazioni impreviste, mantenendo la qualità dell'assistenza.

- **Assistenza ai pazienti:** Prestare attenzione personale alle esigenze e alle preoccupazioni dei pazienti. Fornire informazioni rassicuranti e supporto emotivo per migliorare la loro esperienza.

- **Leadership e iniziativa:** prendere l'iniziativa per migliorare i processi e i protocolli. Essere pronti ad assumere responsabilità di leadership quando necessario.

- **Etica professionale:** rispettare i principi etici e gli standard professionali. Trattare con integrità i pazienti, i colleghi e le informazioni riservate.

- **Gestione del tempo:** padroneggi la gestione del tempo per ottimizzare l'efficienza delle procedure. Pianifichi in anticipo e dia priorità ai compiti in base alla loro importanza.

- **Cura di sé: si** prenda cura del suo benessere fisico ed emotivo. L'equilibrio tra lavoro e vita privata è essenziale per evitare il burnout.

- **Apprendimento continuo:** sia aperto all'apprendimento e al miglioramento. Accetti il feedback costruttivo e cerchi costantemente modi per evolvere.

- **Rispetto per la diversità:** sia rispettoso delle diverse culture, credenze e background di pazienti e colleghi.

- **Empatia:** sviluppare la capacità di comprendere e condividere le emozioni dei pazienti. L'empatia rafforza le relazioni e promuove una migliore assistenza.

- **Mentoring:** cerchi dei mentori esperti che guidino il suo percorso di carriera. Condivida le sue conoscenze anche con gli infermieri meno esperti.

- **Pianificazione della carriera:** identificare i suoi obiettivi a lungo termine e pianificare il suo percorso professionale. Esplori le opportunità di specializzazione, formazione continua e leadership.

- **Mantenere l'equilibrio:** trovare un equilibrio tra il suo ruolo professionale e la sua vita personale. Si prenda del tempo per rilassarsi e ricaricarsi regolarmente.

- **Fiducia in se stessi:** essere sicuri delle proprie capacità e delle proprie decisioni. La fiducia in se stessi è essenziale per prendere iniziative e gestire situazioni complesse.

Incorporando queste raccomandazioni nella sua pratica quotidiana, sarà meglio preparato per avere successo e prosperare come infermiere di sala operatoria, fornendo un'assistenza di alta qualità e mantenendo il suo benessere e la sua realizzazione professionale.

Facilitare l'integrazione dei nuovi arrivati in sala operatoria è essenziale per garantire una transizione fluida e una pratica di alta qualità. Ecco alcuni saggi consigli basati sull'esperienza per aiutare i nuovi infermieri ad adattarsi con successo:

- **Mentore di benvenuto:** Nominare un mentore esperto che accompagni il nuovo arrivato. Il mentore può rispondere alle domande, fornire consigli e condividere suggerimenti per orientarsi nell'ambiente della sala operatoria.

- **Apprendimento progressivo:** introdurre i nuovi arrivati alle procedure e ai compiti in modo graduale. Inizi con compiti semplici e aumenti gradualmente la complessità man mano che acquisiscono fiducia.

- **Formazione strutturata: implementare** un programma di formazione strutturato che copra le competenze necessarie in sala operatoria. Assicurarsi che i nuovi assunti ricevano una formazione adeguata su protocolli, tecniche e attrezzature.

- **Apertura alle domande:** incoraggi i nuovi infermieri a fare domande e ad esprimere le loro preoccupazioni. Crei un ambiente in cui si sentano a proprio agio nel chiedere chiarimenti.

- **Sostegno emotivo:** la transizione può essere stressante. Offra un sostegno emotivo incoraggiando una comunicazione aperta e condividendo le sue esperienze di adattamento all'inizio.

- **Feedback costruttivo:** fornire un feedback costruttivo sulle prestazioni dei nuovi assunti. Questo li aiuta a capire i loro punti di forza e le aree di miglioramento.

- **Condivisione delle risorse:** fornire un elenco di risorse utili, come manuali, riferimenti clinici e documenti rilevanti. Questo permette ai nuovi arrivati di fare riferimento alle informazioni di cui hanno bisogno.

- **Introduzione ai membri del team:** presentare i nuovi membri del team chirurgico agli altri membri del personale, compresi i chirurghi, gli anestesisti e gli assistenti chirurgici.

- **Partecipazione alle riunioni:** incoraggi i nuovi arrivati a partecipare alle riunioni pre-operatorie e alle discussioni del team. Questo li aiuta a comprendere meglio i piani chirurgici e le aspettative.

- **Sviluppo progressivo dell'autonomia:** consentire ai nuovi infermieri di assumere gradualmente le responsabilità man mano che acquisiscono competenza e fiducia.

- **Coltivare un ambiente positivo:** creare una cultura in cui l'apprendimento sia valorizzato e in cui gli errori siano trattati come opportunità di miglioramento piuttosto che come colpevolizzazione.

- **Incoraggiare il feedback bidirezionale:** incoraggiare i nuovi arrivati a condividere le loro osservazioni e idee per migliorare i processi e i protocolli esistenti.

- **Mantenere l'equilibrio:** ricordi loro l'importanza di un sano equilibrio tra lavoro e vita privata. Li incoraggi a prendersi cura di se stessi per evitare il burnout.

- **Celebrare il successo:** Celebra i successi e le conquiste dei nuovi assunti, dalle piccole vittorie ai traguardi più importanti.

Seguendo questi consigli, può contribuire a creare un ambiente accogliente e di supporto per i nuovi infermieri di sala operatoria, favorendo la loro integrazione e il loro sviluppo professionale.

L'impatto duraturo di una carriera in sala operatoria

Come infermiera di sala operatoria, ha l'opportunità di lasciare un'eredità duratura e un'influenza positiva che durerà ben oltre la sua carriera. Ecco alcune riflessioni finali per ispirarla a dare forma a un impatto significativo in questo ruolo:

- **Migliorare l'assistenza:** il suo impegno per la sicurezza del paziente, la sua competenza tecnica e la sua compassione contribuiranno a migliorare l'assistenza chirurgica e a garantire risultati positivi per il paziente. La sua dedizione al mantenimento di standard elevati avrà un effetto a catena su tutto il team.

- **Mentoring e trasferimento di conoscenze:** condividendo le sue competenze ed esperienze con le nuove generazioni di infermieri, contribuirà a creare professionisti competenti e sicuri di sé. Il suo tutoraggio contribuirà a mantenere elevati standard di pratica in sala operatoria.

- **Collaborazione interdisciplinare:** la sua capacità di collaborare efficacemente con gli altri membri del team chirurgico ispira fiducia e rispetto. Il suo atteggiamento positivo nei confronti della comunicazione e del coordinamento rafforza una cultura di sicurezza e collaborazione.

- **Integrità etica:** il suo impegno verso le pratiche etiche e il rispetto dei principi fondamentali guida il comportamento di tutto il team. La sua integrità ispira fiducia e promuove una cultura di rispetto e professionalità.

- **Innovazione e adattamento:** impegnandosi a tenersi al passo con gli ultimi progressi tecnologici e medici, lei incoraggia l'innovazione e l'adattamento a nuove tecniche e standard di pratica. La sua apertura al cambiamento stimola il miglioramento continuo.

- **Leadership ispirata:** La sua capacità di dare l'esempio, di superare le sfide con resilienza e di promuovere un ambiente positivo influenza il morale del team. La sua leadership aiuta a coltivare una cultura in cui tutti possono prosperare.

• **Sensibilità umana:** la sua capacità di offrire sostegno emotivo ai pazienti e alle loro famiglie porta conforto nei momenti difficili. La sua presenza compassionevole lascia un segno indelebile in coloro che serve.

• **Sicurezza del paziente :** La sua vigilanza e la sua attenzione ai dettagli nella prevenzione di errori e infezioni contribuiscono a creare un ambiente sicuro per i pazienti. Il suo impegno per la sicurezza ha un impatto diretto sulla qualità delle cure.

• **Ispirazione per le generazioni future:** lasciando un'eredità di dedizione ai pazienti, competenza professionale e rispetto per i colleghi, lei ispira le future generazioni di infermieri di sala operatoria a perseguire elevati standard di eccellenza.

• **Senso di realizzazione:** Il suo contributo alla professione infermieristica in sala operatoria le dà un profondo senso di realizzazione e di orgoglio. Il suo lavoro ha un impatto tangibile sulla vita dei pazienti e contribuisce al benessere della comunità.

In definitiva, il suo ruolo di infermiera di sala operatoria offre un'opportunità unica di lasciare un'eredità positiva e un'impronta duratura nel campo della chirurgia. La sua dedizione, competenza e compassione hanno il potere di influenzare positivamente la vita di molti pazienti e di creare un ambiente di cura eccezionale.

Capitolo 11

Il futuro dell'infermiera di sala operatoria

Sviluppi nella tecnologia medica

I progressi tecnologici hanno trasformato profondamente le pratiche di sala operatoria, aprendo nuove prospettive e migliorando notevolmente la qualità dell'assistenza chirurgica. L'impatto di questi progressi è ampio e riguarda diversi aspetti della chirurgia, dalla preparazione al recupero post-operatorio. Ecco come la tecnologia ha influenzato le pratiche di sala operatoria:

- **Chirurgia assistita da robot:** i sistemi di chirurgia robotica consentono una maggiore precisione, incisioni più piccole e un recupero più rapido per i pazienti. I chirurghi possono controllare i bracci robotici con grande precisione, il che è particolarmente utile per gli interventi delicati.

- **Imaging avanzato:** i progressi nell'imaging medico, come la tomografia computerizzata (TC), la risonanza magnetica (RM) e l'ecografia intraoperatoria, offrono ai chirurghi una migliore visualizzazione in tempo reale della struttura anatomica, aiutandoli a pianificare ed eseguire le operazioni con maggiore precisione.

- **Guida intraoperatoria:** i sistemi di navigazione chirurgica aiutano i chirurghi a seguire i modelli anatomici tridimensionali in tempo reale, il che può essere particolarmente utile negli interventi complessi.

- **Tecnologia laser ed elettrochirurgica:** i moderni dispositivi laser ed elettrochirurgici consentono tagli più precisi e una coagulazione più efficace, riducendo il sanguinamento e il danno ai tessuti circostanti.

- **Endoscopia e chirurgia mini-invasiva:** telecamere miniaturizzate e strumenti delicati hanno rivoluzionato la chirurgia, consentendo incisioni più piccole e riducendo il trauma ai tessuti circostanti, con conseguenti tempi di recupero più brevi.

- **Sistemi di gestione dei dati e cartelle cliniche:** i sistemi computerizzati di gestione dei dati facilitano il monitoraggio in tempo reale dei segni vitali, la documentazione accurata e la comunicazione tra i membri del team medico.

- **Uso della realtà virtuale e aumentata:** queste tecnologie possono essere utilizzate per la pianificazione preoperatoria, la formazione dei chirurghi e persino per guidare le operazioni, visualizzando le informazioni direttamente nel campo visivo del chirurgo.

- **Tecnologie di sterilizzazione avanzate: i** metodi di sterilizzazione sono stati migliorati con dispositivi come le autoclavi a ciclo rapido, garantendo la sicurezza degli strumenti e la prevenzione delle infezioni.

- **Comunicazione migliorata:** i dispositivi di comunicazione bidirezionale intraoperatoria consentono il coordinamento in tempo reale tra i membri del team, facilitando la rapida risoluzione dei problemi.

- **Telemedicina e collaborazione a distanza:** la telemedicina consente ai chirurghi di ottenere consulenze e consigli a distanza, ampliando l'ambito delle competenze mediche.

- **Apparecchiature di monitoraggio avanzate: I** dispositivi per il monitoraggio dei segni vitali e dei parametri fisiologici sono diventati più sofisticati, aiutando infermieri e medici a tenere traccia in modo accurato delle condizioni del paziente.

Questi progressi tecnologici hanno innegabilmente migliorato la sicurezza del paziente, la precisione delle operazioni e i risultati complessivi in sala operatoria. Tuttavia, è importante notare che la tecnologia non sostituisce la competenza clinica e l'esperienza degli operatori sanitari. Infermiera e chirurgo devono continuare a sviluppare le loro competenze e mantenere una stretta comunicazione per garantire che i pazienti siano assistiti in modo sicuro ed efficace.

L'adattamento agli strumenti chirurgici innovativi e alle tecniche emergenti è essenziale per gli infermieri di sala operatoria. I costanti progressi in campo medico significano che le competenze devono essere regolarmente aggiornate per garantire un'assistenza di alta qualità e la massima sicurezza del paziente. Ecco come gli infermieri possono adattarsi agli strumenti e alle tecniche chirurgiche innovative:

- **Formazione continua:** gli infermieri devono partecipare a programmi di formazione continua per tenersi aggiornati sulle ultime tecnologie e tecniche chirurgiche. Sono disponibili workshop, conferenze e corsi specializzati per acquisire le competenze necessarie.

- **Mentoring:** lavorare a fianco di colleghi e chirurghi esperti può consentire agli infermieri di apprendere tecniche avanzate e di ricevere consigli pratici sull'utilizzo di nuovi strumenti.

- **Uso di simulatori:** i simulatori chirurgici offrono un ambiente sicuro per esercitarsi in tecniche complesse prima di applicarle a pazienti reali. Questo permette agli infermieri di familiarizzare con gli strumenti e di affinare le loro abilità.

- **Collaborazione interprofessionale:** lavorare a stretto contatto con chirurghi, anestesisti e altri membri del team medico incoraggia l'apprendimento reciproco e lo scambio di competenze.

- **Autoapprendimento:** gli infermieri possono dedicare tempo alla ricerca e allo studio indipendente di nuove tecniche chirurgiche, utilizzando risorse online, riviste mediche e video educativi.

- **Partecipare a casi di studio:** partecipare a discussioni di gruppo su casi complessi e innovativi può aiutare gli infermieri a sviluppare una comprensione approfondita delle tecniche emergenti.

- **Adattabilità e curiosità:** essere aperti al cambiamento e curiosi di imparare cose nuove è essenziale per adattarsi rapidamente agli sviluppi della pratica chirurgica.

- **Condivisione dell'esperienza:** gli infermieri possono organizzare sessioni di condivisione dell'esperienza all'interno del team per discutere le sfide incontrate e le lezioni apprese durante l'utilizzo di nuove tecnologie.

- **Incoraggiare l'innovazione:** gli infermieri possono svolgere un ruolo attivo nell'introduzione di nuove tecniche e attrezzature, condividendo le loro idee con il team chirurgico.

- **Sviluppo personale:** investire nello sviluppo personale, come ad esempio migliorare la comunicazione, la gestione del tempo e la capacità di risolvere i problemi, può aiutare gli infermieri ad adattarsi in modo più efficace ai cambiamenti dell'ambiente chirurgico.

È essenziale che gli infermieri comprendano l'importanza di rimanere aggiornati e di sviluppare costantemente le loro competenze per garantire un'assistenza ottimale e sicura ai pazienti. L'adattamento alle nuove tecnologie e alle tecniche emergenti è un processo continuo che richiede impegno, dedizione e passione per il miglioramento continuo della pratica della sala operatoria.

Integrazione della realtà virtuale e aumentata

L'uso della Realtà Virtuale (VR) e della Realtà Aumentata (AR) nella pianificazione e nella formazione chirurgica si è evoluto notevolmente e offre vantaggi significativi agli infermieri di sala operatoria. Queste tecnologie offrono ambienti virtuali interattivi e coinvolgenti che possono migliorare la comprensione, la preparazione e l'esecuzione delle procedure chirurgiche. Ecco come vengono utilizzate la VR e la AR in questo contesto:

Pianificazione chirurgica :
- **Visualizzazione precisa:** chirurghi, infermieri e altri membri del team possono utilizzare la VR per visualizzare in 3D le strutture anatomiche del paziente da operare. Questo permette di comprendere meglio la geometria e la disposizione dei tessuti, il che può aiutare a pianificare l'approccio chirurgico.

- **Simulazione pre-operatoria: la** VR consente di simulare procedure chirurgiche specifiche prima di eseguirle sul paziente reale. Ciò consente agli infermieri di anticipare i requisiti delle attrezzature, degli strumenti e dell'équipe.

- **Identificazione di potenziali problemi: Gli** infermieri possono collaborare con i chirurghi per identificare e risolvere i potenziali problemi in un ambiente virtuale, riducendo al minimo i rischi e le complicazioni.

Formazione e istruzione :

- **Formazione immersiva:** gli infermieri possono esercitarsi in procedure complesse utilizzando simulazioni virtuali, imparando abilità pratiche senza rischiare la sicurezza del paziente.

- **Acquisire esperienza: la** VR e l'AR offrono l'opportunità di partecipare a simulazioni realistiche di interventi chirurgici e situazioni di emergenza, consentendo agli infermieri di sviluppare la loro esperienza e fiducia.

- **Valutazione delle competenze:** gli infermieri possono essere valutati sulle loro prestazioni utilizzando scenari di simulazione VR/AR, fornendo una valutazione oggettiva e opportunità di miglioramento.

- **Formazione interprofessionale: la** VR e l'AR permettono agli infermieri di collaborare con altri professionisti sanitari, come chirurghi e anestesisti, in ambienti simulati per migliorare il coordinamento e la comunicazione.

Vantaggi globali:

- **Riduzione dei rischi: la** formazione e la pianificazione VR/ AR possono ridurre gli errori umani e i rischi procedurali, con conseguente miglioramento della sicurezza del paziente.

- **Risparmio di tempo:** l'utilizzo della VR/AR per la pianificazione può snellire il processo pre-operatorio, consentendo una migliore allocazione del tempo in sala operatoria.

- **Efficacia dei costi:** le simulazioni VR/AR possono ridurre i costi associati all'uso di attrezzature reali e alle ore di sala operatoria.

- **Comunicazione migliorata:** Infermieri e chirurghi possono utilizzare strumenti di realtà aumentata per visualizzare informazioni mediche direttamente nel loro campo visivo, facilitando la comunicazione e il processo decisionale in tempo reale.

Tuttavia, è importante notare che l'implementazione di VR e AR negli ambienti sanitari richiede una formazione adeguata e un'integrazione progressiva per garantire un uso sicuro ed efficace. Gli infermieri devono rimanere aperti all'adozione di queste tecnologie ed essere pronti a impegnarsi in un apprendimento continuo per massimizzare i benefici della VR e della AR nella loro pratica in sala operatoria.

La Realtà Virtuale (VR) offre un notevole potenziale per la simulazione di procedure mediche e per migliorare le competenze degli operatori sanitari, compresi gli infermieri di sala operatoria. Ecco come la VR può essere utilizzata per questi scopi:

- **Simulazione precisa:** la VR consente di creare ambienti virtuali realistici che riproducono fedelmente strutture anatomiche e scenari clinici. Ciò consente agli infermieri di allenarsi per procedure specifiche, riproducendo le condizioni reali della sala operatoria.

- **Apprendimento immersivo:** utilizzando la VR, gli infermieri possono essere immersi in ambienti virtuali interattivi dove possono eseguire procedure mediche, utilizzare strumenti e interagire con pazienti virtuali. Questo offre un'esperienza di apprendimento più coinvolgente e immersiva rispetto ai metodi tradizionali.

- **Ripetizione senza rischi:** gli infermieri possono ripetere le procedure il numero di volte necessario in VR, senza rischiare la sicurezza del paziente. Questo migliora la fiducia e la competenza prima di passare alle procedure reali.

- **Scenari complessi: La** VR permette di simulare scenari complessi e rari che potrebbero essere difficili da riprodurre nella realtà. Ciò consente agli infermieri di prepararsi a situazioni critiche o di emergenza.

- **Valutazione delle prestazioni:** i simulatori VR possono registrare le azioni e le decisioni prese dagli infermieri, consentendo una valutazione oggettiva delle loro prestazioni. I formatori possono fornire un feedback dettagliato per aiutare a identificare le aree di miglioramento.

- **Formazione interprofessionale: la** VR facilita la collaborazione e la comunicazione tra i diversi membri dell'équipe medica. Gli infermieri possono formarsi in team con chirurghi, anestesisti e altri professionisti sanitari.

- **Adattabilità e personalizzazione: gli** scenari VR possono essere adattati ai livelli di abilità individuali degli infermieri, consentendo una progressione graduale e una formazione personalizzata.

- **Risparmio di tempo e risorse: la** formazione VR può ridurre la necessità di utilizzare sale operatorie reali o di mobilitare personale aggiuntivo per la formazione.

- **Innovazione continua: la** VR consente agli infermieri di familiarizzare con gli ultimi progressi tecnologici, i nuovi strumenti e le tecniche chirurgiche emergenti.

- **Gestione dello stress: la** simulazione VR può aiutare gli infermieri a prepararsi mentalmente a situazioni stressanti, migliorando la loro resilienza e la capacità di prendere decisioni sotto pressione.

Utilizzando la VR per simulare le procedure e migliorare le competenze, gli infermieri possono aumentare le loro competenze e la loro fiducia, garantendo al contempo una maggiore sicurezza del paziente. Tuttavia, è importante riconoscere che la formazione VR non sostituisce completamente l'esperienza reale in sala operatoria, ma può essere un'aggiunta preziosa per migliorare le competenze e la preparazione degli infermieri.

Automazione e robotica nella chirurgia

Il ruolo dei sistemi robotici nelle procedure chirurgiche sta crescendo in modo significativo e sta trasformando la pratica medica. I robot chirurgici offrono grandi vantaggi in termini di precisione, controllo e accesso ad aree anatomiche difficili. In qualità di infermiera di sala operatoria, è importante comprendere questo ruolo in crescita e il suo impatto sulla pratica chirurgica. Ecco alcuni punti da considerare:

- **Assistenza chirurgica:** i robot chirurgici, come il robot Da Vinci, sono progettati per assistere i chirurghi nell'esecuzione di procedure complesse e minimamente invasive. Come infermiere, può svolgere un ruolo cruciale nell'aiutare a preparare, impostare e mantenere il robot, oltre a garantire che tutte le attrezzature necessarie siano pronte per la procedura.

- **Precisione migliorata:** i robot offrono una precisione estremamente elevata grazie ai bracci meccanici stabilizzati e alla tecnologia di visione 3D. Potrebbe essere coinvolto nell'impostazione degli strumenti e nella preparazione dei componenti necessari per consentire al robot di funzionare in modo ottimale.

- **Formazione e assistenza:** potrebbe essere coinvolto nella formazione dei chirurghi e del personale sull'uso del robot. Potrebbe anche svolgere un ruolo durante l'intervento, anticipando i requisiti degli strumenti e fornendo assistenza tecnica in caso di problemi.

- **Monitoraggio e sicurezza:** i robot chirurgici richiedono un attento monitoraggio per garantire che funzionino senza problemi durante la procedura. Lei potrebbe essere responsabile del monitoraggio degli indicatori e dei sistemi di allarme del robot e della segnalazione di eventuali problemi all'équipe chirurgica.

- **Comunicazione e coordinamento:** la comunicazione con l'équipe chirurgica è essenziale quando il robot è in uso. Potrebbe svolgere un ruolo centrale nel coordinare i movimenti del robot con le esigenze dell'intervento, trasmettendo le informazioni tra il chirurgo, l'anestesista e gli altri membri del team.

- **Manutenzione e gestione dei problemi:** in qualità di Infermiera, potrebbe essere addestrata a eseguire i controlli di routine sul robot e a risolvere i problemi minori che possono sorgere durante la procedura. Ciò può includere la sostituzione di parti, la ricalibrazione e la risoluzione di problemi tecnici.

- **Conoscenze tecniche:** anche se non si occuperà direttamente del robot, una solida conoscenza del suo funzionamento e delle sue capacità è essenziale per supportare il team chirurgico. Potrà essere coinvolto nella ricerca di informazioni sugli aggiornamenti del robot e sulle nuove tecniche chirurgiche associate.

- **Comunicazione con il paziente:** se il paziente è cosciente prima della procedura, lei può avere un ruolo nello spiegare il funzionamento del robot e il suo impatto sulla procedura. Questo può aiutare a dissipare le preoccupazioni del paziente.

Tenersi aggiornati sui progressi della chirurgia robotica e partecipare alla formazione continua è fondamentale per garantire che lei sia preparato a supportare efficacemente le procedure chirurgiche assistite da robot. Lavorando a stretto contatto con l'équipe chirurgica e comprendendo i requisiti e le esigenze specifiche di ogni procedura, svolgerà un ruolo importante nell'utilizzo di successo dei sistemi robotici in sala operatoria.

Lavorare con i robot chirurgici richiede competenze specifiche e un'ampia formazione per garantire un uso sicuro ed efficace di questa tecnologia avanzata in sala operatoria. In qualità di infermiere di sala operatoria, ecco gli elementi chiave della formazione e delle competenze necessarie per lavorare con i robot chirurgici:

- **Formazione tecnica:** una formazione approfondita sul funzionamento del robot chirurgico è essenziale. Questo include l'apprendimento della funzionalità del robot, degli strumenti specifici utilizzati e dei controlli associati.

Bisogna capire come preparare il robot per la procedura, calibrarlo, posizionarlo e controllarlo.

- **Conoscenze anatomiche:** una solida conoscenza dell'anatomia umana è necessaria per anticipare le esigenze del chirurgo durante la procedura robotica. Dovrà sapere come posizionare il robot in modo ottimale per raggiungere le aree target ed evitare di danneggiare i tessuti circostanti.

- **Coordinamento e comunicazione:** lavorare in squadra con il chirurgo, l'anestesista e gli altri membri del team chirurgico è fondamentale. Deve essere in grado di comunicare in modo efficace e di coordinare i movimenti del robot in tempo reale con le esigenze dell'intervento.

- **Sicurezza e gestione dei problemi:** deve essere addestrato a riconoscere i potenziali problemi con il robot e a risolverli rapidamente. Questo può includere la capacità di ricalibrare il robot, se necessario, di risolvere i problemi tecnici minori e di segnalare i problemi maggiori all'équipe chirurgica.

- **Preparazione e manutenzione:** la preparazione del robot per la procedura e la manutenzione regolare sono aspetti importanti del suo ruolo. Deve sapere come preparare gli strumenti, gli accessori e il robot stesso, nonché come eseguire i controlli di routine e le procedure di pulizia appropriate.

- **Formazione continua:** poiché la tecnologia robotica si evolve rapidamente, è importante partecipare alla formazione continua per tenersi aggiornati sugli ultimi progressi. Ciò può includere sessioni di formazione sulle nuove tecniche chirurgiche robotiche, aggiornamenti del software e miglioramenti tecnologici.

- **Gestione dello stress e della pressione:** lavorare con i robot chirurgici può essere intenso e impegnativo. Deve sviluppare le capacità di gestire lo stress, mantenere la calma sotto pressione e prendere decisioni rapide e precise quando necessario.

- **Collaborazione interdisciplinare:** la chirurgia robotica richiede una stretta collaborazione con chirurghi, anestesisti e altri membri del team. Deve essere in grado di lavorare armoniosamente in un ambiente interdisciplinare.

- **Etica e riservatezza:** quando lavora con tecnologie avanzate, deve rispettare gli standard etici e mantenere la riservatezza delle informazioni mediche sensibili.

- **Adattabilità:** la tecnologia robotica può variare da un robot all'altro. Deve essere in grado di adattarsi rapidamente ai diversi tipi di robot e alle loro caratteristiche specifiche.

In breve, lavorare con i robot chirurgici richiede una combinazione di competenze tecniche, conoscenze mediche, comunicazione efficace e gestione dello stress. Una formazione completa e continua è essenziale per essere un membro competente e prezioso dell'équipe chirurgica in un ambiente in cui si utilizza la tecnologia robotica.

Prepararsi alle epidemie e alle pandemie

Affrontare le crisi di salute pubblica in sala operatoria richiede una preparazione rigorosa per garantire la sicurezza dei pazienti, del personale e la continuità dell'assistenza. Ecco alcune misure di preparazione da considerare:

- **Formazione e sensibilizzazione:** si assicuri che l'équipe chirurgica sia ben informata sull'attuale crisi di salute pubblica, i suoi sintomi, le modalità di trasmissione e le misure di prevenzione. Organizzi sessioni di formazione e sensibilizzazione per aggiornare le conoscenze del team.

- **Protocolli e procedure:** mettere in atto protocolli e procedure specifiche per gestire i pazienti con il sospetto o la conferma della malattia in questione. Ciò può includere misure precauzionali aggiuntive, disinfezione rafforzata e tecniche di manipolazione specifiche.

- **Dispositivi di protezione individuale (DPI):** assicurarsi che tutto il personale della sala operatoria abbia accesso a DPI adeguati, tra cui maschere, guanti, camici, occhiali di sicurezza, ecc. I dispositivi di protezione devono essere disponibili in quantità sufficiente e utilizzati correttamente.
- **Valutazione preoperatoria:** esaminare l'anamnesi del paziente per identificare qualsiasi rischio potenziale legato alla crisi di salute pubblica. Ciò può includere una valutazione della presenza di sintomi, viaggi recenti, contatti con persone malate, ecc.

- **Comunicazione:** assicurarsi che la comunicazione tra i membri del team chirurgico sia chiara ed efficace. Utilizzare gli strumenti di comunicazione per condividere le informazioni sullo stato del paziente, sulle misure precauzionali da adottare e su eventuali modifiche alle procedure.

- **Pianificazione delle risorse:** pianificare le risorse aggiuntive, se necessarie, come personale sostitutivo, DPI aggiuntivi, attrezzature per la disinfezione, ecc.

- **Pianificazione dello spazio:** adattare la disposizione della sala operatoria per ridurre il rischio di trasmissione. Organizzi le attrezzature in modo da facilitare la circolazione dei fluidi ed evitare inutili ingombri.

- **Gestione dei rifiuti: implementare** protocolli specifici per la gestione dei rifiuti medici e dei DPI usati per ridurre al minimo il rischio di contaminazione.

- **Monitoraggio dei sintomi:** monitorare costantemente i sintomi dei membri del team chirurgico e dei pazienti. Se si sospetta la presenza di sintomi, attuare le misure appropriate, compreso l'isolamento, se necessario.

- **Piano di continuità dell'assistenza:** sviluppare un piano per la continuità dell'assistenza in caso di assenza di un membro chiave del team chirurgico a causa della crisi sanitaria.

- **Formazione ed esercitazioni simulate:** organizzare sessioni di formazione ed esercitazioni simulate per mettere in pratica i protocolli in caso di crisi di salute pubblica. In questo modo il team familiarizzerà con le misure da adottare e rafforzerà la sua preparazione.

- **Comunicazione esterna: si** tenga in contatto con le autorità sanitarie pubbliche e segua le loro raccomandazioni. Comunica con gli altri reparti dell'ospedale per coordinare le misure di preparazione.

In definitiva, la preparazione alle crisi di salute pubblica in sala operatoria si basa sulla comunicazione, sul coordinamento, sulla formazione e sull'attuazione di misure specifiche per garantire la sicurezza di tutti i membri del team e dei pazienti.

Adattare i protocolli e le procedure di sicurezza in caso di pandemia è essenziale per garantire la sicurezza dei pazienti e del personale e per ridurre al minimo la diffusione delle infezioni. Ecco alcuni passi chiave per adattare i protocolli della sala operatoria in caso di pandemia:

- **Valutazione della situazione:** comprendere la natura della pandemia, le modalità di trasmissione e le misure di prevenzione raccomandate dalle autorità sanitarie pubbliche.

- **Rivedere i protocolli esistenti:** Rivedere i protocolli di sicurezza della sala operatoria esistenti e identificare le aree che richiedono un adeguamento in risposta alla pandemia.

- **Rafforzamento delle misure precauzionali:** implementare misure precauzionali aggiuntive, come l'obbligo di indossare dispositivi di protezione personale (DPI) adeguati, il lavaggio frequente delle mani e la disinfezione regolare delle superfici.

- **Preparazione del personale: si assicuri** che tutto il personale sia formato sui protocolli aggiornati e sappia come utilizzare correttamente i DPI.

- **Valutazione del paziente:** Eseguire una valutazione approfondita dei pazienti prima dell'intervento chirurgico per individuare eventuali segni di malattia. I pazienti sintomatici o esposti alla pandemia possono richiedere misure precauzionali speciali.

- **Pianificazione dello spazio:** riorganizzare la sala operatoria per consentire la circolazione dei fluidi, rispettando la distanza fisica raccomandata.

- **Limitare il numero di personale:** limitare il numero di personale in sala operatoria allo stretto necessario per la procedura. Questo riduce il rischio di trasmissione.

- **Gestione dei rifiuti: implementare** protocolli specifici per la gestione dei rifiuti medici, compresi i DPI usati, al fine di evitare la contaminazione.

- **Comunicazione:** stabilire canali di comunicazione chiari ed efficaci per informare il team chirurgico sulle azioni da intraprendere e sugli aggiornamenti.

- **Piano di continuità dell'assistenza:** redigere un piano per la continuità dell'assistenza in caso di riassegnazione del personale, assenze o emergenze.

- **Monitoraggio e valutazione:** monitorare costantemente l'efficacia dei protocolli e apportare le modifiche necessarie in base all'evoluzione della situazione pandemica.

- **Formazione e sensibilizzazione:** organizzare sessioni regolari di formazione e sensibilizzazione per mantenere il personale informato e impegnato nell'implementazione delle misure di sicurezza.

- **Comunicazione esterna:** tenersi in contatto con le autorità sanitarie locali e nazionali per ottenere linee guida aggiornate e condividere le informazioni rilevanti.

L'adattamento dei protocolli in caso di pandemia richiede un'attenta pianificazione, una comunicazione efficace e la flessibilità necessaria per rispondere a sfide mutevoli. È essenziale dare priorità alla sicurezza e alla protezione di tutti i membri del team e dei pazienti in sala operatoria.

Tendenze dell'assistenza personalizzata

La medicina personalizzata, nota anche come medicina di precisione, è un approccio medico che prende in considerazione le caratteristiche individuali di un paziente, tra cui il suo corredo genetico, la sua storia clinica, il suo stile di vita e altri fattori, al fine di personalizzare diagnosi, trattamenti e interventi medici. Questo approccio ha un impatto significativo sugli interventi chirurgici in diversi modi:

- **Diagnosi accurata:** la medicina personalizzata consente di ottenere diagnosi più accurate analizzando le caratteristiche genetiche del paziente. Questo può portare a un'identificazione più precoce e accurata delle malattie che richiedono un intervento chirurgico.

- **Pianificazione chirurgica personalizzata:** utilizzando le informazioni genetiche e i dati specifici del paziente, i chirurghi possono pianificare e personalizzare gli interventi chirurgici in base alle esigenze individuali. Questo può migliorare l'efficienza e i risultati delle procedure.

- **Riduzione del rischio:** prendendo in considerazione i fattori genetici e le predisposizioni individuali, i chirurghi possono valutare meglio i rischi associati a un'operazione specifica. Questo può aiutare a ridurre al minimo le complicazioni post-operatorie.

- **Selezione di trattamenti ottimali:** la medicina personalizzata può guidare la scelta dei trattamenti chirurgici più appropriati in base al profilo genetico del paziente, il che può migliorare l'efficacia degli interventi e ridurre gli effetti collaterali indesiderati.

- **Prevenzione delle reazioni individuali:** alcuni pazienti possono reagire in modo diverso ai farmaci e agli anestetici a causa dei loro geni. La medicina personalizzata permette di prevedere queste reazioni e di adattare i protocolli di trattamento di conseguenza.

- **Ottimizzare il recupero:** comprendendo i meccanismi biologici specifici di un paziente, i chirurghi possono personalizzare l'assistenza post-operatoria per accelerare il recupero e ridurre le complicazioni.

- **Uso di terapie mirate:** In alcuni casi, la medicina personalizzata può identificare terapie mirate o farmaci specifici che possono essere utilizzati prima o dopo l'intervento chirurgico per migliorare i risultati.

- **Follow-up a lungo termine:** la medicina personalizzata consente un follow-up a lungo termine più efficace, monitorando l'evoluzione genetica del paziente e adattando l'assistenza di conseguenza, il che può essere particolarmente importante per gli interventi chirurgici a lungo termine.

- **Ridurre le complicazioni post-operatorie:** comprendendo i fattori genetici che influenzano la risposta dell'organismo a un'operazione, i chirurghi possono adottare misure preventive per ridurre il rischio di complicazioni post-operatorie.

In sintesi, la medicina personalizzata ha il potenziale di migliorare la sicurezza, l'efficacia e i risultati degli interventi chirurgici, adattando i trattamenti e le procedure alle caratteristiche uniche di ciascun paziente. Tuttavia, la sua integrazione nella pratica chirurgica richiede una stretta collaborazione tra chirurghi, genetisti, ricercatori e team sanitari.

La collaborazione con team multidisciplinari è una componente essenziale dell'assistenza sanitaria moderna, in particolare quando si tratta di interventi chirurgici. Lavorare in team con professionisti di diversi settori consente di fornire al paziente un'assistenza personalizzata e completa. Ecco come la collaborazione con i team multidisciplinari può contribuire a un'assistenza chirurgica personalizzata:

- **Valutazione globale del paziente:** I membri di un team multidisciplinare apportano una varietà di competenze ed esperienze per valutare tutti gli aspetti della salute del paziente, compresa l'anamnesi, le condizioni fisiche, le esigenze psicosociali e i fattori ambientali. Questo permette di comprendere meglio le esigenze individuali del paziente prima dell'intervento.

- **Pianificazione personalizzata: riunendo** le conoscenze e i punti di vista di diversi professionisti sanitari, è possibile creare piani di trattamento e intervento personalizzati che tengano conto delle esigenze specifiche del paziente. Ad esempio, un chirurgo, un anestesista, un'infermiera specializzata e un fisioterapista possono collaborare per sviluppare un piano di cura completo.

- **Riduzione dei rischi: la** collaborazione multidisciplinare consente di identificare e gestire in modo più efficace i rischi potenziali associati all'intervento chirurgico, tenendo conto dei fattori medici, psicologici e sociali. Questo può aiutare a ridurre le complicazioni post-operatorie.

- **Ottimizzazione dei risultati: i** team multidisciplinari possono collaborare per ottimizzare i risultati chirurgici, concentrandosi sulla preparazione pre-operatoria, sull'assistenza post-operatoria e sulla riabilitazione. Questo può contribuire a un recupero migliore e a una migliore qualità di vita per i pazienti.

- **Gestione integrata dell'assistenza: il** coordinamento tra le diverse discipline consente una gestione integrata dell'assistenza, in cui ogni professionista apporta un contributo unico per soddisfare le esigenze complesse dei pazienti chirurgici. In questo modo si evita la duplicazione delle cure e si garantisce un approccio completo e coerente.

- **Miglioramento della comunicazione: una** comunicazione regolare e aperta all'interno del team multidisciplinare incoraggia lo scambio di informazioni rilevanti, che possono portare a un processo decisionale più informato e a un migliore coordinamento delle cure.

- **Approccio olistico:** considerando il benessere generale del paziente, comprese le sue esigenze emotive, psicologiche e sociali, i team multidisciplinari offrono un approccio olistico che contribuisce a un'assistenza personalizzata e completa.

- **Adattarsi alle nuove scoperte: I** progressi medici e scientifici si verificano rapidamente. Lavorare con team multidisciplinari consente agli operatori sanitari di tenersi aggiornati sulle ultime scoperte e di adeguare i piani di trattamento di conseguenza.

In breve, la collaborazione con i team multidisciplinari permette agli infermieri di sala operatoria e ad altri professionisti sanitari di lavorare insieme per fornire ai pazienti un'assistenza personalizzata e completa. Questo approccio aiuta a ottimizzare i risultati chirurgici e a migliorare la qualità di vita dei pazienti a lungo termine.

Ampliare l'ambito della pratica e delle competenze

Gli infermieri di sala operatoria hanno l'opportunità di perseguire specializzazioni e responsabilità aggiuntive che consentono loro di approfondire le proprie competenze e di ampliare il proprio ruolo all'interno dell'équipe chirurgica. Ecco alcune aree emergenti di specializzazione e responsabilità per gli infermieri di sala operatoria:

- **Infermiere di prima assistenza chirurgica:** alcuni infermieri di sala operatoria scelgono di diventare Infermieri di prima assistenza chirurgica (SFAN). Lavorano a stretto contatto con il chirurgo per assistere le procedure chirurgiche, gestire le suture e l'emostasi e aiutare a preparare e chiudere le incisioni. Gli SFAN sono altamente specializzati e svolgono un ruolo cruciale per il successo dell'intervento chirurgico.

- **Infermiera circolante :** L'infermiere circolante gestisce gli aspetti logistici e amministrativi della sala operatoria, come il controllo delle attrezzature, il coordinamento dei membri del team e la preparazione della documentazione. Si assicura che la sala operatoria sia pronta e che tutto fili liscio durante l'intervento.

- **Infermiera per il controllo delle infezioni in sala operatoria:** questo ruolo si concentra sulla prevenzione e sul controllo delle infezioni nosocomiali in sala operatoria. L'infermiere addetto al controllo delle infezioni assicura il rispetto dei protocolli di asepsi, monitora le pratiche di sterilizzazione e di igiene e fornisce al personale una formazione sulla prevenzione delle infezioni.

- **Infermiera di sala operatoria perioperatoria:** questa infermiera è responsabile del coordinamento dell'assistenza durante l'intero ciclo perioperatorio, dal pre-operatorio al post-operatorio. Svolge un ruolo centrale nella pianificazione, preparazione, esecuzione e monitoraggio delle procedure chirurgiche.

- **Infermiera di chirurgia ambulatoriale:** con l'aumento della chirurgia ambulatoriale, gli infermieri possono specializzarsi nella gestione dell'assistenza prima e dopo le procedure chirurgiche che non richiedono il ricovero. Monitorano i pazienti durante la loro breve degenza post-operatoria e assicurano una comunicazione efficace con i pazienti e le loro famiglie.

- **Infermiera di formazione e addestramento in sala operatoria:** gli infermieri esperti possono scegliere di condividere le loro conoscenze ed esperienze diventando formatori o educatori di sala operatoria. Forniscono formazione ai nuovi membri del team, organizzano workshop e partecipano allo sviluppo professionale continuo.

- **Infermiera di ricerca clinica in sala operatoria:** per gli infermieri interessati alla ricerca, questo ruolo prevede la partecipazione a studi clinici e la raccolta di dati relativi alle procedure chirurgiche. Contribuiscono al miglioramento delle pratiche basate sull'evidenza e al progresso dell'assistenza chirurgica.

- **Infermiera per la gestione delle risorse umane in sala operatoria:** questo ruolo comporta la gestione degli orari, del personale, la gestione dei conflitti e il coordinamento delle risorse umane all'interno della sala operatoria. Gli infermieri possono svolgere un ruolo essenziale nella gestione efficace dell'équipe chirurgica.

- **Infermiera di chirurgia robotica:** con la proliferazione della chirurgia robotica, gli infermieri possono specializzarsi nell'assistenza ai chirurghi durante le procedure robotiche. Sono responsabili della configurazione e della manutenzione del sistema robotico, oltre a fornire assistenza durante le procedure.

- **Infermiera per la gestione del dolore in sala operatoria:** questa infermiera si occupa della gestione del dolore post-operatorio dei pazienti. Lavora a stretto contatto con gli anestesisti per sviluppare piani di gestione del dolore efficaci e personalizzati.

È importante notare che ogni specializzazione può richiedere una formazione supplementare, certificazioni e competenze specifiche. Gli infermieri di sala operatoria hanno l'opportunità di modellare la loro carriera in base ai loro interessi e alle loro competenze, continuando a svilupparsi nel loro ruolo e dando un contributo significativo all'assistenza chirurgica.

Gli infermieri di sala operatoria svolgono un ruolo sempre più importante nella gestione dei dati medici e nella ricerca clinica. La loro conoscenza approfondita delle procedure chirurgiche, dell'assistenza perioperatoria e delle condizioni dei pazienti li rende un contributo prezioso alla raccolta, all'analisi e all'interpretazione dei dati medici. Ecco come possono contribuire in questo settore:

- **Raccolta dati e documentazione: Gli** infermieri di sala operatoria sono responsabili della documentazione dettagliata di ogni fase della procedura chirurgica, dei farmaci somministrati, delle reazioni del paziente e degli eventi che si sono verificati durante l'operazione. Questi dati sono essenziali per le cartelle cliniche, la ricerca e le analisi successive.
- **Ricerca clinica:** gli infermieri di sala operatoria possono essere coinvolti in progetti di ricerca clinica. Possono contribuire alla raccolta di campioni biologici, al monitoraggio dei pazienti durante e dopo l'intervento e alla documentazione dei risultati. La loro esperienza contribuisce a garantire la qualità e l'affidabilità dei dati raccolti.

- **Miglioramento della pratica basata sull'evidenza:** gli infermieri di sala operatoria possono contribuire al miglioramento della pratica chirurgica analizzando i dati per identificare le tendenze, le aree di miglioramento e le migliori pratiche. Questo può portare a modifiche dei protocolli e all'adozione di nuovi approcci basati sull'evidenza.

• **Formazione e sensibilizzazione:** condividendo le loro conoscenze ed esperienze sulla raccolta dei dati, gli infermieri di sala operatoria possono sensibilizzare i colleghi sull'importanza di una documentazione accurata e completa. Questo aiuta a mantenere la qualità dei dati e a sostenere la ricerca.

• **Collaborazione interdisciplinare:** gli infermieri di sala operatoria lavorano a stretto contatto con professionisti sanitari di diverse specialità. Il loro coinvolgimento nella gestione dei dati medici promuove la comunicazione e il coordinamento tra i membri del team, portando a un'assistenza completa e integrata del paziente.

• **Gestione delle complicanze e degli eventi avversi:** gli infermieri di sala operatoria contribuiscono alla gestione delle complicanze e degli eventi avversi identificando rapidamente i problemi, adottando azioni correttive e documentando le risposte. Queste informazioni sono fondamentali per l'analisi degli incidenti e il miglioramento continuo dell'assistenza.

• **Uso della tecnologia:** gli infermieri di sala operatoria possono utilizzare sistemi di gestione dei dati medici e strumenti informatici per facilitare la raccolta, l'archiviazione e l'analisi delle informazioni. Possono anche contribuire all'adozione di nuove tecnologie per migliorare l'accuratezza e l'efficienza della documentazione.

Contribuendo alla gestione dei dati medici e alla ricerca clinica, gli infermieri di sala operatoria forniscono una prospettiva unica e preziosa che contribuisce a migliorare l'assistenza chirurgica, l'innovazione medica e la sicurezza dei pazienti.

Promuovere la sicurezza e la qualità delle cure

Migliorare gli standard di sicurezza e di qualità in sala operatoria è una preoccupazione costante e cruciale per garantire un'assistenza ottimale al paziente. Gli infermieri di sala operatoria svolgono un ruolo centrale in questo sforzo, lavorando a stretto contatto con il team chirurgico per implementare pratiche e protocolli rigorosi. Ecco alcune iniziative in corso per migliorare gli standard di sicurezza e qualità in sala operatoria:

- **Formazione e aggiornamento:** gli infermieri di sala operatoria devono partecipare a programmi di formazione continua per tenersi aggiornati sugli ultimi progressi medici, sulle migliori pratiche e sulle nuove tecniche chirurgiche. La formazione continua assicura che gli infermieri abbiano le conoscenze necessarie per fornire un'assistenza di alta qualità e implementare i più recenti standard di sicurezza.

- **Monitoraggio degli indicatori di qualità:** i team delle sale operatorie possono impostare dashboard e sistemi di tracciamento per monitorare gli indicatori di qualità, come i tassi di infezione acquisita in ospedale, le complicazioni post-operatorie, i tassi di riammissione e così via. Ciò consente di identificare rapidamente i potenziali problemi e di intraprendere azioni correttive.

- **Verifica e convalida:** prima di ogni intervento, gli infermieri della sala operatoria eseguono controlli rigorosi per garantire che tutte le attrezzature, gli strumenti e i documenti necessari siano disponibili e funzionino correttamente. Un'attenta convalida riduce il rischio di errori e complicazioni.

- **Prevenzione delle infezioni :** Rigidi protocolli di controllo delle infezioni sono essenziali per ridurre il rischio di infezioni nosocomiali. Ciò comporta misure come la pulizia e la disinfezione adeguate della sala operatoria, la sterilizzazione adeguata degli strumenti e il rispetto delle pratiche asettiche.

- **Migliorare le comunicazioni: Una** comunicazione chiara ed efficace tra i membri del team chirurgico è essenziale per evitare errori e malintesi. Gli infermieri di sala operatoria devono incoraggiare una comunicazione aperta, fare domande quando qualcosa non è chiaro e segnalare qualsiasi dubbio.

- **Analisi degli incidenti e feedback:** l'analisi degli incidenti e delle complicazioni aiuta a comprendere le cause sottostanti e a identificare le opportunità di miglioramento. Le équipe delle sale operatorie possono organizzare riunioni di revisione dei casi per discutere gli incidenti e il feedback, il che promuove l'apprendimento collettivo.

- **Formazione sugli eventi avversi:** gli infermieri di sala operatoria devono essere formati per affrontare gli eventi avversi e le situazioni di emergenza. La simulazione di scenari di emergenza e la formazione sui protocolli di risposta aiutano a preparare gli infermieri a reagire in modo appropriato in situazioni critiche.

- **Partecipazione alle iniziative di garanzia della qualità:** gli Infermieri di sala operatoria possono partecipare alle iniziative di garanzia della qualità e di gestione del rischio all'interno dell'organizzazione sanitaria. Ciò può includere comitati per la sicurezza dei pazienti, gruppi di lavoro sulla qualità e revisioni periodiche della pratica chirurgica.

- **Adozione di tecnologie innovative: Le** nuove tecnologie, come i sistemi di monitoraggio in tempo reale, gli strumenti di realtà virtuale per la formazione e la pianificazione e le soluzioni di gestione dei dati, possono essere integrate per migliorare la sicurezza e la qualità in sala operatoria.

L'impegno costante per migliorare gli standard di sicurezza e di qualità in sala operatoria richiede la collaborazione dell'intera équipe chirurgica, compresi gli infermieri di sala operatoria. Attraverso sforzi coordinati, protocolli solidi e una cultura della sicurezza, le organizzazioni sanitarie possono fornire ai loro pazienti un'assistenza chirurgica eccezionale e sicura.

La collaborazione con gli enti normativi è una parte essenziale per influenzare la politica sanitaria e contribuire a migliorare gli standard di sicurezza e qualità in sala operatoria. Gli infermieri di sala operatoria possono svolgere un ruolo attivo in questo processo, apportando la loro esperienza e la loro prospettiva pratica per informare le decisioni politiche. Ecco alcuni dei modi in cui gli infermieri di sala operatoria possono collaborare con gli enti regolatori per influenzare la politica sanitaria:

- **Partecipazione a gruppi consultivi: Gli** enti normativi, come i ministeri della salute o le commissioni sanitarie, possono istituire gruppi consultivi composti da esperti del settore sanitario, tra cui gli infermieri di sala operatoria. La partecipazione a questi gruppi consente agli infermieri di condividere le loro conoscenze e preoccupazioni direttamente con i responsabili delle decisioni.

- **Fornire testimonianze e casi di studio:** gli infermieri di sala operatoria possono fornire testimonianze e casi di studio basati sulle loro esperienze professionali per illustrare i problemi reali che affrontano e l'impatto delle politiche sanitarie sulla pratica chirurgica e sulla sicurezza dei pazienti.

- **Partecipazione a iniziative di ricerca: la** ricerca condotta dagli infermieri di sala operatoria può generare importanti dati scientifici che supportano la necessità di politiche sanitarie specifiche. I risultati di questi studi possono essere condivisi con gli enti normativi per informare le loro decisioni.

- **Difesa della sicurezza del paziente: Gli** infermieri di sala operatoria possono essere coinvolti in iniziative di advocacy per la sicurezza dei pazienti e il miglioramento degli standard di qualità in sala operatoria. Ciò può comportare campagne di sensibilizzazione, presentazioni a conferenze e interazione con i media.

- **Partecipazione ai processi di consultazione pubblica:** quando gli enti regolatori cercano input pubblici su questioni sanitarie, gli infermieri di sala operatoria possono contribuire fornendo le loro prospettive e presentando raccomandazioni per migliorare le politiche esistenti o proposte.

- **Collaborazione con le associazioni professionali: le** associazioni professionali degli infermieri di sala operatoria hanno spesso rapporti consolidati con gli enti normativi. Gli infermieri possono impegnarsi attivamente con queste associazioni per partecipare a discussioni e iniziative per influenzare la politica sanitaria.

- **Partecipazione a comitati di standardizzazione:** alcuni enti regolatori lavorano con comitati di standardizzazione per sviluppare linee guida e standard pratici. Gli infermieri di sala operatoria possono partecipare a questi comitati per contribuire allo sviluppo di raccomandazioni basate sull'evidenza.

- **Formazione continua e consapevolezza:** gli Infermieri di sala operatoria possono partecipare a corsi di formazione sugli aspetti normativi e politici della salute per comprendere meglio il processo decisionale e le implicazioni delle politiche sanitarie sulla loro area di pratica. Possono poi condividere queste informazioni con i colleghi e la loro rete professionale.

Lavorare con gli enti regolatori richiede un impegno attivo e una comunicazione aperta. Condividendo le loro conoscenze ed esperienze, gli infermieri di sala operatoria possono contribuire a definire politiche sanitarie che sostengono la sicurezza del paziente e il miglioramento continuo delle pratiche chirurgiche.

Formazione e istruzione continua

Il ruolo dell'infermiera come educatrice e formatrice delle generazioni future è di grande importanza nell'assistenza sanitaria, compresa la sala operatoria. Gli infermieri esperti hanno l'opportunità di condividere la loro esperienza, le loro conoscenze e le loro capacità con le nuove leve, contribuendo a plasmare il futuro della professione e a garantire un'assistenza sicura e di qualità ai pazienti. Ecco alcuni aspetti del ruolo di educatore e formatore degli infermieri di sala operatoria:

- **Trasmettere le competenze cliniche:** gli infermieri esperti possono insegnare ai nuovi assunti le competenze tecniche necessarie per lavorare in sala operatoria, come la preparazione degli strumenti, la sterilizzazione, il monitoraggio dei segni vitali, ecc. Possono anche aiutare a sviluppare le capacità di comunicazione interprofessionale e di gestione del team.

- **Condividere le migliori pratiche:** gli infermieri esperti possono condividere le migliori pratiche e i protocolli di sicurezza che sono stati provati e testati nel tempo. Possono spiegare gli errori da evitare e le strategie per affrontare efficacemente le situazioni complesse.

- **Formazione su tecnologie e attrezzature:** Con la costante evoluzione delle tecnologie e delle attrezzature mediche in sala operatoria, gli infermieri esperti possono formare i nuovi membri del team sull'uso appropriato e sicuro di questi strumenti.

- **Mentoring e supporto: gli** infermieri esperti possono fungere da mentori per i nuovi assunti, offrendo supporto emotivo, consigli e guida per facilitare la loro transizione al ruolo di sala operatoria.

- **Insegnare i principi etici e la sicurezza del paziente: Gli** infermieri di sala operatoria hanno la responsabilità di trasmettere i principi etici e gli standard di sicurezza del paziente alle nuove generazioni, sottolineando l'importanza della qualità dell'assistenza e della protezione del paziente.

- **Organizzazione di programmi di formazione: gli** infermieri esperti possono collaborare con i responsabili della formazione per sviluppare e fornire programmi educativi su misura per le esigenze dei nuovi assunti. Questi programmi possono includere sessioni teoriche e pratiche, workshop e simulazioni.

- **Incoraggiare la ricerca e l'innovazione:** gli infermieri esperti possono incoraggiare le nuove generazioni a impegnarsi nella ricerca e nell'innovazione in sala operatoria. Possono ispirare i giovani infermieri a esplorare nuovi approcci e a contribuire al miglioramento continuo della pratica.

- **Promuovere una cultura dell'apprendimento continuo:** gli infermieri di sala operatoria possono incoraggiare le nuove generazioni a continuare il loro sviluppo professionale incoraggiando la partecipazione alla formazione continua, alle conferenze e ai workshop.

- **Creare un ambiente di apprendimento favorevole: gli** infermieri esperti possono contribuire a creare un ambiente di lavoro positivo che favorisca l'apprendimento e la crescita professionale. Possono incoraggiare le domande, le discussioni e lo scambio di idee.

- **Valutazione e feedback:** gli infermieri di sala operatoria possono svolgere un ruolo nella valutazione delle competenze dei nuovi assunti e fornire un feedback costruttivo per aiutarli a migliorare.

L'istruzione e la formazione fornite da infermieri esperti giocano un ruolo essenziale nel preparare i futuri professionisti della salute al loro ruolo in sala operatoria. Questo aiuta non solo a garantire la sicurezza del paziente, ma anche a mantenere gli elevati standard di qualità ed eccellenza che caratterizzano la professione infermiera.

Il coinvolgimento di infermieri esperti nella progettazione di programmi di formazione innovativi e nell'insegnamento è essenziale per preparare le nuove generazioni a lavorare efficacemente in sala operatoria. La loro esperienza pratica e la comprensione approfondita delle sfide e dei requisiti di questo ambiente consentono loro di svolgere un ruolo chiave nello sviluppo di programmi di formazione di alta qualità. Ecco come gli infermieri esperti possono contribuire a questi sforzi:

- **Progettazione di programmi di formazione:** gli infermieri esperti possono collaborare con professionisti della formazione e altri esperti per progettare programmi di formazione specifici per le esigenze degli infermieri di sala operatoria. Possono suggerire argomenti chiave, competenze fondamentali e strategie didattiche appropriate.

- **Identificare i bisogni formativi:** grazie alla loro esperienza sul campo, gli infermieri esperti possono identificare le lacune di competenze e le aree di bisogno nelle nuove reclute. Possono aiutare a sviluppare programmi che rispondano alle sfide pratiche che si incontrano in sala operatoria.

- **Sviluppo di contenuti formativi:** gli infermieri esperti possono aiutare a sviluppare materiali didattici, aiuti visivi, scenari di simulazione e altre risorse di apprendimento per rafforzare la comprensione di concetti e procedure.

- **Insegnamento pratico:** Infermieri esperti possono partecipare alla formazione come istruttori, condividendo le loro conoscenze ed esperienze nelle sessioni in aula, nei laboratori pratici o nelle simulazioni di scenari clinici.

- **Integrare la tecnologia:** in linea con i progressi tecnologici, gli infermieri esperti possono consigliare l'integrazione di tecnologie educative come la realtà virtuale, la realtà aumentata o i simulatori chirurgici per fornire esperienze di apprendimento più coinvolgenti.

- **Valutazione delle prestazioni:** Infermieri esperti possono partecipare alla valutazione delle prestazioni dei discenti, osservando le loro abilità in azione durante le simulazioni o i tirocini pratici e fornendo un feedback costruttivo per sostenere il loro sviluppo.

- **Adattarsi al cambiamento: Gli** infermieri esperti possono aiutare a mantenere i programmi di formazione aggiornati con gli sviluppi medici, le nuove procedure chirurgiche, gli standard di sicurezza e le migliori pratiche.

- **Mentoring:** oltre all'insegnamento formale, gli infermieri esperti possono svolgere un ruolo di mentoring, offrendo consigli e indicazioni personalizzate ai discenti e accompagnandoli nel loro percorso di sviluppo professionale.

- **Collaborazione interprofessionale:** collaborando con altri professionisti sanitari, come medici, anestesisti e chirurghi, gli infermieri esperti possono apportare una prospettiva multidisciplinare alla progettazione e all'erogazione dei programmi di formazione.
- **Innovazione: gli** infermieri esperti possono proporre idee innovative per migliorare i metodi di insegnamento e formazione, esplorando nuovi approcci didattici, tecnologie emergenti e soluzioni creative.

Il coinvolgimento attivo degli infermieri esperti nella progettazione e nell'erogazione dei programmi di formazione assicura che le nuove generazioni siano ben preparate ad affrontare le sfide dell'assistenza di qualità in sala operatoria. Il loro impegno contribuisce a mantenere elevati standard di competenza, sicurezza e professionalità nell'ambito della professione infermieristica.

Ispirare e guidare la prossima generazione

La responsabilità di fungere da mentore e modello per gli infermieri all'inizio della loro carriera è fondamentale per lo sviluppo professionale e personale di questi nuovi arrivati in sala operatoria. Gli infermieri esperti hanno un patrimonio di conoscenze e di esperienze da condividere, che può essere di grande beneficio per gli infermieri alle prime armi. Ecco come gli infermieri esperti possono fungere da mentori e modelli:

- **Condivisione delle conoscenze: gli** infermieri esperti possono condividere la loro conoscenza delle procedure chirurgiche, dei protocolli di sicurezza, delle migliori pratiche e delle competenze essenziali da padroneggiare in sala operatoria.

- **Orientamento professionale:** possono offrire consigli sulle scelte di carriera, sulle opportunità di sviluppo professionale e sui possibili percorsi di avanzamento, in base agli interessi e alle aspirazioni degli infermieri all'inizio della loro carriera.

- **Consigli pratici:** Infermieri esperti possono dare consigli pratici sulla gestione dello stress, sulla gestione del tempo, sulla comunicazione interprofessionale e su altre competenze essenziali per il successo in sala operatoria.
- **Esempio di comportamento professionale:** agendo come modello, gli infermieri esperti dimostrano un comportamento professionale esemplare in termini di comunicazione, etica, collaborazione e cura del paziente.

- **Mentoring individuale: gli** infermieri esperti possono offrire un mentoring individuale fornendo consigli personalizzati, ascoltando le preoccupazioni e le sfide specifiche degli infermieri all'inizio della carriera e guidandoli verso le soluzioni.

- **Supporto emotivo:** possono offrire un supporto emotivo aiutando i nuovi infermieri a gestire le situazioni stressanti ed emotivamente cariche che si presentano in sala operatoria.

- **Incoraggiamento e ispirazione: gli** infermieri esperti possono ispirare gli infermieri all'inizio della loro carriera condividendo le loro esperienze di crescita professionale, superamento di ostacoli e successi.

- **Promuovere la fiducia:** offrendo consigli e incoraggiamento, gli infermieri esperti aiutano i nuovi arrivati ad acquisire fiducia nelle proprie capacità e decisioni.

- **Trasferimento culturale: gli** infermieri esperti possono contribuire a trasmettere la cultura professionale, i valori e gli standard della sala operatoria, aiutando a mantenere un ambiente di lavoro positivo e sicuro.

- **Rete di supporto:** agendo come mentori, gli infermieri esperti possono contribuire a creare una forte rete di supporto per gli infermieri all'inizio della loro carriera, mettendoli in contatto con altri professionisti e incoraggiando la condivisione di esperienze.

Servire come mentore e modello per gli infermieri all'inizio della loro carriera non solo favorisce la loro crescita e il loro sviluppo, ma aiuta anche a migliorare la qualità dell'assistenza fornita in sala operatoria. È un modo essenziale per trasmettere le conoscenze, le competenze e i valori che sono alla base della professione infermieristica.

Mantenere un impegno etico e professionale come infermiera di sala operatoria è essenziale per garantire la sicurezza del paziente, gli standard di pratica e l'integrità della professione. Ecco alcuni incoraggiamenti per coltivare questo impegno nel corso della sua carriera:

- **Metta la sicurezza del paziente al primo posto:** Ricordare sempre che la sicurezza e il benessere del paziente sono la priorità assoluta. Prenda decisioni che proteggano gli interessi e la sicurezza dei pazienti in ogni fase dell'intervento.

- **Rispettare i principi etici:** applicare i principi etici fondamentali come l'autonomia, la beneficenza, la non-maleficenza e la giustizia in tutte le interazioni con i pazienti, i colleghi e gli altri membri del team medico.

- **Aggiornare le sue conoscenze:** si tenga aggiornato sui progressi della medicina, sulle nuove tecnologie e sulle migliori pratiche, partecipando a corsi di formazione continua e leggendo pubblicazioni specializzate. Questo la aiuterà a offrire un'assistenza di alta qualità e a tenersi al passo con le ultime tendenze.

- **Incoraggiare la comunicazione aperta:** mantenere una comunicazione chiara, trasparente e rispettosa con i pazienti, i medici, i colleghi e i membri del team chirurgico. Questo favorisce la comprensione reciproca e riduce il rischio di errori.

- **Praticare la riflessione etica:** considerare regolarmente situazioni eticamente complesse e riflettere su come prendere decisioni giuste e moralmente responsabili nell'interesse del paziente.

- **Essere un modello:** incarnare i comportamenti professionali ed etici che vorrebbe vedere nei suoi colleghi e nei futuri infermieri. Il suo esempio può ispirare gli altri a mantenere standard elevati.

- **Adattarsi al cambiamento: La** medicina e la tecnologia si evolvono rapidamente. Sia aperto ad apprendere nuove competenze e ad adattarsi ai cambiamenti per fornire la migliore assistenza possibile.

- **Gestire lo stress:** si prenda cura del suo benessere emotivo e fisico per evitare il burnout. Pratichi le tecniche di gestione dello stress per mantenere la resilienza e la chiarezza mentale.

- **Condividere le sue esperienze:** condivida le sue esperienze, sia i successi che le sfide, con i suoi colleghi.

Questo può aprire discussioni sui dilemmi etici e promuovere l'apprendimento reciproco.

- **Sia orgoglioso del suo ruolo:** ricordiamo sempre che gli infermieri di sala operatoria svolgono un ruolo cruciale per la salute e il recupero dei pazienti. Il suo impegno etico contribuisce a salvare vite e a migliorare la qualità di vita delle persone.

Mantenendo un impegno etico e professionale, contribuisce a costruire una cultura della sicurezza e del rispetto in sala operatoria. La sua integrità e la sua dedizione la rendono una parte essenziale del team chirurgico e contribuiscono a elevare la professione infermieristica nel suo complesso.

Conclusione generale

Essere un infermiere di sala operatoria: la guida completa offre un'affascinante immersione nel ruolo complesso e vitale degli infermieri di sala operatoria. Esplorando una moltitudine di argomenti, dalle competenze tecniche all'etica professionale, dalla comunicazione efficace all'adattamento ai progressi tecnologici, questo libro fornisce una guida completa per eccellere in questo settore cruciale dell'assistenza sanitaria.

Fin dall'inizio, metto in evidenza lo sviluppo storico della professione, mostrando come le scoperte mediche abbiano plasmato il ruolo dell'infermiera nel corso del tempo. Questa prospettiva storica pone le basi per una comprensione più profonda delle responsabilità attuali e future degli infermieri di sala operatoria.

Il libro esplora poi in dettaglio le pratiche e le procedure specifiche della sala operatoria, dalla preparazione preoperatoria al monitoraggio postoperatorio. Gli aspetti tecnici, come la gestione degli strumenti, la sterilizzazione e il coordinamento con l'équipe chirurgica, sono minuziosamente dettagliati per garantire un'assistenza sicura e di alta qualità.

In questo libro, la comunicazione è al centro dell'attenzione, evidenziando il suo ruolo cruciale nella sicurezza del paziente e nel coordinamento del team. Le tecniche di comunicazione verbale e non verbale, così come la gestione dei conflitti, vengono esplorate per aiutare gli infermieri a sviluppare forti capacità interpersonali.

L'etica professionale è un tema ricorrente, con un'esplorazione approfondita dei principi fondamentali e delle complesse decisioni etiche che gli infermieri possono affrontare. La riservatezza, il consenso informato e i diritti del paziente sono discussi in dettaglio per garantire un'assistenza rispettosa ed etica.

Ho anche esaminato l'impatto dei progressi tecnologici, dalla realtà virtuale alla robotica chirurgica, sulla pratica della sala operatoria. Ciò evidenzia l'importanza di rimanere all'avanguardia delle nuove tecniche, per offrire un'assistenza di alta qualità e adattabile.

I racconti e le storie personali di infermieri esperti aggiungono una dimensione personale, offrendo prospettive uniche sulle sfide e sui momenti gratificanti della professione. Queste storie illustrano anche l'impatto positivo che gli infermieri possono avere sulla vita dei pazienti e sull'evoluzione della pratica medica.

In definitiva, questo libro ispira gli infermieri a lottare per l'eccellenza, mantenendo una forte etica professionale. Incoraggia la partecipazione a programmi di formazione continua, a ruoli di leadership e alla promozione di elevati standard di sicurezza e qualità in sala operatoria.

In poche parole, questo libro vuole essere una guida completa che esplora in profondità tutti gli aspetti della pratica infermieristica in sala operatoria. Dalle competenze tecniche e dalle considerazioni etiche, ai progressi tecnologici e alle testimonianze ispirate, questo libro offre una risorsa inestimabile per gli infermieri che desiderano eccellere in questo ruolo essenziale nell'assistenza sanitaria.

www.ingramcontent.com/pod-product-compliance
Lightning Source LLC
Chambersburg PA
CBHW071029290526
45795CB00004B/1159